LA MÉDECINE DES

dauphins

Photos:

Kathie Atkinson, *Oxford Scientific Films*
Jen et Des Bartlett, *Bruce Coleman Limited*
C. Anthony Binder
S. C. Bisserot, F.R.P.S., *Nature Photographers Limited*
Dr Clive Bromshall
Alain Compost, *Bruce Coleman Limited*
Gerald Davis, *Colorific!*
Dr Horace E. Dobbs, *International Dolphin Watch*
Francisco Erize, *Bruce Coleman Limited*
Patrick Fagot, *NHPA*
Jack Stein Grove, *Bruce Coleman Limited*
John Hayward, *NHPA*

Hodson, *Greenpeace*
Gérard Lacz, *NHPA*
Frans Lanting, *Bruce Coleman Limited*
Luiz Claudio Marigo, *Bruce Coleman Limited*
Stan Minasion, *Frank Lane Picture Agency*
Doug Perrine, *Planet Earth Pictures*
Rowlands, *Greenpeace*
Edward Schallenberger, *Frank Lane Picture Agency*
Paul Sterry, *Nature Photographers Limited*
Mike Valentine, *Oxford Scientific Films*
R. Van Nostrand, *Frank Lane Picture Agency*
James D. Watt, *Planet Earth Pictures*

DISTRIBUTEURS EXCLUSIFS:

• Pour le Canada et les États-Unis:
LES MESSAGERIES ADP*
955, rue Amherst, Montréal H2L 3K4
Tél.: (514) 523-1182
Télécopieur: (514) 939-0406
* Filiale de Sogides ltée

• Pour la Belgique et le Luxembourg:
PRESSES DE BELGIQUE S.A.
Boulevard de l'Europe, 117, B-1301 Wavre
Tél.:(10) 41-59-66
     (10) 41-78-50
Télécopieur: (10) 41-20-24

• Pour la Suisse:
TRANSAT S.A.
Route des Jeunes, 4 Ter, C.P. 125, 1211 Genève 26
Tél.: (41-22) 342-77-40
Télécopieur: (41-22) 343-46-46

• Pour la France et les autres pays:
INTER FORUM
Immeuble Paryseine, 3 Allée de la Seine, 94854 Ivry Cedex
Tél.: (1) 49-59-11-89/91
Télécopieur: (1) 49-59-11-96
Commandes: Tél.: (16) 38-32-71-00
              Télécopieur: (16) 38-32-71-28

Amanda Cochrane et Karena Callen

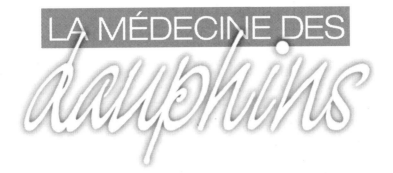

LA MÉDECINE DES
dauphins

Leur merveilleux
pouvoir de guérison

Traduit de l'anglais
par Jacques Vaillancourt

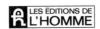
LES ÉDITIONS DE
L'HOMME

Données de catalogage avant publication (Canada)

Cochrane, Amanda

La médecine des dauphins: leur merveilleux pouvoir de guérison

Traduction de: Dolphins and their power to heal.
Comprend des références bibliographiques et un index.

1. Dauphins - Emploi en thérapeutique. I. Callen, Karena. II. Titre.

RZ999.C5614 1995   615.8'9   C95-940411-2

L'ouvrage original anglais a été publié par Bloomsbury Publishing Limited,
sous le titre *Dolphins and their power to heal*

Dépôt légal: 2ᵉ trimestre 1995
Bibliothèque nationale du Québec

ISBN 2-7619-1240-3

AVANT-PROPOS

Au moment où le soleil émergeait à l'horizon, le voilier s'est éloigné silencieusement du port. La brise légère qui gonflait les voiles nous a emmenées vers les eaux turquoise du large. Nous avions entendu dire que des dauphins y avaient été aperçus, mais rien ne garantissait qu'ils nous feraient l'honneur de se manifester. Cependant, la mer étant calme ce jour-là — signe prometteur —, nous scrutions intensément la surface de l'eau. À mesure que les heures s'écoulaient, notre espoir d'apercevoir ces créatures insaisissables s'amenuisait. Puis, comme le voilier faisait demi-tour pour rentrer au port, les dauphins sont apparus. Au début, nous ne pouvions voir que deux ailerons au loin, faisant occasionnellement surface; mais d'autres ont bientôt émergé. Les dauphins se sont approchés, et nous nous sommes soudainement trouvées entourées par de nombreuses formes luisantes et argentées glissant dans l'eau. Certains dauphins se sont placés près de l'avant du voilier; nous les voyions bondir et cabrioler dans la vague d'étrave. L'envie de nous trouver parmi eux était si impérative que nous avons surmonté la peur de nous trouver en eaux profondes et nous sommes laissées glisser par-dessus bord. Aux côtés des bêtes magnifiques, nous avons entendu leurs petits cris aigus, leurs claquements et leurs grincements. Les dauphins étaient conscients de la présence parmi eux de deux créatures étrangères; pourtant, à notre grande joie, ils ne se sont pas enfuis. À distance respectueuse, ils ont décrit des cercles autour de nous, bougeant la tête d'un air perplexe. Leur curiosité satisfaite, tous sauf deux sont repartis pêcher quelques mètres plus loin. Le duo resté avec nous s'est risqué à s'approcher encore plus près. En parfait synchronisme, les deux dauphins ont plongé très profondément dans la mer, ont fait demi-tour, puis sont remontés en *vrille, passant si près de nous qu'ils nous ont presque effleurées. Quand nos yeux ont croisé les leurs, nous avons été frappées par l'expression quasi humaine de leur regard. Pour tenter de garder leur attention, nous avons plongé et tournoyé dans l'eau, en imitant de notre mieux leurs prouesses aquatiques. Intrigués, peut-être amusés, les dauphins sont restés là un instant. Puis, avec un petit coup de queue, ils sont partis. Essoufflées, nous nous sommes laissées porter par l'eau; des larmes de joie nous sont montées aux yeux.*

L'expérience extraordinaire de nager avec des dauphins sauvages a allumé en nous une fascination qui est presque devenue une obsession. Même si nous n'étions pas ensemble quand nous avons rencontré pour la première fois un dauphin, nous nous sommes rendu compte que nous avions ressenti les mêmes émotions. Nous avions été hypnotisées par la beauté, la grâce et la sérénité des dauphins, euphorisées par leur vitalité et leur joie de vivre, et profondément touchées par leur générosité inconditionnelle. Dès ce moment, ces souriantes créatures ont hanté notre conscience et même nos rêves.

Nombreux sont ceux qui ont déclaré que l'intelligence insondée du dauphin suscite le respect et l'émerveillement, mais cela n'explique pas la puissante influence qu'il exerce sur la psyché. Selon le folklore, la mythologie et les légendes du monde entier, les dauphins enchantent et fascinent l'homme depuis des temps immémoriaux, et ils étaient tenus en haute estime par certaines des civilisations anciennes les plus raffinées. On dit que les Minoens ont élevé des temples de dévotion aux dauphins. Les récits de dauphins qui recherchent la compagnie de l'homme et tissent des liens d'amitié particuliers avec lui abondent dans la littérature grecque classique, ce qui laisse supposer que ce phénomène n'est pas une passade du «Nouvel Âge». Nous nous sommes demandé s'il ne se pourrait pas que, à une certaine étape de notre évolution, nos chemins se soient croisés et que ce soit le souvenir de cette affinité qui perdure dans les recoins de notre inconscient. Beaucoup de tribus prétendument primitives qui vivent au rythme de la nature semblent entretenir un rapport privilégié avec les dauphins. Les dauphins auraient-ils contribué à nous remettre en contact avec une façon de vivre plus «naturelle»? Après avoir examiné les anciennes philosophies de guérison et les religions d'un peu partout dans le monde, nous avons découvert qu'elles tournent toutes autour du même noyau de sagesse: nous ne pouvons connaître le vrai bonheur, la paix intérieure et la santé qu'en vivant en harmonie avec la nature. Altruiste et compatissant de nature, le dauphin incarne ces croyances et est ainsi une source d'inspiration pour l'humanité.

Notre quête en vue de sonder et, si possible, d'élucider le pouvoir de guérison du dauphin nous a menées en maints lieux du monde — en Afrique, à Bali, aux Bahamas, en Floride, aux îles Turks et Caicos, en Grèce, et jusqu'à des terres plus froides et moins hospitalières, comme la côte sud-ouest de l'Irlande et la Northumbrie —, où nous avons rencontré des bandes de dauphins sauvages, des dauphins solitaires et amicaux, et des dauphins en captivité. Au cours de nos voyages, nous avons rencontré de nombreux cétologistes, chercheurs, militants de la protection des animaux, dresseurs de dauphins et autres amoureux de cette créature. Ceux qui ont eu la bonne fortune d'entrer en contact intime avec les dauphins en liberté affirment invariablement que cette expérience a été pour eux réjouissante, passionnante, voire spirituelle, et qu'elle les a marqués de façon indélébile. Plusieurs ont dit sentir que la rencontre du dauphin les avait d'une certaine façon «changés en mieux». On nous a parlé de dauphins soulageant des cas de dépression chronique, favorisant le rétablissement de personnes atteintes de graves maladies comme le cancer, élevant le potentiel d'apprentissage d'enfants handicapés et aidant des thérapeutes à pénétrer dans le monde de l'autisme. Les dauphins ont le pouvoir d'avoir une profonde influence psychologique et peut-être même physiologique sur l'être humain.

«Aussi longtemps que l'homme n'étendra pas son cercle de compassion à tous les êtres vivants, il ne trouvera pas la paix.»

Albert Schweitzer

Malheureusement, même si ces interactions nous apportent des avantages, elles ne sont pas toujours de bon augure pour les dauphins. Après avoir visité plusieurs entreprises où ces animaux vivent en captivité, nous nous sommes senties profondément attristées plutôt qu'enthousiasmées. À notre avis, priver le dauphin de sa liberté en mer et du genre de vie auquel la nature lui donne droit, c'est fondamentalement mal. Ce qui nous a peut-être encore plus alarmées, c'est de découvrir à quel point les activités humaines mettent en péril la vie du dauphin. Chaque année, des milliers de dauphins périssent dans les filets destinés à la pêche au thon et dans les vastes filets dérivants des pêcheurs qui exploitent la mer comme s'il s'agissait d'une mine à ciel ouvert. Dans certaines parties du monde, les dauphins sont chassés d'une manière flagrante. Par ailleurs, nos déchets empoisonnent insidieusement les océans, mettant en danger l'avenir de ces remarquables créatures. C'est à notre propre détriment que nous détruisons les précieux cadeaux que la nature nous offre.

AMANDA COCHRANE et KARENA CALLEN, 1991

CHAPITRE PREMIER

LE POUVOIR DE GUÉRIR?

INTRODUCTION

Les dauphins semblent posséder l'extraordinaire pouvoir de déclencher le processus de guérison chez l'homme. Nous avons d'abord été intriguées par les rapports publiés durant les années 1970, selon lesquels de nombreux sujets atteints de troubles psychologiques telle la dépression aiguë auraient connu un rétablissement remarquable et apparemment permanent, après avoir nagé dans l'amicale compagnie de dauphins sauvages. À cette époque, tout cela était à peine croyable, mais, depuis, les témoignages ne manquent pas de gens qui ont nagé avec de tels dauphins et qui disent que cette expérience a eu des répercussions étonnantes sur leur vie. Cette idée s'est renforcée en nous quand nous avons nagé avec une bande de dauphins sauvages à Bali, et avec des dauphins solitaires amicaux en Irlande et en Angleterre.

Tout cela nous semble dépasser la simple coïncidence; nous nous sommes demandé comment et pourquoi les dauphins exercent leur influence de guérison. Il ne fait aucun doute que le dauphin, symbolisant la liberté, la vitalité, la joie de vivre, la grâce et la sérénité possède le remarquable pouvoir de réjouir l'esprit humain. Le simple fait d'être en sa présence suscite un sentiment profond de paix intérieure et de bonheur, et souvent transporte l'homme dans un état d'euphorie. Même s'ils étaient reconnus dans le passé, les pouvoirs de restauration et d'amélioration de la santé inhérents à ces états d'esprit positifs viennent tout juste d'être redécouverts. Pourtant, le potentiel de guérison du dauphin dépasse de loin les limites de la simple pensée positive. Notre recherche nous porte à croire que ses effets pourraient être autant physiologiques que psychologiques, car il semble que le dauphin émette certaines vibrations d'énergie et de sons susceptibles d'avoir une puissante influence sur le corps, l'esprit et l'âme. Par-dessus tout, les dauphins nous enseignent que ce n'est qu'en vivant en harmonie avec notre milieu naturel que nous pouvons vraiment connaître le vrai bonheur, la paix intérieure et la santé.

LA GUÉRISON — UNE SAGESSE ANCIENNE

Quand l'homme a compris que la médecine moderne a ses limites, il a changé du tout au tout sa façon de voir et de traiter la maladie. Les médicaments et la chirurgie aident certes à soulager les symptômes de la maladie, mais ils peuvent difficilement faire naître une sensation de bien-être intégral dans le corps et dans l'esprit. Dans leur recherche aveugle de «cures» de plus en plus raffinées, les hommes de science ont souvent ignoré certains des outils les plus simples et pourtant les plus efficaces pour redonner à l'homme le sentiment exaltant d'être en bonne santé et heureux. L'examen de n'importe quelle ancienne tradition thérapeutique révèle le même thème sous-jacent: la nature a un remède pour les maux de l'homme. À la lumière de cette connaissance, l'idée que les dauphins possèdent des qualités curatives n'est pas aussi extraordinaire qu'elle ne le semble de prime abord. Mais nous ne pouvons attendre des seuls dauphins qu'ils nous guérissent. Ils sont plutôt pour nous une inspiration qui nous aide à explorer notre potentiel d'autoguérison. Le vieil adage «Guéris-toi toi-même» a du vrai: la vraie guérison ne peut venir que de nous-mêmes.

Au XXᵉ siècle, nous en sommes arrivés à considérer la santé comme étant l'absence de maladie. Mais le bien-être total dépasse de loin ce concept limité. C'est un état qui englobe la satisfaction, la paix d'esprit, l'énergie vitale et un profond sentiment de sécurité. Les sages qui vivaient il y a des millénaires croyaient que cet état paradisiaque était caractérisé par l'intégration complète de l'âme, de l'esprit et du corps. Une telle unité n'était possible que si l'homme vivait en paix et en harmonie avec le monde naturel. De bien des façons, les médecins d'alors étaient en avance sur leur temps. Ils considéraient la maladie comme un signal de ce que le corps s'était écarté d'un certain état d'équilibre. Les symptômes physiques n'étaient que l'expression de ce déséquilibre qui se manifestait sur le plan mental, émotionnel et spirituel. Les anciennes traditions thérapeutiques avaient pour but de restaurer l'intégrité de l'âme, du corps et de l'esprit, et la nature jouait un rôle vital dans toutes les formes de guérison.

Nous vivons aujourd'hui une existence de plus en plus artificielle. Bien installés dans le béton de nos villes, il nous est facile de nous sentir supérieurs et totalement séparés du milieu naturel. Pourtant, en tranchant le lien qui nous unissait à la nature, nous avons perdu contact avec l'essence même de notre être et sommes devenus des proies faciles pour toutes sortes de perturbations émotionnelles et physiques. Le dauphin symbolise le genre de qualités que les philosophes de l'Antiquité admiraient le plus. Vivant en harmonie totale avec son environnement, le dauphin jouit du type de liberté et de joie auquel aspirent la plupart des êtres humains. Doux, paisible et compatissant, il respire le bonheur et la vitalité, ce qui suggère qu'il est en état de parfait équilibre mental, physique et spirituel. On dit souvent que le dauphin possède le sens de la spiritualité, qualité que les Grecs anciens appelaient divine, et ceux qui ont eu le bonheur de nager en compagnie de dauphins parlent d'une expérience «magique», «transcendantale» et «hors du commun». Un tel sentiment d'union avec la nature est l'essence même de l'expérience transcendantale que Freud décrivait, très justement, comme une «sensation océanique». Si nous avons une leçon à apprendre sur la vie, ce sont sûrement les dauphins qui peuvent nous l'enseigner: ils semblent plus que disposés à partager leur «connaissance» avec nous.

Ce que nous avons à apprendre du dauphin n'est pourtant pas un concept nouveau. Il y a quelque cinq mille ans, les sages qui vivaient dans les montagnes de l'Inde ont exprimé leur philosophie de guérison dans les célèbres textes védiques. Les principes du *Yajur-Veda* («science de la vie» en sanskrit) ont été présentés au XXe siècle par Maharishi Mahesh Yogi, fondateur de la Méditation transcendantale. La notion selon laquelle la santé et le bonheur parfait sont l'état naturel de l'homme est fondamentale dans la pensée du *Yajur-Veda*. Quand nos forces intérieures sont en harmonie et en équilibre avec l'environnement naturel, nous sommes immunisés contre les perturbations physiques et émotionnelles. Dans le *Yajur-Veda*, l'état d'esprit est d'une importance capitale, car la santé résulte du bonheur et de la paix avec soi-même. Quand nous perdons contact avec la source du bonheur, nous sommes déphasés par rapport à la source de tout ce qui est dans la nature, y compris nous-mêmes. Maharishi avance que ces principes sont confirmés par la physique moderne puisque, selon la théorie des quanta, toute matière provient de l'énergie et toutes les formes d'énergie sont en constante interaction les unes avec les autres. Le principe essentiel de la guérison selon le *Yajur-Veda* est le suivant: ce n'est que lorsque nous faisons un avec la nature que les énergies s'harmonisent, ce qui suscite l'expérience du bonheur absolu.

Les mêmes principes sous-tendent le taoïsme, ancienne philosophie chinoise. Trois mille ans avant notre ère, Huang Ti, l'empereur jaune, a exprimé sa pensée dans le *Nei Ching*, l'un des ouvrages médicaux les plus anciens que l'on connaisse. Ces idées ont par la suite été raffinées et articulées, d'abord par le grand philosophe Lao-tseu au VIe siècle av. J.-C., puis par Tchouang-tseu, un autre philosophe, quelque deux cents ans plus tard.

Les taoïstes voient l'univers comme un organisme vivant imprégné de la force vitale, une énergie vibrante et rythmique qu'ils nomment «t'chi» ou «qi». Ils enseignent que, si l'homme vit en harmonie avec les lois de la nature, son propre système sera en équilibre physique, mental, émotionnel et spirituel. Cet équilibre permet au qi de circuler librement et de se répandre uniformément dans tout le corps, empruntant des canaux d'énergie invisibles appelés «méridiens». Les difficultés surgissent quand nous nous considérons comme séparés de la nature et supérieurs à elle, parce que le qi est alors bloqué. Quand cela se produit, nous connaissons des troubles émotionnels, comme l'anxiété, l'irritabilité, la colère, la frustration, la peur et la dépression. Ces troubles viennent à leur tour perturber le bon fonctionnement de l'organisme, ce qui provoque toutes sortes de malaises, voire de maladies.

De nos jours, la vie urbaine — pollution chimique, horaires contraignants, aliments raffinés souillés de pesticides, manque d'activité physique régulière — nous éloigne de la nature. Dans la médecine chinoise, la guérison vise à rétablir la libre circulation du qi dans l'organisme, afin de corriger les déséquilibres physiques, mentaux et spirituels. La technique de l'acupuncture, par exemple, utilise des aiguilles piquées dans les points clés des méridiens, afin d'éliminer les blocages. Le taoïsme est une philosophie de vie qui favorise et rétablit la paix d'esprit et la bonne santé. Selon Lao-tseu, notre but devrait être de redevenir comme le nouveau-né, car dans les premiers combats de la vie nous sommes totalement flexibles et ouverts aux nouvelles expériences. Dans cet état, toutes les dimensions de l'être sont en harmonie. En grandissant, nous nous dénaturons afin de supporter les pressions exercées par la vie; notre nature se raidit et devient inflexible, créant ainsi des tensions entre les dimensions physique, émotionnelle et spirituelle de notre être. Pour retrouver notre état initial d'équilibre et d'harmonie, il nous faut avoir une attitude envers la vie et un esprit sereins.

Selon Tchouang-tseu, la soif des richesses et des gains matériels est en grande partie responsable de la perturbation de notre paix d'esprit. À notre naissance, nous avons peu de besoins essentiels, à part ceux de manger, de boire, de dormir, de jouer et de satisfaire notre curiosité naturelle. Mais plus nous nous «sophistiquons» et semblons nous «civiliser», plus nous ressentons de besoins. Dans son œuvre, Tchouang-tseu note que la recherche des biens matériels, des honneurs, de la sécurité et de l'abondance de la bonne chère entraîne inévitablement la déception. Même si certains désirs sont satisfaits, d'autres restent inassouvis, et deviennent source de soucis et de confusion. Cela mène l'homme aux pensées et aux émotions négatives qui brisent son bonheur et minent sa santé. Ce n'est qu'en se libérant de ces désirs obsessionnels qu'il peut espérer atteindre à la vraie paix d'esprit.

Les Grecs de l'Antiquité ont eux aussi senti que les biens matériels ne suffisaient pas à rendre heureux; eux aussi ont perçu le lien existant entre la nature et l'intégration harmonieuse du corps, de l'âme et de l'esprit. Ces Grecs avaient un grand respect pour le monde naturel, comme l'illustrent leurs mythes, et croyaient fermement en la capacité du corps de se guérir lui-même, dans un environnement propice. C'est ce qu'ils ont appelé *vis medicatrix naturae,* le pouvoir de guérison de la nature.

Ils ont élevé leurs temples dans des endroits d'une beauté naturelle extraordinaire. Au sanctuaire d'Asclépios, près d'Épidaure, le lieu de guérison le plus important de la Grèce continentale, on adorait Apollon, le dieu guérisseur. Dans la mythologie grecque, Apollon prend quelquefois la forme d'un dauphin, ce qui laisse supposer que les Grecs avaient peut-être reconnu, voire exploité, le pouvoir de guérison du dauphin. Ces spéculations mises à part, nous savons que les méthodes de guérison ayant cours au sanctuaire faisaient la plupart du temps appel à la foi et à l'autosuggestion. En avance sur leur époque, les médecins grecs connaissaient la puissance de la pensée positive et l'importance du *mens sana in corpore sano*: un esprit sain dans un corps sain. La culture et le système d'éducation de la Grèce antique soutenaient la recherche de l'équilibre entre l'âme, le corps et l'esprit. Selon Platon, la bonne éducation est celle qui tend le plus à améliorer l'esprit et le corps. Il croit que ce n'est pas le corps qui améliore l'esprit, mais l'inverse.

Les autochtones nord-américains affirmaient que, en entrant en harmonie avec le flux de la nature, l'homme est capable d'atteindre l'équilibre dans ses dimensions physique, émotionnelle, mentale, sexuelle et spirituelle. Bien entendu, la parenté de l'homme avec toutes les créatures de la terre, du ciel et de la mer était d'une suprême importance dans cette philosophie. Dans leur culture médicale, les autochtones se servaient de totems d'animaux; chaque animal représentait une qualité. Le dauphin y symbolisait la force de vie. Selon les enseignements autochtones, le dauphin était le gardien du souffle sacré de vie, et son totem servait à relâcher la tension émotionnelle.

LES ÉLÉMENTS DE LA GUÉRISON

Le pouvoir de guérison de la joie

De par nos propres expériences et celles des nombreuses personnes que nous avons rencontrées durant notre recherche, nous croyons que le dauphin peut guérir l'être humain de plusieurs façons, la plus évidente étant la vertu curative de leur nature heureuse, tranquille et compatissante. Tous ceux qui ont eu le bonheur de nager en compagnie d'un dauphin, surtout d'un dauphin sauvage, qualifient invariablement leur expérience d'euphorique. Cette rencontre revêt une telle importance qu'elle se grave de façon indélébile dans la mémoire; chaque fois que ce souvenir remonte à la surface, un sentiment de joie intense envahit l'être. Le simple fait d'observer les dauphins qui bondissent et cabriolent rien que pour s'amuser provoque le sourire.

Les sages d'autrefois reconnaissaient le pouvoir de guérison du bonheur: dans les Veda, par exemple, on peut lire qu'être heureux c'est être en bonne santé. Theophrastus Bombastus von Honeheim, dit Paracelse, s'est fait l'écho au XVIe siècle de cette pensée. Il est considéré comme le père de la médecine psychosomatique. Il estimait que l'esprit, la volonté, l'imagination, les émotions et les perceptions jouent un rôle vital dans l'amélioration de la santé et la prévention de la maladie: «L'esprit est le maître, l'imagination est l'instrument, le corps est le matériau. L'atmosphère morale entourant le malade peut avoir une influence marquée sur l'évolution de sa maladie.» Paracelse croyait que la vertu était la plus puissante de toutes les forces de guérison et que nous devrions reconnaître une dimension spirituelle au processus de guérison.

Plus récemment, la recherche scientifique étudiant l'influence des émotions sur le bien-être physique est venue appuyer cette sagesse ancienne. On considère de plus en plus que l'état d'esprit de l'individu constitue un élément essentiel de sa maladie, et on pense que retrouver le contentement joue un rôle important dans le rétablissement. Les chercheurs qui travaillent dans la discipline relativement récente de la psychoneuro-immunologie, mieux connue sous le sigle PNI, sont convaincus de l'existence d'un lien entre les émotions négatives et les divers états maladifs, et ils se rapprochent de plus en plus d'une explication scientifique de ce phénomène. La PNI, c'est l'étude de l'influence des états émotionnels et psychologiques sur la résistance à la maladie, par les interactions avec les systèmes nerveux, endocrinien et immunitaire. Aujourd'hui, il ne fait presque plus de doute que l'immunité de l'organisme contre les infections, les organismes étrangers et les cellules malignes est sous le contrôle du cerveau, ce contrôle s'exerçant peut-être d'une façon extrêmement complexe, par des changements intermédiaires dans le fonctionnement du système nerveux et dans la production neurochimique et hormonale. Selon le Dr Novera Herbert Spector, du National Institute of Neurological Diseases des États-Unis, «les interactions entre le cerveau et le système immunitaire font maintenant l'objet de recherches, de la part non seulement des psychologues et des psychiatres, mais aussi des physiologistes et des immunologistes, ainsi que des spécialistes en biologie des cellules et des molécules de toutes les branches des sciences biomédicales».

Le cerveau est non seulement un ordinateur extrêmement complexe, mais aussi un organe endocrinien; en effet, il libère des sécrétions internes, les hormones et les neurotransmetteurs. Les savants ont découvert qu'il produit toute une gamme de substances chimiques associées au sommeil, à l'anxiété, à l'agressivité, à la concentration, à l'apprentissage, à la peur et au plaisir, pour ne nommer que quelques-uns des états émotionnels. Le Dr David Baltimore, Prix Nobel de médecine et de physiologie, croit qu'il existe un lien mesurable entre l'esprit et la matière, l'âme et le corps, l'imagination et la réalité: «Comprendre que les états d'esprit (neurotransmetteurs) et les mécanismes chimiques de longue durée commandant les processus lents telles la croissance et la reproduction (hormones) ne sont quasiment qu'une seule et même chose nous renseigne sur la relation esprit-organisme. Cette compréhension nous montre clairement que les processus qui, dans le cerveau, déclenchent la libération d'hormones peuvent avoir des effets considérables sur l'organisme.»

Les neurotransmetteurs sont des substances qui jouent un rôle clé dans la manifestation physique des émotions. Nous savons que l'état d'euphorie ou de plaisir intense s'accompagne d'une montée de substances naturelles appelées endorphines. Chimiquement semblables à la morphine, elles sont de puissants analgésiques. En plus des endorphines, un autre neurotransmetteur est relâché, la sérotonine, associée aux sentiments de sérénité et de tranquillité. Les récepteurs de ces substances ne se trouvent pas seulement dans le cerveau, mais aussi dans tous les tissus du corps, et il semble qu'elles puissent activement favoriser ou restaurer une bonne santé. De même, on a découvert que l'euphorie déclenche la production de certaines des substances chimiques anticancéreuses les plus puissantes qui soient, les leucotriènes et l'interféron.

Il est évident que Andrew Taylor Still, inventeur de l'ostéopathie, était sur la bonne piste quand il a avancé que tous les produits pharmaceutiques nécessaires à l'entretien de la santé sont fabriqués par l'organisme. Cependant, les causes de la tristesse sont bien entendu personnelles, et il serait presque impossible de mettre le doigt sur une source commune de mélancolie. Certaines personnes ont une tendance inhérente à toujours voir le mauvais côté de la vie; les philosophes du passé n'hésiteraient sans doute pas à attribuer une grande partie de l'insatisfaction qui marque notre époque au fait que nous avons tranché nos liens avec la nature.

Dans la société occidentale, le stress est à l'origine de nombreux états émotionnels négatifs. L'anxiété, l'amertume, la peur, la colère, la frustration et l'irritabilité dérivent souvent d'ambitions et de désirs non réalisés, de notre tendance à en faire toujours trop et à en vouloir toujours plus. Si on donne libre cours à ces émotions sur une longue période, elles risquent de miner la santé et de neutraliser tout effort de guérison. Le Dr Ari Kiev, sommité mondiale en matière de dépression, dirige le Social Psychiatry Research Institute de New York et enseigne la psychiatrie à la faculté de médecine de l'Université Cornell. Il a mené sa propre recherche sur le pouvoir de guérison des dauphins. Dans un article publié dans *Medical Tribune*, Kiev écrit: «Nager en compagnie de dauphins contribue à réduire les défenses psychologiques et les idées négatives de soi; cela crée un champ d'expérimentation dans lequel les personnes peuvent aller au-delà de leur ego et s'identifier à une conscience collective caractérisée par l'énergie, l'amour, la compassion, le respect et l'admiration.» Kiev soutient que les dauphins nous permettent d'échapper à notre façon stéréotypée de nous voir nous-mêmes, de manière à pouvoir faire l'expérience de l'instant présent. «Le dauphin, écrit-il, nous ramène à l'instant présent et nous apprend à vivre libéré du carcan de la compulsion. Il nourrit notre capacité d'abandon et de confiance, d'amour et de sérénité, et il nous aide à atteindre un niveau de conscience dont le potentiel thérapeutique pour l'humanité n'est pas encore exploité.»

C'est cet état de conscience métamorphosée que nous croyons être si important dans le processus de guérison. De nombreuses personnes atteintes de maladies graves — de la dépression jusqu'au sida — ont constaté que des changements spectaculaires s'étaient opérés dans leur état émotionnel. Dans bien des cas, les dauphins les ont aidés à relâcher leurs émotions, à connaître le vrai bonheur et à vivre dans le présent, ne serait-ce que temporairement. Stevie Hughes, le photographe de mode de réputation internationale, qui a le sida depuis deux ans, croit que sa rencontre avec des dauphins sauvages, au large des Bahamas, non seulement l'a aidé à accepter sa maladie, mais a revitalisé son existence et lui a donné une nouvelle perspective. Après avoir attendu pendant une semaine dans de mauvaises conditions atmosphériques, Hughes avait presque abandonné tout espoir de voir des dauphins, quand, le dernier jour, un groupe de dauphins a encerclé le bateau de recherche dans lequel il se trouvait.

«Au début, j'ai eu peur. Mais, en les regardant dans les yeux, j'ai eu l'impression de renaître. J'ai senti qu'ils me scrutaient, comme avec un scanneur, tellement les sons qu'ils émettaient étaient puissants. Mon cœur s'est mis à battre plus vite; j'ai perdu toute notion du temps et de moi-même. Mon identité n'avait plus aucune importance, ni le fait que j'avais le sida et que j'allais peut-être mourir. Leur présence m'a rempli d'humilité et de gratitude.»

Hughes est resté plus d'une heure dans l'eau avant d'être obligé d'en sortir pour se réchauffer et se reposer. Ayant eu l'occasion de nager avec des dauphins en captivité, il croit que cette expérience n'a rien de commun avec celle qu'il a vécue près des Bahamas: «Cela a été une expérience dénuée de sens et plutôt affligeante: avec 10 dollars on peut toucher un dauphin; je suppose que c'est pratique. Par contre, quand les dauphins en liberté s'approchent de vous, c'est comme un miracle, un cadeau du ciel.» Même s'il est parfaitement conscient que les dauphins ne l'ont pas guéri de sa maladie, il n'a plus peur de la mort et il sent qu'il peut désormais vivre pleinement le reste de ses jours: «Du fait qu'ils vous aiment inconditionnellement, sans rien demander en retour, c'est l'expérience la plus pure que l'on puisse vivre.»

La paix d'esprit et le contentement vont de pair, et il est certain que nous ne pouvons faire autrement que de nous sentir réconfortés et élevés par la nature joyeuse et douce des dauphins. Les recherches récentes montrent également que, lorsque l'esprit est calme, il fait libérer par des cellules réparties dans tout le corps des substances chimiques appelées benzodiasopènes, sortes de Valium ou Librium naturels. Même si, jusqu'à présent, personne n'a mesuré la libération de ces substances à la suite d'une rencontre avec des dauphins, nous savons de par nos propres expériences que le simple fait de nous trouver dans l'eau peut en provoquer la libération.

L'idée que les dauphins possèdent d'extraordinaires pouvoirs thérapeutiques a été avancée par un chercheur britannique, le Dr Horace Dobbs, vers le milieu des années 1970. Deux incidents l'ont convaincu que les dauphins exercent une influence thérapeutique spéciale sur l'âme et sur l'esprit de l'homme. Dans le premier cas, Geoff Bold, mécanicien de canots de sauvetage sur le point de faire une dépression nerveuse, nageait en compagnie d'un dauphin sauvage amical appelé Donald. Après cette expérience, la dépression de Bold s'est miraculeusement dissipée. Dans le deuxième cas, quelques années plus tard, le Dr Dobbs avait emmené un groupe voir Simo, un dauphin tursiops vivant au Pays de Galles, et avait été intrigué par le fait que celui-ci avait presque passé tout son temps avec un certain Bill Bowell. Alors âgé de cinquante-quatre ans, Bowell avait eu une crise cardiaque et une dépression nerveuse; il était encore dans un état profondément dépressif. Sa première rencontre avec Simo a été un point tournant dans sa vie. Bowell dit qu'elle a été plus efficace que tous les antidépressifs qu'il prenait. Après quelques rencontres, il a commencé à changer. Il n'était plus l'homme anxieux, renfermé et nerveux de naguère; il devenait un homme assuré et extraverti. Après avoir observé des changements spectaculaires s'opérer non seulement chez ces deux hommes mais chez de nombreuses autres personnes psychologiquement perturbées, Horace Dobbs a lancé l'Opération Sunflower, dont le but est d'étudier les pouvoirs thérapeutiques du dauphin et de les mettre à la disposition du plus grand nombre de malades possible.

L'idée selon laquelle les dauphins peuvent soulager la dépression et favoriser la guérison reste controversée; selon beaucoup de delphinologues, elle n'a aucun fondement scientifique. Quoi qu'il en soit, le Dr Peter Evans, cétologiste, généticien chercheur à l'Université d'Oxford et fondateur du Cetacean Group de la UK Mammal Society, adopte une attitude ouverte. En tant qu'homme de science, Evans n'a pas de temps à perdre avec les théories mystiques ou «nouvel âge» sur les dauphins, mais il croit que les rencontres avec ces mammifères peuvent avoir une valeur thérapeutique en raison du puissant effet que les dauphins ont sur nos émotions. Evans s'intéresse particulièrement à la relation qui s'établit entre des êtres humains et des dauphins amicaux vivant en liberté; il est fasciné à la fois par le besoin que ressent l'homme d'interagir avec le dauphin et par le désir du dauphin de tisser des liens avec l'homme. «Comme les dauphins, les hommes sont des êtres grégaires; souvent ils ne trouvent pas leur place dans un groupe social, ce qui les amène à se sentir isolés et déprimés. Ils peuvent alors se sentir remontés par les dauphins, parce que ces créatures semblent sincèrement s'intéresser à eux sans rien exiger en retour, ce qui n'est pas le cas des autres êtres humains. Les dauphins ne cachent pas leurs sentiments; il y a donc relation et échange d'émotions authentiques.» En d'autres mots, du fait que les dauphins sont des créatures sauvages qui sont dotées d'une curiosité naturelle et qui aiment jouer et s'amuser, nous sommes flattés et réjouis quand leur attention se tourne vers nous. Evans lui-même a été profondément touché sur le plan émotionnel par le contact avec les dauphins en liberté: «Je crois que les dauphins peuvent avoir un effet thérapeutique du simple fait que l'homme réagit quand il reçoit de l'attention de la part d'un autre animal, attention dont il fait peut-être l'objet pour la première fois. Du fait que le plan psychologique joue un rôle majeur dans la guérison, je crois possible que les dauphins contribuent au processus de guérison.»

L'amour d'un dauphin

De nature, les dauphins sont des êtres compatissants: on a souvent rapporté que, si un dauphin est sur le point de se noyer, les autres membres de sa bande viennent à son secours. Plaçant leur corps sous les ailerons de leur compagnon en difficulté pour le soutenir, ils le transporteront sur des kilomètres, en maintenant son évent au-dessus de la surface de l'eau, afin qu'il puisse respirer. Les dauphins manifestent une telle compassion non seulement à l'endroit des membres de leur propre espèce, mais aussi envers les humains. Les récits dans lesquels des dauphins sauvent des humains de la noyade abondent. Qui plus est, les chercheurs enquêtant sur le pouvoir de guérison des dauphins ont remarqué que, quand des compagnons humains se trouvent avec eux dans l'eau, ils dirigent leur attention vers les personnes faibles ou malades, en d'autres mots vers ceux qui sont en détresse. Le Dr David Nathanson, un chercheur qui étudie depuis de nombreuses années l'aspect thérapeutique des rencontres humains/dauphins, écrit: «Du fait qu'ils sont extrêmement sensibles, les dauphins ont la capacité de se diriger automatiquement vers ceux qui semblent avoir besoin de leur aide. Pour les personnes qui n'arrivent pas à accepter la perte d'un être cher, l'interaction avec des dauphins peut avoir un profond effet positif, principalement parce qu'elle a lieu avec une créature autre qu'humaine. Contrairement à beaucoup d'autres animaux, les dauphins ne se désintéressent pas des personnes qui ne réagissent pas; ils continuent de leur manifester de la compassion.»

Le fait que l'affection ou l'amour que les dauphins semblent manifester soit inconditionnel est également important. La puissance d'un tel amour n'a rien de nouveau. Il y a quelque deux mille cinq cents ans, Siddharta Gautama, surnommé Bouddha, après avoir reçu l'Éveil, a compris que, dans la vie, nous sommes tous en quête d'amour. Mais dans nos relations, il arrive souvent que, aimant quelqu'un et découvrant par la suite que cet amour n'est pas réciproque, nous nous sentions floués. Cela n'est pas de l'amour «pur», puisqu'il se fonde sur l'avidité, l'insécurité et la peur du rejet. Ce n'est qu'en apprenant à donner et à recevoir inconditionnellement de l'amour que nous pourrons croître sur le plan spirituel, et trouver notre propre source de bonheur et de paix intérieure.

À ce sujet, Jemima Biggs, qui est maniaco-dépressive et anorexique, prétend que sa vie a été transformée par l'expérience qu'elle a eue avec Fungie, un dauphin sauvage vivant à Dingle Bay, County Kerry, en Irlande. La dépression de Biggs a commencé quand elle n'avait que neuf ans; à vingt-cinq ans, elle était déjà aux prises avec des peurs morbides qu'elle qualifie de catastrophiques. «La personne déprimée évite de rencontrer le regard des autres, même de ceux qui s'en font le plus pour elle. Elle repousse les gens et refoule ses propres émotions. Quand Fungie a perçu mon angoisse, il m'a vue comme je ne m'étais jamais vue moi-même. Mais je ne le craignais pas; je pouvais lui faire confiance.» Même si Biggs est loin d'être guérie de sa maladie, elle croit que sa rencontre avec le dauphin a modifié l'opinion qu'elle se faisait d'elle-même et lui a permis de regarder la réalité en face. «Il m'arrive souvent de me dire que les bienfaits que j'obtiens en nageant avec Fungie sont dus au fait que, dans l'eau, il m'accepte au sens physique: mon apparence n'a aucune importance, peu lui importe que je sois maigre ou grosse. Il s'agit d'une expérience de confiance et d'amour mutuels et inconditionnels, qui peut-être n'est possible qu'avec une autre espèce intelligente, comme le dauphin. Il nous faut être assez humbles pour être en mesure d'apprendre.»

Certains médecins progressistes sont convaincus que l'amour inconditionnel a d'extraordinaires pouvoirs de guérison. Le Dr Bernie Siegel, chirurgien et auteur de *Love, Medicine and Miracles*, laisse entendre que toute guérison dépend de la capacité de donner et d'accepter cette forme d'amour. Il croit que, en dernière analyse, toute maladie est reliée à un manque d'amour ou à l'amour conditionnel. À son avis, l'épuisement et la dépression du système immunitaire que crée l'amour conditionnel laissent l'organisme vulnérable. Le commun dénominateur de toute dépression, c'est le manque d'amour ou le fait que la vie n'ait plus de sens, du moins selon la perception et la perspective de la personne déprimée. La maladie est souvent une échappatoire à une routine qui a perdu son sens. Très fréquemment, on observe que les personnes atteintes d'un cancer ont d'abord été traumatisées par la perte d'un amour et ressenti le vide de la vie. Le Dr Siegel laisse entendre que bien des gens, surtout les cancéreux, en viennent à croire qu'il y a une terrible faille au centre de leur être, une faille qu'ils doivent cacher pour avoir une chance de rencontrer l'amour. Ces personnes, se sentant indignes d'amour et condamnées à la solitude si elles révélaient leur vraie nature, ont érigé des défenses qui les empêchent de partager leurs émotions les plus profondes avec qui que ce soit. Elles croient que leur incapacité d'aimer les fait se flétrir, ce qui les désespère encore davantage. Du fait qu'elles éprouvent un profond sentiment de vide intérieur, elles en arrivent à voir toutes les relations humaines comme des moyens d'obtenir quelque chose qui remplisse ce vide intérieur qu'elles ne comprennent que vaguement. Par conséquent, elles aiment à condition de recevoir quelque chose en retour, que ce soit le confort, la sécurité, les louanges ou un amour comparable. Ce genre d'amour conditionnel épuise et empêche l'expression du soi authentique.

Siegel laisse aussi entendre que l'amour inconditionnel est pour le système immunitaire le stimulant le plus puissant que l'on connaisse et qu'il fait monter les taux d'immunoglobuline et de lymphocytes T cytotoxiques. Si c'est vrai, il n'est pas étonnant que les dauphins semblent capables d'aider les êtres humains à se rétablir de graves maladies. Des preuves non concluantes mais intéressantes de ce pouvoir semblent être apportées par ce qui est arrivé à Marilyn Rivest, au Dolphin Research Center de Grassy Key, en Floride. Marilyn était atteinte d'un cancer du sein qui s'était étendu aux ganglions lymphatiques. Ses médecins ne lui donnant plus que de huit à douze mois à vivre, elle est venue au Centre pour nager avec les dauphins. Quelques jours après sa première rencontre avec eux, elle a rapporté que sa tumeur au sein avait soudainement diminué de volume. Malheureusement, cette rémission physique n'a pas été permanente; mais Marilyn a néanmoins trouvé une vitalité et une sérénité nouvelles qui ont étonné médecins et chercheurs. Il existe d'autres centres aux États-Unis qui offrent des rencontres avec des dauphins; beaucoup de ces établissements avancent que ces interactions comportent des bienfaits thérapeutiques. Le Dolphins Plus Center de Key Largo, en Floride, exploité par la famille Borguss, a ouvert ses portes aux handicapés physiques et mentaux, et a suscité un vif intérêt chez des personnes atteintes de maladies graves, comme le cancer ou le sida, bien que Dolphins Plus ne fasse pas la publicité ni la promotion de ce genre de thérapie pour les maladies graves. Dans le troisième chapitre, nous reparlerons plus en détail des projets menés à Dolphins Plus et au Dolphin Research Center de Grassy Key.

Relâchement des émotions

Même si les rencontres avec les dauphins finissent par aider les êtres humains à devenir plus sereins, paradoxalement les dauphins ont tendance à susciter en nous de vives réactions émotionnelles. En plus de ressentir une joie intense, nombreux sont ceux qui éclatent en sanglots en entrant en contact intime avec des dauphins. Il arrive que le simple fait de les observer sur vidéo ou de les écouter sur cassette suffise à faire couler des larmes. Nos propres expériences et celles de bien d'autres personnes qui ont rencontré ces animaux portent à croire que le dauphin déclenche le relâchement d'émotions et de sentiments refoulés.

Claire Holt, par exemple, a été profondément remuée par sa rencontre avec Freddie, un dauphin sauvage amical, près de la côte de Northumbrie. «Tous les matins, je me levais en larmes, et je me sentais encline à l'émotion. Le relâchement émotionnel a surtout à voir avec le fait que vous ne communiquez pas par une forme de langage, mais plutôt à un niveau spirituel fondamental qui vous rejoint au plus profond de votre être. C'est pourquoi vous vous comportez comme un enfant, sans inhibitions; il n'y a rien de compliqué. Je suis persuadée que les dauphins déclenchent des sensations que nous avons perdues mais que nous retrouvons grâce à eux.»

Les dauphins semblent posséder le pouvoir de faire impression sur notre centre affectif ou de le réveiller. Ce centre se trouve dans le système limbique, l'une des régions les plus primitives du cerveau. La stimulation de cette zone peut provoquer des sensations de plaisir ou de douleur.

De nombreuses personnes qui sont déprimées à cause de leur incapacité à faire face à la vie souffrent d'une anesthésie émotionnelle qui les empêche en fait de ressentir le plaisir ou la douleur, car elles ont perdu contact avec la dimension affective de leur vie. Une disparition analogue des émotions caractérise de nombreux cancéreux. Ils ne disposent pas d'un exutoire par où épancher leurs émotions. Un psychothérapeute clinicien, le Dr Lawrence LeShan, étudie la relation existant entre la personnalité et la maladie. Ses recherches ont révélé l'existence d'un lien inextricable entre le désespoir et l'apparition du cancer. LeShan croit que ceux qui refoulent leurs émotions — colère, tristesse, plaisir ou frustration — sont plus sujets à certaines formes de cancer. Sa recherche est appuyée par les Drs A.H. Schmale et H. Iker de l'Université de Rochester, aux États-Unis. Des études révèlent également que les attitudes mentales négatives bloquent le système immunitaire, laissant ainsi l'organisme sans défense devant la maladie.

Même s'il est possible d'utiliser des médicaments pour engourdir la douleur ou reproduire artificiellement la sensation du plaisir, les effets de ces substances sont de courte durée et elles risquent de provoquer des symptômes de sevrage bien pires que les malaises qu'elles sont censées soigner. Par contre, nos expériences avec des dauphins nous enseignent ceci: qu'ils suscitent l'euphorie ou les larmes, ils exercent une influence thérapeutique positive, naturelle et sans danger.

Le flux d'énergie

Nous croyons que l'influence thérapeutique que les dauphins exercent sur les personnes se fonde sur l'énergie, et les chercheurs d'avant-garde qui travaillent sur le pouvoir de guérison des dauphins commencent à fournir des preuves à l'appui de cette théorie. Tous les êtres vivants ont un champ d'énergie qui entoure leur corps. Ce champ s'explique scientifiquement par le fait que le cerveau et le système nerveux qui lui est associé fonctionnent au moyen de signaux électriques. Chaque fois que de l'énergie électrique circule, il se crée un champ électrique. Harold Saxton Burr, chercheur américain et professeur d'anatomie à la faculté de médecine de l'Université Yale, a découvert ces champs chez les hommes et les femmes, ainsi que chez les animaux, les arbres, les plantes et même le protoplasme, durant les années 1940, alors qu'il étudiait le phénomène de l'électricité. Il appelait ces champs «champs bioélectriques» ou «champs L électrodynamiques», les champs de vie, la lettre «L» signifiant *life*. Il a émis l'hypothèse selon laquelle l'organisation d'un être vivant — son système — est établie par un champ électrodynamique, qui détermine la configuration des composants de l'organisme et qui est à son tour déterminé par eux. Comme s'il s'agissait d'une empreinte digitale, chaque être vivant a un champ électrique qui lui est caractéristique. Burr croyait que le champ L est la force qui nous maintient comme nous sommes, malgré le fait que nos tissus sont en décomposition et en renouvellement constants. Le champ L est sujet à des fluctuations. Par exemple, durant le cycle menstruel, il se produit une modification de la tension électrique du champ, au moment de l'ovulation. Le champ L semble aussi être altéré par la maladie. Des changements inhabituels ont été notés chez les cancéreux; on a avancé que le champ L pourrait servir d'outil de diagnostic. Certaines techniques peuvent servir à le mesurer, la plus connue étant la photographie Kirlian et la plus récente, l'électronographie, mise au point par le Roumain Ion Dumitrescu, médecin et électronicien.

Burr a travaillé pendant un certain temps avec le Dr Leonard Ravitz, psychiatre de l'Université Yale, et a prouvé sans l'ombre d'un doute que les émotions affectent nos champs de vie. La force et la qualité du champ semblent influencées par l'activité électrique du cerveau, en d'autres mots par les états mentaux. Cela contribue à expliquer la puissante influence de l'esprit sur la santé physique. Burr et ses collègues ont également découvert que l'instabilité émotionnelle est marquée par un champ L fort. Cette découverte est confirmée par le fait que les fréquences des ondes cérébrales aussi sont plus élevées dans les états maniaques, fait qui, à son tour, corrobore la théorie chinoise selon laquelle un déséquilibre d'énergie indique que le corps, l'esprit et l'âme ne sont pas en harmonie, et constitue un signe avant-coureur de maladie imminente.

Ce n'est pas parce que nous ne pouvons ni voir ni toucher ces champs de force que nous sommes incapables de les sentir. De toute évidence, certaines personnes y sont plus sensibles que d'autres; celles-ci font souvent de bons guérisseurs, étant capables de détecter et de «manier» de subtils déséquilibres d'énergie chez les autres. Dans le monde animal, la conscience de cette vibration d'énergie semble presque une seconde nature. Le «sixième sens», par exemple, est l'instinct qui avertit du danger.

Il ne semble faire aucun doute que les dauphins sont extrêmement sensibles aux subtiles vibrations d'énergie. Leur «sonar» perfectionné leur renvoie des vibrations qui leur donnent des renseignements détaillés sur leur environnement, sur les autres dauphins et sur les objets qui les entourent. Le fait qu'ils soient apparemment capables de déceler quand une femme a ses règles, même s'ils n'ont pour ainsi dire aucun sens de l'odorat, le prouve bien. Il n'y a aucune explication unique à ce phénomène, mais il existe plusieurs écoles de pensée. Certains savants pensent que le dauphin est peut-être capable de «goûter» les hormones que la femme libère durant la menstruation. D'autres croient que les dauphins peuvent utiliser leurs ultrasons pour balayer l'utérus, afin de déterminer les étapes du cycle menstruel. Une autre théorie se fonde sur la capacité du dauphin de percevoir les changements subtils d'énergie dans notre champ L bioélectrique ou électrodynamique. Durant la menstruation, il se produit un changement de tension dans le champ L; du fait que le dauphin est sensible à ces variations électriques, il peut distinguer la menstruation de l'ovulation. La capacité du dauphin de sentir les changements dans le champ L nous aide aussi à expliquer comment il peut distinguer les personnes physiquement ou psychologiquement malades des personnes qui sont en bonne santé.

Cette capacité de percevoir l'état émotionnel d'une personne a conduit beaucoup de dresseurs et de chercheurs à conclure que le dauphin recourt à la télépathie. Au moins un de ces chercheurs, le neurophysiologue John Lilly, qui travaille avec des dauphins depuis plus de vingt ans, en est convaincu. Il est évident que les dauphins semblent plus intuitifs que la plupart des êtres humains, ce qui ne devrait pas nous étonner puisque, chez la plupart des gens des sociétés supposément civilisées, c'est l'hémisphère gauche du cerveau qui prédomine. C'est-à-dire que l'hémisphère logique et analytique du cerveau, le gauche, est plus actif que l'hémisphère intuitif et imaginatif, le droit. En réalité, nous possédons peut-être tous le potentiel de «télépathie» si nous accédons à notre hémisphère droit et sommes attentifs à nos sentiments instinctifs. Dans de nombreuses cultures prétendument primitives, la télépathie et une capacité inhérente de sentir les vibrations chez les autres et dans la nature font partie du mode de vie. Les aborigènes d'Australie disent qu'ils «apprennent du vent»; les Bochimans d'Afrique, décrits par Lauren van der Post dans *The Lost World of Kalahari*, communiquent à distance au moyen de la télépathie. Cela est également vrai des Maoris, des autochtones nord-américains et de nombreuses autres sociétés.

Si les dauphins peuvent percevoir les déséquilibres du champ de vie, sont-ils pour autant capables d'aider à le remettre en équilibre de la même façon que les guérisseurs traditionnels? Nous savons que le champ de bioénergie du corps peut être influencé par résonance sympathique avec des champs de force semblables. Ce phénomène s'appelle bio-entraînement. Vivre en présence de l'aura d'un autre crée une réaction en chaîne, car les vibrations s'harmonisent réciproquement. C'est pourquoi nous sommes généralement contents de nous faire remonter par les «bonnes» vibrations, mais que nous fuyons instinctivement l'effet boulet des vibrations négatives. La personne qui est vraiment heureuse, rien que par sa présence, remontera le moral des autres. Et plus sa personnalité sera forte, plus elle aura d'influence. Le champ de bioénergie du dauphin est unique. De par sa nature paisible, heureuse et compatissante, sa vibration d'énergie exerce une influence positive puissante sur les êtres humains. Les personnes déprimées ou instables sur le plan émotionnel semblent particulièrement sensibles et réceptives à cette subtile énergie.

Ce champ de force électrique peut aussi provoquer l'entraînement du cerveau et des fonctions de l'organisme. Le Dr John Lilly laisse entendre que les ondes cérébrales du dauphin sont semblables à celles des rythmes alpha et thêta, c'est-à-dire ceux qui, chez les humains, accompagnent l'état méditatif. Cela explique peut-être pourquoi les personnes qui nagent pendant un certain temps avec des dauphins disent que cette expérience est «transcendantale». Se pourrait-il que leurs ondes cérébrales commencent à résonner avec celles des dauphins? Tony Bassett, ingénieur électronicien, a émis l'hypothèse selon laquelle les dauphins émettent peut-être des fréquences ultrasoniques d'environ six hertz qui imprimeraient aux ondes cérébrales humaines un rythme thêta. Cette théorie expliquerait pourquoi beaucoup de personnes, dont nous-mêmes, qui ont nagé avec des dauphins entrent dans un état méditatif quand elles deviennent tout à fait inconscientes de tout ce qui les entoure, à part les dauphins.

Le pouvoir de guérison de l'eau

Dans l'analyse de l'effet thérapeutique potentiel de l'interaction entre l'homme et le dauphin, nous ne pouvons ignorer le puissant support qui est en jeu: l'eau. Beaucoup de tenants de la théorie du pouvoir de guérison du dauphin croient que l'eau joue dans le processus un rôle tout aussi important que celui de l'animal. À toutes les époques, on a loué la puissance reconstituante de l'eau. Euripide, le poète tragique grec, a déployé tout son lyrisme à propos des propriétés thérapeutiques de la mer dont il a prétendu qu'elle renfermait un remède contre tous les maux de l'homme. À notre époque, l'obstétricien français Michel Odent a écrit un ouvrage intitulé *Water and Sexuality,* dans lequel il traite de l'affinité de l'homme avec l'eau, des propriétés thérapeutiques de celle-ci et des avantages pour le bébé de naître dans l'eau. Il est persuadé que notre attirance pour l'eau résulte de notre mémoire phylogénétique, en d'autres mots, de notre passé aquatique (voir le quatrième chapitre).

La vie humaine commence dans l'eau, quand nous passons les neuf premiers mois de notre existence dans l'utérus, à flotter dans un environnement soigneusement contrôlé, qui est à la fois sain et sûr. La sensation constante de l'eau autour du fœtus et sur sa peau, connue sous les noms de *primal skin feelings,* lui donne sa première impression de son corps et de son environnement immédiat. Il n'est donc pas étonnant de constater que, plus tard dans la vie, de nombreuses personnes cherchent à retrouver ce refuge aquatique en plongeant dans l'eau quand elles ressentent stress ou insécurité. Durant toute son évolution, l'homme a toujours vécu près d'une source d'eau. Dans beaucoup de cultures, l'eau est un symbole de féminité, de la mère. Dans les *Veda* des hindous, l'eau s'appelle *matritamah*, la «très maternelle».

Les théories abondent sur les raisons expliquant pourquoi l'eau possède de telles propriétés thérapeutiques. En excluant notre affinité naturelle avec l'eau et la théorie du «primate aquatique», les hommes de science ont réussi à reconnaître avec précision certains changements physiologiques qui se produisent quand nous sommes immergés dans l'eau.

Échapper à la pesanteur

Les Grecs anciens ont été les premiers à reconnaître les bienfaits physiologiques de l'immersion du corps dans l'eau. Archimède, mathématicien et inventeur, a formulé le principe qui porte son nom: tout corps plongé dans un fluide subit une poussée verticale, de bas en haut, égale au poids du fluide déplacé. L'apesanteur dont nous faisons l'expérience dans l'eau provoque des changements physiologiques. Sur la terre ferme, le cerveau est occupé à calculer les effets de la pesanteur, et à trouver des moyens de garder le corps à la verticale, malgré la force de gravitation. Moshe Feldenkrais, expert en attitudes corporelles, croit que beaucoup des stimuli reçus par le système nerveux sont produits par l'activité musculaire résultant des effets de la pesanteur, qui émousse notre sensibilité à la réalité intérieure et extérieure ainsi que notre conscience de cette double réalité. Par contre, le fait de flotter dans l'eau libère notre cerveau et notre système nerveux d'une grande partie du stress de la pesanteur, ce qui permet à notre perception sensorielle de s'élargir. Même si l'eau n'élimine pas complètement l'influence de la pesanteur, elle nous donne la possibilité de connaître par rapport à la force de gravitation la plus grande liberté qui soit possible sans aller dans l'espace.

Ce n'est peut-être pas une coïncidence que le créateur de la caisse de flottaison — sur le point de devenir le Valium des années 1990 — ait été nul autre que le Dr John Lilly, qui est à l'origine du gros de la recherche sur l'interaction homme/dauphin. Lilly a mis au point cette caisse de flottaison ou d'isolement sensoriel afin d'étudier certains points de neurophysiologie. Il cherchait à enregistrer l'activité électrique du cerveau et les changements simultanés dans l'état émotionnel, dans l'espoir d'établir un lien entre le cerveau et les émotions. Lilly croit que la flottaison réduit les effets de la tension musculaire, ce qui permet au sang de circuler plus librement, à la tension artérielle de baisser et au pouls de ralentir, et par conséquent provoque des effets physiologiques semblables à ceux de la méditation profonde. Selon Lilly, cela serait attribuable au fait que la flottaison semble aussi induire un rythme thêta, dans lequel le cerveau émet des ondes de quatre à sept hertz. Chacun de nous émet naturellement de telles ondes au moins deux fois par jour, durant les moments fugaces où nous passons de la somnolence au sommeil et du sommeil à l'éveil. Le rythme thêta est associé aux images mentales oniriques mais vives, souvent perçues conjointement avec d'intenses souvenirs d'enfance. Dans cet état, nous avons accès à notre dimension créatrice inconsciente, propice à la perspicacité, à l'inspiration et à l'illumination.

Les chercheurs ont aussi avancé que nager avec des dauphins peut déclencher des ondes cérébrales alpha, produites entre 8 et 12 hertz. Dans l'état alpha, le cerveau n'est pas concentré mais reste alerte. Les ondes alpha sont associées aux sensations de détente et de sérénité.

L'hydrothérapie peut aussi être bénéfique pour ceux qui sont atteints de maladies comme l'arthrite ou l'hygroma, parce qu'elle réduit les contraintes physiques exercées sur la structure du corps. Dans les hôpitaux du monde entier, on recourt maintenant à l'hydrothérapie pour la réadaptation des personnes qui ont eu des os brisés, des tendons ou ligaments déchirés ou des lésions à la colonne vertébrale, ainsi que de celles qui sont atteintes de handicaps physiques majeurs, comme le spina-bifida et la paralysie cérébrale. Le Dr David Nathanson, un psychologue qui travaille avec des dauphins et des enfants ayant des problèmes neurologiques, croit que l'eau joue un rôle important dans l'effet thérapeutique que les dauphins semblent exercer sur ses patients: «Beaucoup de recherches et d'études font état des avantages de l'hydrothérapie, dont on se sert avec succès pour traiter les personnes souffrant de lésions cérébrales ou de lésions à la moelle épinière. L'eau provoque chez le patient une réponse de relaxation très importante pour le processus de guérison. Recourir en plus aux dauphins m'a semblé être une avenue pleine de promesses. Pour voir si elle avait quelque mérite, je me suis rendu en 1979 à Oceanworld, à Fort Lauderdale, où j'ai mené une expérience-pilote auprès d'enfants trisomiques ou autistes. Les résultats ont été beaucoup plus spectaculaires que ceux auxquels je m'attendais.»

La recherche de Nathanson portait sur cinq enfants. Il a noté que les enfants trisomiques répondaient beaucoup mieux à la thérapie que les enfants autistes. Mais les idées de Nathanson sont controversées, parce qu'il se servait des dauphins comme d'un «outil» ou d'un «moyen» pour faciliter le processus d'apprentissage. Les dauphins participaient à une démarche simple de modification du comportement fondée sur un stimulus et un renforcement (voir le troisième chapitre). Des travaux semblables sont menés par Denis Brousse, professeur de biologie et d'éducation physique, qui a lancé à Lyon un programme d'hydrothérapie à l'intention d'enfants handicapés ou autistes. Contrairement à Nathanson, Brousse n'utilise pas de dauphins, parce qu'il croit que l'eau à elle seule a des effets thérapeutiques puissants. Hermione Swinford, qui avait entendu parler des travaux de Brousse par l'intermédiaire de Michel Odent, a décidé d'emmener chez Brousse sa fille de deux ans, Athene, qui souffrait d'un trouble neuromusculaire semblable à la paralysie cérébrale. Brousse a commencé par lui apprendre à ne pas avoir peur de l'eau, afin qu'elle puisse transmettre cette assurance à sa fille, qui avait peur de l'eau. Il a appris à Mme Swinford à entrer dans l'eau d'une façon mentalement et physiquement positive. Il lui a ensuite enseigné des mouvements de natation semblables à ceux des poissons, pour renforcer sa confiance et l'encourager à sentir qu'elle ne faisait plus qu'un avec l'eau. Brousse montre aux parents à laisser l'enfant entrer dans l'eau, pour qu'il puisse se sentir libéré de la pesanteur et de toute contrainte physique. Selon Mme Swinford: «Même les enfants qui sont atteints de profonds handicaps physiques commencent à s'ouvrir dans l'eau. Leur peur se dissipe graduellement, et ils commencent à se déplacer comme s'ils se trouvaient dans un milieu familier et rassurant.» Brousse recourt aussi à des vibrations sonores semblables aux incantations des moines tibétains. On apprend aux parents à émettre ces sons sous l'eau, près de leur enfant, et à leur tapoter la plante des pieds, afin de reproduire un «environnement primitif» analogue à celui de l'utérus. La réussite des travaux de Brousse soulève de nombreuses questions, notamment celle de savoir si l'eau peut suffire dans la thérapie des enfants handicapés, sans interaction avec des dauphins.

L'effet chimique

Les recherches portant sur les effets de la flottaison et de l'immersion ont indiqué qu'elles ont toutes deux un impact important sur la libération par le cerveau de substances chimiques. Le Dr John Turner, neuroendocrinologue, et le Dr Thomas Fine, psychologue, du Medical College of Ohio, aux États-Unis, ont découvert que la flottaison réduit le taux de noradrénaline, de cortisol et d'ACTH, toutes des substances reliées directement à un stress élevé ou à des maladies attribuables au stress. Un taux élevé de cortisol, par exemple, a été noté chez les personnalités de type «A» — les personnes agressives et hyperactives, vulnérables aux cardiopathies —, tandis qu'il était beaucoup plus faible (jusqu'à quarante fois plus faible, dans certains cas) chez les personnalités de type «B» — qui ont tendance à être détendues et qui sont presque à l'abri des cardiopathies. En outre, un taux élevé de cortisol affaiblit le système immunitaire, ce qui rend plus vulnérable aux maladies auto-immunes, comme la sclérose en plaques, la colite ulcéreuse et même certaines formes de cancer.

En plus de ces découvertes, nous sommes presque certains que la combinaison des effets physiologiques de l'eau et du stimulus que procure le dauphin crée le bonheur. Les chercheurs croient que l'eau déclenche la libération d'endorphines, antalgiques naturels du corps. Il semble que le fait de se trouver dans l'eau interrompe la production de certaines substances chimiques associées au stress et à la maladie, tout en intensifiant celle des substances qui nous sont bénéfiques, comme l'endorphine. Philip Applewhite, biochimiste de l'Université Yale, croit que le taux d'endorphines joue un rôle déterminant dans la façon dont nous percevons notre environnement: «Les personnes chez qui certaines activités libèrent plus d'endorphines pourraient être plus heureuses de telle situation ou de tel événement dans leur vie que celles chez qui l'endorphine est moins abondante. C'est-à-dire qu'une chose pourrait être plus agréable pour une personne que pour une autre, du simple fait que plus de molécules d'endorphine sont libérées dans le cerveau. Le bonheur, alors, se trouve dans l'être et non pas à l'extérieur de lui. Le bonheur n'est pas une illusion; il est réel et il a un fondement moléculaire.»

Signaux sonores du dauphin: la puissance thérapeutique du son

La théorie la plus récente et peut-être la plus controversée à avoir été proposée pour expliquer la capacité du dauphin de déclencher nos mécanismes de guérison commence à être corroborée par la science. La personne qui se trouve dans l'eau avec des dauphins a l'impression de se faire «échographier» et entend les divers clics d'écholocation dirigés vers elle. Parfois, quand le nageur sent vibrer les clics dans sa tête, il lui semble que le son ne passe pas par l'oreille mais qu'il atteint directement le cerveau. Ric O'Barry, delphinologue et ex-dresseur du célèbre Flipper, affirme: «Se trouver dans l'eau avec des dauphins vous donne une profonde sensation de bien-être, dont une grande partie est d'ordre physique. Vous pouvez sentir les animaux qui vous "échographient". Vous pouvez entendre un "ping" ou un "clic" semblable au craquement d'une porte, et sentir dans votre corps quelque chose de sensuel qui n'est pas du tout désagréable.»

Le potentiel thérapeutique du son était connu des anciennes civilisations; pourtant, nous commençons à peine à comprendre comment les vibrations sonores agissent sur notre bien-être physique et mental. Les humains ont en commun avec les dauphins une réponse émotionnelle aux sons; ceux-ci peuvent les émouvoir. Les dauphins communiquent aussi leur état émotionnel en faisant varier la qualité des sons qu'ils produisent, à peu près de la façon dont nous le faisons, et semblent trouver agréables certains types de musique. Au premier siècle de notre ère, Pline a écrit: «Le dauphin n'est pas seulement familier avec l'homme, mais la musique le charme, l'harmonie des instruments et particulièrement le son de l'orgue hydraulique.» L'orgue hydraulique, instrument inventé par les Égyptiens vers le IIIᵉ siècle av. J.-C., était utilisé au cours de fêtes se déroulant près de la mer. Les notes élevées auraient produit des vibrations ultrasoniques que les dauphins pouvaient entendre. Beaucoup d'écrivains de la Grèce antique racontent aussi que les dauphins étaient attirés par la musique des flûtes.

Quand on parle de son, on parle en fait d'une forme de vibration d'énergie que nous pouvons entendre. Les vibrations voyagent dans l'espace sous forme d'ondes; la vitesse à laquelle l'onde forme un cycle s'appelle «fréquence» et s'exprime en cycles par seconde ou hertz (Hz). Notre spectre audible est de 20 hertz à 20 000 hertz, tandis que celui des dauphins va de 100 hertz à 150 000 hertz. Nous n'entendons pas les vibrations de moins de 20 hertz, et celles qui sont supérieures à 20 000 hertz sont appelées «ultrasons». Le son a des effets considérables sur nos sens. Selon le psychiatre John Diamond, si certains sons et rythmes ont un effet positif et remontant, d'autres sont susceptibles d'épuiser l'homme et de l'affaiblir. Diamond croit que la musique rock, par exemple, peut nuire à l'organisme qui y est exposé sur de longues périodes. De plus, il affirme que le rythme de type anapeste de certaines formes de musique rock peut entraîner une perte de symétrie entre les hémisphères cérébraux, ce qui provoque de légères difficultés de perception et toute une gamme de symptômes reliés au stress.

Une autre dimension du son, c'est la différence entre la vitesse des vibrations du corps et celle des fréquences qui le frappent. Le Dʳ Steve Halpern, pianiste et musicologue américain, a découvert que les cellules du corps vibrent rarement à plus de 1000 hertz, tandis que notre spectre audible s'arrête à 20 000 hertz. Le corps doit donc filtrer une vaste plage de sons, agissant comme un transformateur de vibrations, ce qui peut engendrer le stress. Les sons tel le bourdonnement d'un téléviseur, qui résonne à 15 750 hertz, peuvent avoir un effet épuisant.

Les Grecs anciens ont échafaudé une théorie selon laquelle le son sous forme de musique ou de note peut avoir un effet thérapeutique. Aristote, par exemple, rapporte que la musique de la flûte peut stimuler nos émotions et relâcher la tension accumulée. Les Grecs faisaient souvent jouer des citharistes durant leurs repas, croyant que leur musique facilitait la digestion. Cassiodore croyait que le mode éolien de musique pouvait traiter les troubles mentaux et faciliter l'endormissement, tandis que le mode lydien convenait davantage aux enfants et pouvait «soulager l'âme alourdie de soucis». Pythagore a mis au point un concept de guérison fondé sur des intervalles et des rythmes mélodiques, mais nous n'avons malheureusement aucune idée de ce que pouvait être cette musique. Jamblique, le philosophe et mystique, a beaucoup écrit sur le travail de Pythagore à Crotone. Il rapporte que ce dernier avait établi un lien solide entre les sens et la musique, et que les sons contribuaient «considérablement à la santé, s'ils étaient utilisés de la façon appropriée». Au moyen de divers appareils et machines, dont Jamblique ne précise pas la forme exacte, Pythagore combinait les «mélodies enharmoniques, chromatiques et diatoniques», dont il croyait qu'elles avaient un effet direct sur les émotions négatives, plus particulièrement sur la tristesse, la colère, la pitié et l'orgueil. Selon Jamblique, Pythagore arrivait à dissiper ces sentiments négatifs en utilisant la force positive de certaines mélodies de sa composition.

Nous croyons que les sifflements et grincements émis par les dauphins peuvent contribuer au phénomène thérapeutique, de par leur influence sur nos émotions, comme la musicothérapie antique et moderne. Le Dr Manfred Clynes, neurophysiologue viennois, ingénieur et musicien, directeur du centre de recherches du New South Wales Conservatorium of Music, a démontré que les émotions existent en tant que patterns potentiels dans le système nerveux et qu'elles peuvent être déclenchées par le son ou par la musique d'une manière générale, indépendamment de toute association avec des personnes ou des événements. À son avis, certains passages musicaux, selon la forme des phrases musicales de leur structure, peuvent déclencher des réponses comme la joie, la tristesse, l'amour ou la vénération. L'expression musicale de telles émotions requiert non seulement un certain espacement de temps et de ton, mais aussi que les amplitudes de la musique adoptent une forme essentique appropriée, qui peut «toucher le cœur aussi directement qu'une main». Clynes croit que ces formes essentiques ont une application thérapeutique. Il a défini le cycle standard des émotions, qui comporte six dimensions: la colère, le chagrin, l'amour, le sexe, la joie et la vénération. Selon lui, chacune de ces émotions s'accompagne d'une plage temporelle allant de 4,8 secondes (colère) jusqu'à 9,8 secondes (vénération).

Qu'est-ce que tout cela a à voir avec les dauphins? Selon un médecin britannique, le Dr Peter Guy Manners, qui mène depuis vingt ans des recherches sur l'application thérapeutique du son, chaque partie de l'anatomie humaine produit un son ou vibration. Quand il y a maladie ou dysfonction d'un organe ou d'une glande, des changements mesurables apparaissent dans ses propriétés de résonance ou de vibration. Pour «rééquilibrer» l'organe en question, Manners a créé la thérapie cymatique — maintenant bien implantée dans le monde —, dans laquelle des harmoniques commandées par ordinateur servent à traiter l'organe affecté. Manners affirme que le niveau d'énergie du cerveau joue un rôle important dans le maintien du niveau d'énergie globale du corps. Quand le niveau d'énergie du cerveau est faible, ou quand il y a déséquilibre entre les hémisphères cérébraux, il ne peut fonctionner efficacement. Cependant, en restaurant cet équilibre, on peut procéder au traitement des zones affectées dans le reste du corps. Selon Manners, du fait que le flux d'énergie est de nature audible et magnétique, on peut le remettre en équilibre avec de l'énergie sonore ou cymatique. Se pourrait-il que les dauphins aient la capacité de capter ces dysharmonies dans le corps humain? Manners fait cette observation: «Quand un homme nage avec les dauphins, ils viennent près de lui, comme pour le scruter, l'examiner. La recherche indique que les dauphins exercent un effet thérapeutique sur les êtres humains. Par exemple, les personnes atteintes de paraplégie ou de dépression ont tendance à se sentir mieux quand elles entrent en contact avec des dauphins. Je crois possible que les dauphins soient en mesure de régler leur sonar afin de capter des formes de vibrations et puissent détecter tout déséquilibre sonore. Dans l'eau, ils sont les mieux placés pour capter le champ de force d'un être humain. Bien entendu, à l'heure actuelle, tout cela n'est que théorie. Nous n'avons pas encore de preuve irréfutable de ce phénomène, mais il semble tout à fait logique sur le plan scientifique.» Se pourrait-il que les dauphins fassent avec le son ce qui se fait avec la cymatique? Manners en est convaincu: «Le système de production sonore du dauphin est beaucoup plus efficace que notre technologie. Je suis persuadé qu'il possède cette capacité.»

Nombreux sont ceux qui resteront sceptiques devant ces idées, mais la cymatique est très semblable, en principe, à beaucoup d'anciennes techniques thérapeutiques orientales. Les praticiens orientaux croient qu'il existe sept centres d'énergie principaux — les *chakras*, dans le corps «subtil», c'est-à-dire celui qui se trouve juste au-delà de notre corps physique. Selon d'anciens textes tirés de la littérature indienne, les *chakras* jouent le rôle de transformateurs d'énergie, convertissant l'énergie d'une forme à une autre et d'une fréquence à une autre. La maladie pouvant provenir de blocages d'énergie dans le corps, ce n'est qu'en débouchant les canaux que l'équilibre d'énergie peut être restauré et la santé optimale, atteinte. L'acupuncture, la réflexologie et certaines formes de chant servent à rétablir la libre circulation de l'énergie; elles sont fondées sur une théorie semblable à celle de la cymatique de Manners, théorie qui, fondamentalement, utilise une forme d'énergie pour stimuler la circulation de l'énergie dans le corps physique.

La fréquence des sons émis par le dauphin va de 1000 hertz à 80 000 hertz, tandis que celle de notre communication est plus basse et plus étroite, c'est-à-dire de 300 hertz à 3000 hertz. Comme nous l'avons déjà vu, notre spectre audible s'étend de 20 hertz à 20 000 hertz, ce qui veut dire que nous ne pouvons entendre que les sons du dauphin qui se trouvent entre 1000 hertz et 20 000 hertz. Cela ne signifie cependant pas que nous soyons incapables de sentir ou de réagir à ceux qui sont ultrasoniques.

Depuis plus de vingt ans, Tony Bassett, ingénieur en électronique, étudie l'effet de certaines vibrations sonores sur les ondes cérébrales. Il a découvert que les fréquences se trouvant dans la zone des 2000 hertz semblent déclencher la production d'endorphines, substances chimiques naturelles provoquant le plaisir. Il recourt avec un succès remarquable à cette thérapie pour soulager la souffrance résultant du sevrage de l'héroïne. De telles fréquences se trouvent dans les limites d'émission sonore du dauphin, ce qui pourrait en partie expliquer pourquoi le contact avec cet animal peut susciter des sensations euphoriques.

Fait également intéressant, dans la médecine du *Yajur-Veda,* on croit que certains sons «primordiaux» peuvent inhiber la prolifération des cellules cancéreuses. Qui plus est, des études récentes ont révélé que les canaris privés du chant de leurs semblables souffrent d'un retard dans la croissance de leur cerveau; en d'autres mots, leurs chants semblent favoriser et stimuler la croissance de leurs cellules cérébrales.

En médecine moderne, certaines formes d'ultrasons remplacent maintenant des traitements invasifs pour détruire les cataractes, les pierres aux reins ou au foie et même quelques types de tumeurs. Serait-il possible que les fréquences ultrasoniques du dauphin agissent d'une façon analogue, ce qui expliquerait les nombreux cas de résorption de tumeurs et de cancers chez les patients ayant nagé avec des dauphins? L'obstétricien Michel Odent est convaincu que les ultrasons ont un effet biologique sur nous: «Nous savons que les ultrasons ont un effet biologique; ils ne sont pas neutres. Il se pourrait très bien que certaines fréquences déclenchent la production d'enzymes ou de substances neurochimiques.»

Les fréquences ultrasoniques utilisées en médecine sont beaucoup plus élevées que celles qui sont émises par le dauphin: les scanneurs ultrasoniques servant à l'examen du fœtus, par exemple, fonctionnent à 3,5 mégahertz, et des fréquences pouvant atteindre 10 mégahertz sont utilisées en chirurgie pour décomposer certaines tumeurs et des calculs rénaux. La plage de fréquences du dauphin s'arrête à 80 000 hertz. Mais, comme nous l'avons vu, Tony Bassett croit que même de basses fréquences — à partir de 2000 hertz — peuvent avoir une influence biologique positive. À ce jour, il existe peu de preuves scientifiques que les ultrasons du dauphin soient assez puissants pour «échographier» nos corps ou pour avoir un effet physiothérapeutique. Cependant, de nombreux rapports laissent entendre que les ultrasons peuvent jouer un rôle dans le pouvoir de guérison du dauphin sur l'homme. L'un de ces cas a été rapporté par des chercheurs attachés à un programme américain de natation avec des dauphins. Selon leur rapport, une nageuse qui participait à la séance quotidienne de natation avec des dauphins a été heurtée dans les côtes par un dauphin normalement docile. Quelque peu troublée et surprise par l'incident, elle s'est rendue à l'hôpital pour des radiographies. Le médecin qui a reçu les épreuves s'est rendu compte que la nageuse avait une tumeur aux poumons, juste au-dessous de l'endroit où le dauphin lui avait fait une ecchymose. Le dauphin avait-il vu la tumeur ou s'agissait-il d'une simple coïncidence?

Le Dr Richard Ferraro, qui pose des diagnostics aux ultrasons depuis une quinzaine d'années et qui, avec des appareils ultrasoniques, étudie maintenant les moyens de communication des dauphins, convient que ceux-ci peuvent nous «échographier» grâce à l'écholocation — fréquences sonores audibles — et qu'il est possible qu'ils voient à l'intérieur du corps et y détectent des anomalies physiologiques. Cependant, il doute fort que les dauphins puissent utiliser leurs ultrasons pour tuer les tumeurs ou apporter des modifications biologiques au corps: «Je travaille avec des machines de diagnostic aux ultrasons depuis de nombreuses années, et je ne crois pas possible que les dauphins soient en mesure d'utiliser leurs ultrasons à des fins thérapeutiques. Toutefois, nous en savons très peu sur leur pouvoir de guérison. Qui sait s'il n'est pas possible pour le dauphin de susciter une réponse de guérison chez l'être humain?»

Thérapie par le dauphin

Nous abordons maintenant la question de savoir comment faire l'expérience du pouvoir de guérison du dauphin sans compromettre sa liberté. Il ne fait aucun doute que les avantages thérapeutiques les plus puissants proviennent de contacts avec des dauphins sauvages en liberté. Cependant, pour le moment, les rencontres avec des dauphins sauvages solitaires sont, on le comprend, plutôt rares. Il existe un certain nombre de centres de par le monde qui ont mis sur pied des programmes de natation avec des dauphins, mais, malheureusement, les dauphins vivant en captivité réagissent différemment à la rencontre d'humains du fait que celle-ci est forcée, qu'elle a lieu, non parce que le dauphin choisit notre compagnie, mais parce qu'il est gardé en captivité et qu'on récompensera avec du poisson l'attention qu'il nous aura accordée. Dans notre apologie du pouvoir de guérison du dauphin, il y a deux choses que nous ne souhaitons pas encourager: la présence de dauphins captifs dans les institutions ou hôpitaux et l'augmentation du nombre de captures dans la nature. En ce moment, bon nombre de delphinariums, désireux d'améliorer leur crédibilité à un moment où l'opinion publique se monte contre eux, incitent les malades et les handicapés à rendre visite à leurs baleines et dauphins. Nous avons trouvé deux ou trois exemples de cas ridicules qui illustrent bien que le potentiel de guérison du dauphin peut être mal interprété. Par exemple, au Windsor Safari Park, au Royaume-Uni, on a pris l'habitude de laisser des paraplégiques, cloués dans leur fauteuil, observer les dauphins dans leur enclos, avant le spectacle. Nous nous demandons quels peuvent bien être les avantages thérapeutiques de telles rencontres; nous n'en avons aucune idée, mais voilà un bel exemple de méconnaissance. Nous avons aussi entendu parler d'une jeune fille atteinte d'une tumeur au cerveau que l'on a laissée nager avec des dauphins au Flamingoland de Scarborough, en Grande-Bretagne. Encore une fois, cela illustre la mauvaise interprétation et la mauvaise utilisation du potentiel thérapeutique du dauphin. Idéalement, l'interaction avec le dauphin devrait toujours avoir lieu dans la nature, aux conditions du dauphin. Heureusement, il y a de plus en plus de programmes où l'on permet aux gens de voir et de rencontrer des dauphins sauvages dans leur habitat naturel, ce qui laisse au dauphin le choix de rencontrer ou non des humains.

Ce que nous devrions chercher, c'est à apprendre du dauphin et à trouver les meilleurs moyens d'utiliser des versions synthétisées de la «technologie du dauphin» en vue de susciter une réponse de guérison. On croit de plus en plus que le simple visionnement de films ou de vidéos sur les dauphins ou l'audition d'enregistrements de leurs sons peut favoriser le déclenchement d'émotions semblables à celles que connaissent les personnes qui sont en présence de vrais dauphins, même si, bien entendu, cet effet est quelque peu dilué. Nous croyons que beaucoup de personnes pourraient tirer parti de cette application de la thérapie par le dauphin.

Il existe déjà une pléthore d'enregistrements «thérapeutiques» où l'on entend les sons du dauphin, et beaucoup de ces cassettes comprennent des techniques de visualisation aidant l'auditeur à imaginer qu'il voit ou qu'il rencontre un dauphin. Le Dr Horace Dobbs — célèbre pour son travail avec les dépressifs et les dauphins, et fondateur de l'Opération Sunflower, qui étudie les effets de l'interaction homme/dauphin — endosse le projet Dolphin Dreamtime. Ce projet a vu le jour en Australie et combine l'autosuggestion avec de la musique qui comprend des sons de dauphin, à partir des liens télépathiques des aborigènes avec le dauphin. Dobbs, qui appelle «pilule audio» cette forme de thérapie, étudie les effets de la cassette Dolphin Dreamtime sur des volontaires. Il affirme que la réponse à l'enregistrement a été très positive et que toutes sortes de gens — certains souffrant de dépression, d'autres de maladies mentales — ont ressenti des effets thérapeutiques. Le Dr Dobbs travaille en même temps sur un autre projet visant à stimuler l'effet de guérison résultant de la rencontre avec un dauphin. Il projette de mettre au point et de construire le premier bassin de thérapie par le dauphin au monde, en combinant les images de dauphins, peut-être sous forme d'hologrammes, avec les effets apaisants de l'eau et des sons émis par les dauphins. Dobbs croit qu'ainsi de nombreuses personnes pourront bénéficier de l'effet thérapeutique de l'interaction avec le dauphin, sans qu'il faille exploiter des dauphins vivants.

À la clinique Bretforton Hall, dans le Worcestershire, en Angleterre, le Dr Peter Guy Manners, créateur de la thérapie cymatique, a mis au point une autre thérapie qu'il appelle Aqua Sonics et qu'il utilise pour traiter des patients atteints de diverses affections: «Nous expérimentons en faisant jouer sous l'eau des sons de dauphins pour voir s'ils font effet, même si, jusqu'à présent, nous ne savons pas exactement quelles fréquences utiliser. Toutefois, les résultats obtenus indiquent que les sons du dauphin semblent avoir sur les patients un effet relaxant et calmant, même s'ils sont inaudibles pour l'oreille humaine.»

Aux États-Unis et au Royaume-Uni, diverses organisations ont été mises sur pied pour promouvoir les avantages que l'on peut tirer de l'observation de toutes sortes d'animaux évoluant dans leur habitat naturel et pour étudier le potentiel de guérison des rencontres avec des animaux (voir le troisième chapitre). La Latham Foundation for the Promotion of Humane Education, fondée aux États-Unis en 1918 par Milton et Edith Latham, est vouée au bien-être des personnes et des animaux, ainsi qu'à la protection de leur environnement commun. Les services éducatifs de la fondation offrent des films et des vidéos qui traitent des bienfaits physiques et mentaux de l'interaction entre les hommes et les animaux. La philosophie qui sous-tend l'œuvre de cette fondation, c'est «le respect de toute forme de vie grâce à l'éducation», une idée qui convient particulièrement bien à l'esprit du dauphin. Une autre organisation, la Delta Society, également américaine, vise à encourager l'interaction entre les hommes et les animaux, ainsi qu'à éduquer et à inspirer les gens au moyen de films et de vidéos. Cette société envoie aux écoles, hôpitaux et centres pour personnes âgées toute une gamme de films sur les animaux sauvages ou domestiques, afin de promouvoir le contact avec les animaux et inspirer ceux qui ne possèdent pas d'animaux de compagnie. Au Royaume-Uni, la Society for Companion Animal Studies (SCAS) a été fondée en 1979 par un groupe de psychiatres, de psychologues, de travailleurs sociaux et de vétérinaires britanniques et américains, dans le but d'éduquer et de susciter de l'intérêt pour les relations entre les animaux de compagnie et l'homme. Depuis, elle a organisé des congrès importants, lancé beaucoup de recherches sur les bienfaits thérapeutiques de l'interaction avec les animaux et fourni au grand public un service d'information complet.

La «réclusion» en milieu hospitalier ne conduit pas au processus de guérison. Par contre, tout ce qui recrée un sentiment d'union avec la nature — qu'il s'agisse de vidéos montrant des dauphins sauvages ou d'enregistrements des bruits de la nature — peut jouer un rôle majeur dans la guérison. C'est sûrement cela, la médecine de l'avenir.

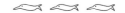

LE DAUPHIN GUÉRISSEUR

CHAPITRE 2

DAUPHINS SAGES-FEMMES

INTRODUCTION

Les dauphins et les êtres humains ont la même approche de la naissance et de l'éducation de leurs petits. Dans la société des dauphins comme dans celle des humains, la naissance est un événement très «féminin»; chez les humains, il y a relativement peu de temps que les hommes ont commencé à participer aux processus du travail et de l'accouchement. Les dauphines mettent bas en présence de «sages-femmes» expérimentées, la mère étant soutenue durant tout le travail par ces auxiliaires aquatiques. Pendant ce temps, les mâles se tiennent à bonne distance de la future mère et protègent le territoire contre d'éventuels prédateurs. Dans la société humaine, les hommes ont aussi joué le rôle de protecteurs et de chasseurs, tandis que les femmes se retiraient dans un endroit privé où elles accouchaient, seules ou en compagnie d'autres femmes. Le célèbre obstétricien français Michel Odent, l'un des pionniers du mouvement prônant l'accouchement dans l'eau, fait remarquer que souvent, selon son expérience, les femmes peuvent très bien rester seules durant le travail et qu'elles n'ont vraiment besoin d'aide qu'à la seconde phase, au moment où le bébé est sur le point de sortir. Peut-être nous sommes-nous trop écartés de notre comportement naturel en incluant les hommes dans la totalité du processus et avons-nous beaucoup à apprendre de l'approche du dauphin.

Comme la plupart des mammifères femelles, la mère dauphin porte en elle son petit jusqu'à ce qu'il soit prêt à naître. La période de gestation dure près d'un an, et le petit est rattaché à la mère par un cordon ombilical qui lui fournit oxygène et éléments nutritifs. Comme certaines femmes enceintes, la femelle gravide pratique une véritable gymnastique prénatale pour se préparer à la naissance. Elle se raidit ou plie la tête et la queue, se courbe le corps et tend les muscles, comme si elle se préparait aux contractions. On a vu des femelles gardées en captivité pratiquer ces exercices pendant plus d'une heure chaque jour, durant les semaines précédant la mise bas. *Après la naissance, le lien étroit qui unit la mère et le petit est maintenu et, comme l'enfant humain, le bébé dauphin dépend totalement de sa mère pendant de nombreux mois. Dès qu'il est né, le petit remonte à la surface pour respirer sa première goulée d'air, aidé par sa mère et, quelquefois, par un dauphin sage-femme qui pousse avec le nez le petit corps vers le haut. Puis, moins de vingt-quatre heures après la naissance, l'allaitement commence; dès lors, le petit reste toujours près de sa mère. Cette intimité est de première importance pour le développement et la survie du dauphin, tout comme elle l'est pour le petit de l'homme.*

BÉBÉS AQUATIQUES

Dans la société humaine, l'idée de l'accouchement dans l'eau n'est pas nouvelle. Même si, à notre époque, les naissances dans l'eau sont un phénomène récent, elles étaient pratiquées par les Égyptiens et les Grecs anciens — on dit qu'Aphrodite est née de l'écume de la mer —, les Maoris, les Indiens panaméens, les Japonaises vivant près de la mer, les aborigènes des régions côtières et certaines tribus pygmées. En Polynésie, il y a encore des femmes qui accouchent dans les eaux tièdes des lagons. Cette attirance pour l'eau n'a rien d'étonnant. Environnement primitif, non seulement l'eau nous relie au passé aquatique de notre espèce, mais elle est un rappel rassurant de nos neuf premiers mois de vie, passés à flotter dans le milieu apaisant du liquide amniotique.

Qui plus est, les recherches modernes portant sur l'effet de l'eau durant le travail ont montré qu'elle est bénéfique et qu'elle aide à soulager la douleur. Des études ont révélé que le fait d'être dans l'eau durant l'accouchement modifie la perception de la douleur. Les fibres nerveuses transmettent les impulsions électriques des récepteurs de la douleur situés à l'endroit du stimulus jusqu'à la corne dorsale de la moelle épinière; de là, elles sont acheminées vers le cortex cérébral. Dans les années 1970, deux chercheurs, Wall et Melzack, ont élaboré la théorie du passage contrôlé de la douleur. Ils ont découvert que les sensations de douleur peuvent être modifiées ou leur passage partiellement contrôlé par des sensations de chaleur et de contact sur la peau. (Cela explique aussi pourquoi les massages aident à soulager la douleur.) Du fait que les impulsions de douleur sont transmises plus lentement que les sensations de chaleur et de contact, on croit que l'eau peut aider à réduire la douleur. En effet, l'immersion dans l'eau semble stimuler les récepteurs nerveux de chaleur et de contact dans tout le corps, ce qui provoque la transmission de signaux de plaisir vers le cerveau. Michel Odent croit également que l'eau possède des propriétés analgésiques particulières: «Mon expérience m'incite à croire que l'eau réduit le contrôle néocortical de la femme, ce qui contribue à atténuer les sensations de douleur.»

Dans les années 1960, le concept de l'accouchement dans l'eau a été introduit en Russie, par Igor Charkovsky, moniteur de natation, homme sage-femme et chercheur. Charkovsky a observé que l'on pouvait entraîner de nombreux mammifères à mettre bas dans l'eau et à nourrir leur petit en milieu aquatique. Ses recherches semblent démontrer non seulement que l'eau permet une mise bas plus facile et moins douloureuse, mais qu'elle influence le développement du petit. Il a appliqué ses théories aux humains quand sa fille, Veta, née prématurément, a été plongée dans l'eau peu de temps après sa naissance. Charkovsky a noté que l'environnement aquatique semblait accélérer sa croissance et son développement, un peu comme si l'eau agissait à la façon d'un utérus synthétique.

Il a poussé ses recherches un peu plus loin, en installant un réservoir de verre dans sa salle de bain, où il a aidé de nombreuses femmes à accoucher. Au cours de ses recherches, il a observé que les enfants nés sous l'eau avaient un meilleur départ dans la vie. Dans le cas des accouchements hors de l'eau, il semble que l'exposition soudaine du nouveau-né à la force de pesanteur, après des mois d'apesanteur passés dans l'utérus maternel, ajoutée à l'exposition tout aussi soudaine à une grande concentration d'oxygène, ait un effet néfaste sur les fonctions cérébrales du bébé. Par contre, dans le cas des bébés aquatiques, Charkovsky affirme ceci: «Nous n'exposons le nouveau-né à rien qu'il ne connaisse déjà. Nous ne faisons que prolonger les conditions utérines si bénéfiques à son développement. Vivre dans l'eau est tout à fait naturel pour le nouveau-né. Il n'a jamais vécu ailleurs.» Même si les détracteurs de cette théorie affirment que la naissance dans l'eau peut être dangereuse et que le risque de noyade est élevé, Charkovsky et Odent défendent leur méthode en disant qu'il n'est pas plus probable que l'enfant se noie dans le bassin d'accouchement que dans son propre fluide amniotique. «Le réflexe de la respiration est stimulé par le contact avec l'air froid et non par la sortie de la filière pelvienne», déclare Michel Odent.

La première fois que le Dr Odent a rencontré, à l'hôpital Pithiviers, des femmes désireuses d'accoucher dans l'eau, il ne se doutait pas des répercussions que cela aurait sur leurs attitudes par rapport à l'accouchement. Il croit que, du fait que l'eau a tendance à réduire le taux d'adrénaline — hormone associée à la peur et à l'anxiété —, à diminuer la force de pesanteur et à créer un environnement apaisant semblable à l'utérus, elle aide à provoquer un état physiologique appelé «réponse de relaxation». Durant le travail, cet état aide la future mère à supporter les contractions et lui permet de se laisser entièrement absorber par son propre corps et par l'expérience de la naissance.

LES DAUPHINS ET LA NAISSANCE

Il est probable qu'il a toujours existé un rapport entre les dauphins et la naissance d'enfants; ce n'est peut-être pas une coïncidence si, en grec, les mots «dauphin» et «utérus» sont si semblables, «delphis» et «delphys», respectivement. Selon de nombreux delphinologues, les dauphins sont fascinés par les femmes enceintes. Aussi bizarre que cela puisse sembler, beaucoup de femmes enceintes qui ont nagé avec des dauphins ont rapporté que ceux-ci connaissent l'existence du fœtus et lui accordent une attention particulière. Cela pourrait s'expliquer par le puissant système d'écholocation du dauphin qui lui permettrait d'«échographier» l'abdomen de la femme enceinte et d'y détecter la présence du fœtus. Même si la fréquence ultrasonique émise par le dauphin ne dépasse pas 80 000 hertz, tandis que les scanneurs utilisés dans les hôpitaux atteignent une fréquence de 3,5 millions de hertz, Tony Bassett, ingénieur électronicien, ne doute pas que le dauphin soit tout de même en mesure de nous «échographier», bien que l'«image» qu'il obtient ait une moins haute définition.

On a proposé d'autres explications, plus mystiques, à l'intérêt des dauphins pour les femmes enceintes. Igor Charkovsky avance que le dauphin et le fœtus «ont en commun un langage non spécifique»; en d'autres mots, ils peuvent communiquer par télépathie l'un avec l'autre. Cette théorie peut sembler tirée par les cheveux. Néanmoins, dans la culture des autochtones et dans celle des aborigènes, beaucoup de récits valident le concept d'une communication par télépathie. Par exemple, une tribu d'aborigènes de l'Australie septentrionale s'appelle «peuple dauphin» et ses membres sont prétendument capables de communiquer avec les dauphins d'«esprit à esprit».

Charkovsky et un collègue chercheur, le Dr Igor Smirnov, ont participé à de nombreuses expériences au cours desquelles des dauphins ont assisté à des accouchements. Smirnov a travaillé à une expérience particulièrement intéressante durant laquelle une femme a commencé à avoir ses contractions dans les eaux de la mer Noire, en présence de dauphins. Pendant le travail, les dauphins l'ont entourée, comme pour la protéger. Smirnov décrit ainsi l'événement: «C'était un moment magique. Aussitôt que les dauphins sont apparus, les craintes et les anxiétés de la mère se sont dissipées; la naissance a été très sereine et tranquille.»

Depuis 1979, Charkovsky aussi étudie la relation qui existe entre les dauphins et les femmes, bébés ou jeunes enfants. Durant l'été 1979, lui et plusieurs autres chercheurs du All-Union Scientific Research Institute for Physical Culture de Moscou, un certain nombre d'athlètes féminines, des femmes à divers stades de leur grossesse, ainsi que des mères et leurs enfants se sont rendus à une station de recherche sur les dauphins de la mer Noire. Charkovsky et son équipe y ont mené une série d'expériences avec les dauphins. Beaucoup d'entre elles ont dû se faire la nuit, pendant que les chercheurs de la station dormaient. Même si ces derniers croyaient qu'il était dangereux de laisser des nouveau-nés nager avec des dauphins, ils ont quand même permis à Charkovsky de mener ses expériences. Les résultats ont été remarquables. Les dauphins semblaient conscients des besoins des nouveau-nés et des enfants, nageant doucement près d'eux, et à leur vitesse. Ils semblaient heureux de les laisser jouer avec eux. Même les plus petits n'avaient pas peur de monter à cheval sur les dauphins, grâce aux diverses selles que Charkovsky et ses collègues avaient mises au point. Certains des bébés aimaient aussi s'accrocher aux dauphins quand ces derniers plongeaient sous l'eau, à la recherche de nourriture. Les dauphins remontaient toujours à la surface quand les enfants avaient besoin de respirer.

Charkovsky croit que le champ de vie du dauphin — son champ électromagnétique ou champ d'énergie — exerce un effet particulièrement puissant sur les humains de tous âges, surtout sur les bébés et les petits enfants. Cela expliquerait pourquoi, dans ses expériences, les dauphins ont semblé faire perdre aux enfants leur peur de l'eau, leur donnant un profond sentiment de sécurité, de paix et de satisfaction.

Au cours d'une autre expérience controversée, Charkovsky plonge dans l'eau froide des bébés atteints de certaines affections — faiblesse cardiaque, asthme, mauvaise circulation sanguine —, souvent tête première, afin qu'ils apprennent rapidement à maîtriser leur respiration. Il croit que cette technique contribue à fortifier physiquement et psychologiquement l'enfant, en activant le système immunitaire et certaines substances neurochimiques, et en stimulant les contractions musculaires. Dans la mer Noire, durant l'une de ces expériences avec un bébé, un incident s'est produit qui a fait comprendre à Charkovsky à quel point le pouvoir de communication du dauphin est développé et combien cet animal est sensible à la souffrance humaine: «Je me souviens très clairement de l'incident. Je travaillais sous l'eau avec une fillette d'un mois, comptant les secondes, comme d'habitude, avant de remonter à la surface. Soudainement, deux dauphins se sont élancés vers moi à pleine vitesse. Au début, j'ai cru qu'ils étaient enragés. J'ai eu peur quand ils m'ont écarté et qu'ils ont poussé l'enfant jusqu'à la surface. Ils voulaient seulement lui permettre de respirer. Quand je suis moi-même remonté, quelques secondes plus tard, je me suis rendu compte que je n'avais pas été assez attentif. J'étais resté sous l'eau un peu trop longtemps. Il semble que les dauphins l'avaient remarqué avant moi; peut-être avaient-ils reçu de l'enfant un signal dont je n'étais pas conscient.»

HOMO DELPHINUS

C'est Jacques Mayol, le légendaire plongeur en apnée, qui a été le premier à imaginer une espèce qu'il a appelée *Homo delphinus*, l'homme-dauphin. Ayant été témoin du travail de Michel Odent et d'Igor Charkovsky, Mayol a eu l'inspiration d'écrire un livre intitulé *Homo delphinus,* dans lequel il étudie la relation entre l'homme, le dauphin et l'eau. Il y décrit l'émergence d'une nouvelle race ou espèce de bébés nés dans l'eau, qui présentent les caractéristiques du dauphin, comme les incroyables prouesses aquatiques et la capacité de plonger à de grandes profondeurs et de retenir leur souffle pendant trois ou quatre minutes. Inutile de dire que cette description a suscité de grands débats.

Les tenants de l'accouchement dans l'eau et de la technique consistant à faire passer aux bébés beaucoup de temps dans cet élément immédiatement après la naissance et durant les années formatrices, laissent entendre que ces enfants sont physiquement plus forts, plus intelligents, plus heureux et mieux adaptés que les autres. Ils avancent aussi que les bébés aquatiques sont plus intuitifs et semblent se sentir proches des dauphins, même s'ils ne sont pas nés en leur présence. En 1971, l'Australienne Cookie Harkin, monitrice de natation et sage-femme, a commencé à élaborer des programmes «Babyswim», qui encouragent les parents à enseigner la natation à leurs nouveau-nés et bambins. Harkin a aussi mis sur pied des programmes de natation prénatals et postnatals pour fortifier le corps de la future mère et, après l'accouchement, pour créer un lien solide entre elle et son bébé. Plus récemment, elle a poussé son travail encore plus loin en lançant un programme dans lequel elle emmène ses «bébés aquatiques» nager en pleine mer et rencontrer des dauphins. Harkin croit, comme Charkovsky, que les ondes cérébrales du fœtus et du nouveau-né sont en harmonie avec celles des baleines et des dauphins, ce qui facilite le contact télépathique.

L'Australienne Estelle Myers est devenue célèbre grâce à ses recherches sur les dauphins et sur l'accouchement dans l'eau. Elle avance que nous avons beaucoup à apprendre des cétacés, surtout des dauphins. Selon elle, les bébés «qui quittent l'eau de l'utérus pour entrer dans l'eau de la nature peuvent plonger jusqu'à 60 mètres de profondeur avec une expiration de seize minutes», sont généralement moins agressifs que les autres, et sont prédisposés à vivre en harmonie et en paix entre eux et avec l'environnement.

Malgré l'attrait de telles théories, il faut se demander si le simple fait de naître dans l'eau peut vraiment créer une nouvelle race d'humains aquatiques. Quoi qu'il en soit, il se peut que, en observant ces «bébés aquatiques» se développer et grandir, nous en apprenions davantage sur le dauphin.

LE DAUPHIN GUÉRISSEUR

CHAPITRE 3

DAUPHINS ENSEIGNANTS

INTRODUCTION

Au cours de notre recherche sur le pouvoir de guérison du dauphin, une autre forme d'interaction entre humains et dauphins nous a frappées, celle qui existe entre ces mammifères et les enfants handicapés. Depuis les années 1970, beaucoup de programmes de recherche ont concentré leur attention sur la capacité du dauphin de nous aider à pénétrer dans le monde secret de l'enfant autiste et de faciliter l'apprentissage des handicapés mentaux. Notre curiosité à ce sujet était mêlée d'une bonne dose de scepticisme. Nous avions aussi des réserves, car ces programmes font appel à des dauphins vivant en captivité et non à des dauphins sauvages. Néanmoins, cette facette du pouvoir qu'a le dauphin de favoriser notre propre potentiel de guérison nous a semblé importante.

LA ZOOTHÉRAPIE: UNE NOUVELLE SCIENCE

Les médecins et les hommes de science savent depuis longtemps que les animaux peuvent jouer un rôle vital dans le maintien de l'équilibre entre le corps et l'esprit. Dans les années 1960, le Dr Boris Levinson, psychiatre new-yorkais réputé, a découvert que la présence d'un animal de compagnie durant les séances de psychiatrie améliorait considérablement le contact qu'il avait avec ses patients, surtout avec ceux qui étaient renfermés. Depuis, beaucoup des théories de Levinson ont été confirmées par la recherche moderne. Une étude récente du National Institute of Health des États-Unis rapporte les conclusions de chercheurs qui se sont penchés sur les effets des animaux de compagnie sur le bien-être physique de leur maître. Le rythme cardiaque et la tension artérielle de ceux qui passaient du temps chaque jour à caresser leur animal de compagnie et à lui parler étaient considérablement plus bas. Certains chercheurs ont rapporté des résultats analogues à ceux des recherches portant sur les personnes qui méditent régulièrement. Les chercheurs enquêtent maintenant sur les bienfaits possibles pour la santé des interactions avec les animaux. Cette discipline s'appelle zoothérapie. À la Ohio State University, par exemple, on s'est servi d'animaux de compagnie dans la réadaptation de patients psychiatriques gravement introvertis, tandis que des chercheurs de l'Université du Maryland et de l'Université de Pennsylvanie ont démontré que ces animaux peuvent améliorer le taux de survie des patients ayant eu une crise cardiaque.

Les animaux — chiens, chats, chevaux ou dauphins — peuvent aussi jouer un rôle vital dans la capacité de communication d'enfants atteints de divers handicaps. Au début, on a considéré l'équitation pour les enfants physiquement handicapés comme une simple fantaisie. Pourtant, des années d'études ont révélé que l'équitation donne à ces enfants un sentiment de liberté et d'accomplissement qui se répercute sur leur vie quotidienne. Beaucoup de parents d'enfants engagés dans de tels projets ont remarqué chez ces derniers une amélioration du comportement et de l'humeur: leurs enfants étaient moins difficiles, ils assimilaient mieux l'information et leur capacité d'apprentissage était accrue.

Durant notre propre recherche, nous avons eu la chance de passer un peu de temps avec le Dr Betsy Smith, anthropologue de l'éducation et maître de conférences à la School of Public Affairs and Services de l'Université internationale de Floride, à Miami. Elle a étudié les bienfaits de la zoothérapie et s'est servie de dauphins pour aider des enfants autistes. L'autisme est un repli pathologique sur soi accompagné de la perte du contact avec le monde extérieur; il se manifeste généralement durant les trois premières années de la vie. L'autisme frappe environ 5 enfants sur 10 000, et quatre fois plus de garçons que de filles. Cette affection, observée partout dans le monde, semble atteindre des enfants de toutes les races, ethnies et classes sociales. Dans la plupart des cas, la cause reste inconnue, bien que des chercheurs aient avancé que l'autisme a des causes physiques et non psychologiques, et qu'il pourrait être relié à des anomalies alimentaires — plus précisément à une carence en zinc et à un taux élevé de plomb — ou à l'exposition du fœtus à la radiation électromagnétique. Il existe plusieurs types d'autisme, chacun étant lié à une déficience neurologique. Les symptômes sont nombreux et divers: lenteur du développement, manque d'aptitudes physiques ou sociales, difficultés d'apprentissage, retard dans l'élocution, compréhension limitée des concepts, utilisation impropre des mots, réponses anormales à la sensation, ou rapport anormal avec les gens, les objets ou les événements (par exemple, beaucoup d'enfants autistes n'utilisent pas leurs jouets de la manière prévue). Selon le Dr Smith: «Les enfants autistes semblent aussi souffrir d'anxiété, ce qui les empêche d'apprendre. Ils ont besoin d'être contents et détendus pour apprendre.» Les recherches de Smith l'ont amenée à croire que les dauphins contribuent à susciter ces états positifs essentiels, libérant les enfants du stress et de l'anxiété.

Elle a commencé son travail avec des enfants autistes et des dauphins au début des années 1970, au moment où la World Dolphin Foundation a mis sur pied un programme appelé The Dolphin Project, à Mashta Island, sur la baie de Biscayne en Floride. Des dauphins tursiops étaient gardés dans un lagon d'une superficie de 6000 mètres carrés, afin qu'ils puissent se comporter dans cet environnement comme ils le feraient dans la nature, sans avoir à exécuter de numéros savants. Avec le Dr Henry Truby, président et directeur de la recherche de la fondation, et Nancy Phillips, consultante pour la South Florida Society for Autistic Children, le Dr Smith a noté que les enfants atteints d'une déficience neurologique semblaient répondre positivement au contact intime avec ces dauphins libres. Le Dr Smith a relevé le cas de David, un adulte attardé, et de l'un des dauphins, Liberty, qui normalement manifestait un comportement agressif et indiscipliné. «Le dauphin est devenu doux, patient et attentif quand David est entré dans l'eau et a amorcé le contact avec lui», raconte Smith. David, qui était généralement craintif au bord de l'eau et lent à s'adapter aux nouveaux stimuli, est entré dans le lagon presque immédiatement et a commencé à parler à Liberty, en le caressant. Les résultats des études initiales démontrent clairement que les dauphins pourraient accentuer les aptitudes à la communication des personnes autistes et les inciter à amorcer un rapport avec la réalité, tout en améliorant leur capacité d'apprentissage.

Sur la base de cette étude préliminaire, le Dr Smith et ses collègues ont mis sur pied le projet Inreach, en 1978. Le but du projet était de voir si certains dauphins et des enfants autistes étaient capables de provoquer de nouvelles formes de communication et si les dauphins pouvaient apporter des bienfaits thérapeutiques aux enfants et à leurs parents. Comme auparavant, le projet a été lancé à Key Biscayne, avec le concours du Wometco Miami Seaquarium, qui a fourni trois dauphins tursiops de l'Atlantique et plusieurs dresseurs. Les dauphins — Dawn, douce et patiente; Holly, qui venait de perdre son petit; Sharkey, mâle énergique et grégaire — étaient habitués à l'interaction humaine et avaient été soigneusement sélectionnés. Huit enfants, âgés de dix à dix-sept ans, tous capables de communiquer de certaines façons, mais pas par la parole, avaient été envoyés au projet par la South Florida Society for Autistic Children. Afin d'étudier attentivement les interactions, les chercheurs ont enregistré avec un magnétophone et un caméscope six rencontres d'une durée de quatre à six heures. Ils ont utilisé un spectrographe pour mesurer les signaux émis par les humains et par les animaux durant les rencontres. Toutes les formes de communication, verbales et non verbales, ont été notées par les chercheurs. Dans un cas particulier, il est clair que le dauphin et l'humain ont établi un rapport significatif. Michael Williams, un adolescent de dix-huit ans qui, depuis l'âge de six ans, était considéré comme étant un «enfant autiste non verbal» (c'est-à-dire incapable de produire des sons humains), a suscité un intérêt particulier chez les chercheurs. À sa deuxième rencontre avec les dauphins, il a commencé à produire des clics semblables aux leurs, pour inciter Sharkey à jouer avec un ballon. Sur l'enregistrement sonore, les chercheurs ont eu de la difficulté à distinguer les sons émis par Michael de ceux émis par le dauphin, bien que la différence ait été plus marquée entre les clics de Michael et ceux des dauphins femelles. Michael a continué de produire des clics chaque fois qu'il voyait des images de dauphins. Richard Prager, son instituteur, déclare: «Après les deux ou trois premières rencontres, j'ai remarqué que Michael était plus heureux. Il était plus facile de travailler avec lui en classe, du fait qu'il était plus détendu et plus enthousiaste.» Les autres parents, enseignants et chercheurs ont tous remarqué que les enfants étaient plus faciles d'approche et plus calmes, et qu'ils semblaient plus heureux à la suite de leurs contacts avec les dauphins. Ces effets semblaient durer une quinzaine de jours après chaque rencontre.

Étant donné la réussite du projet, le Dr Smith a lancé un second programme de recherche en 1981: l'étude Dolphins Plus. Tenant compte des renseignements apportés par le projet Inreach, on a conçu l'étude Dolphins Plus dans le but d'utiliser l'interaction avec les dauphins pour inciter les enfants autistes à communiquer. Pour son étude, Smith a choisi le Dolphins Plus Marine Mammal Center, à Key Largo, en Floride, où des dauphins acclimatés et les gens qui se sentent à l'aise dans l'eau peuvent avoir des contacts dans un milieu aussi naturel que possible. Contrairement à d'autres centres où des interactions ont lieu, au Dolphins Plus, on ne renforce pas le comportement des dauphins au moyen de nourriture. Smith est persuadée que les dauphins doivent interagir de leur propre chef avec les enfants, et que les rencontres ne doivent pas être forcées. Selon nos propres observations, les dauphins semblaient prendre plaisir au projet et ne pas avoir besoin de poissons récompenses pour entretenir leur intérêt pour les enfants. De plus, ils ont commencé à reconnaître les enfants et à manifester des signes évidents de plaisir à la perspective d'une autre rencontre (voir le huitième chapitre).

Travaillant avec des enfants plus jeunes que durant son étude précédente, Smith s'était donné pour objectif d'étudier plus à fond les interactions non verbales entre dauphins et enfants autistes. On continuait à observer les progrès réalisés par Michael Williams, dont l'état s'était considérablement amélioré durant les quatre années qui avaient suivi son adhésion au projet Inreach, en 1978. À partir des résultats obtenus dans l'étude Dolphins Plus, le Dr Smith a conclu que le dauphin tursiops de l'Atlantique peut susciter un comportement spontané non typique chez une personne autiste. Elle affirme ceci: «Je crois que l'explication du phénomène a quelque chose à voir avec le rôle du jeu et de la thérapie par le jeu.» Elle croit également que le dauphin procure de plus grands bienfaits thérapeutiques que d'autres animaux

s dauphins sauvages respirent une énergie et une vitalité qui remontent l'homme
puis des temps immémoriaux.

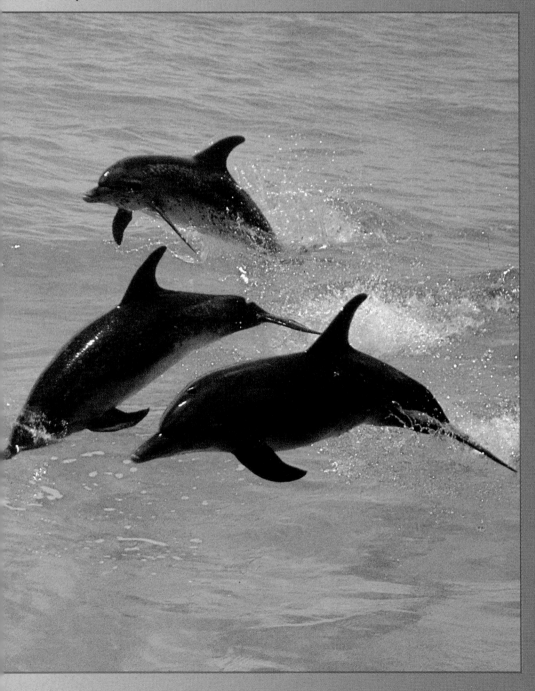

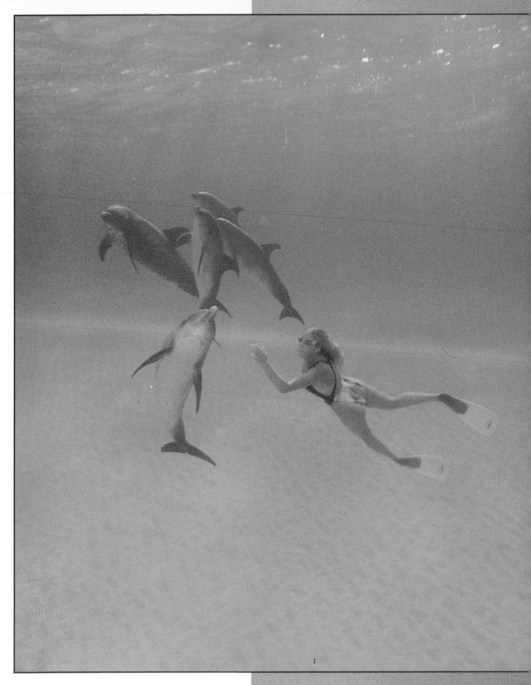

Aux Bahamas, des sténelles tachetées (Stenella frontalis) *jouent avec une plongeu*

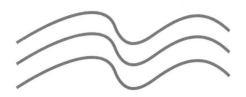

dauphin tursiops (Tursiops truncatus) est l'une des espèces les plus familières à l'homme.

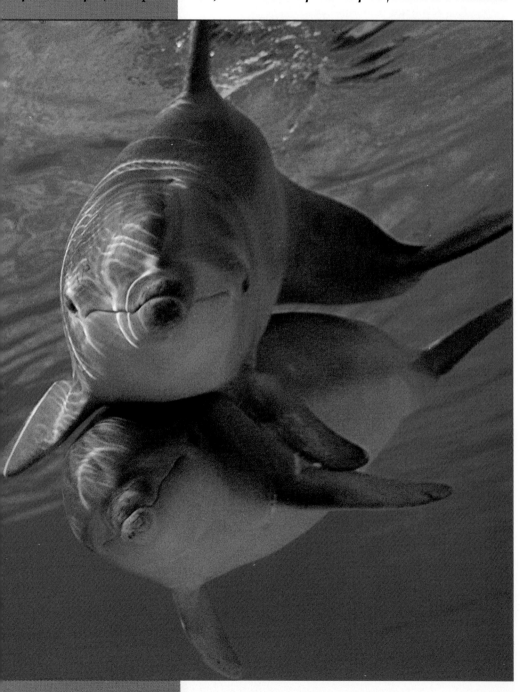

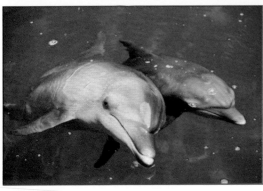

Certaines mères gardent près d'elles leur petit pendant six ans, avant que celui-ci rejoigne les dauphins de son âge.

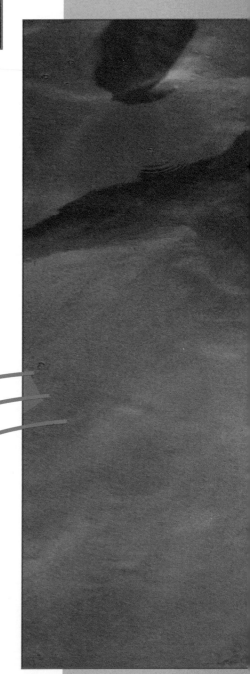

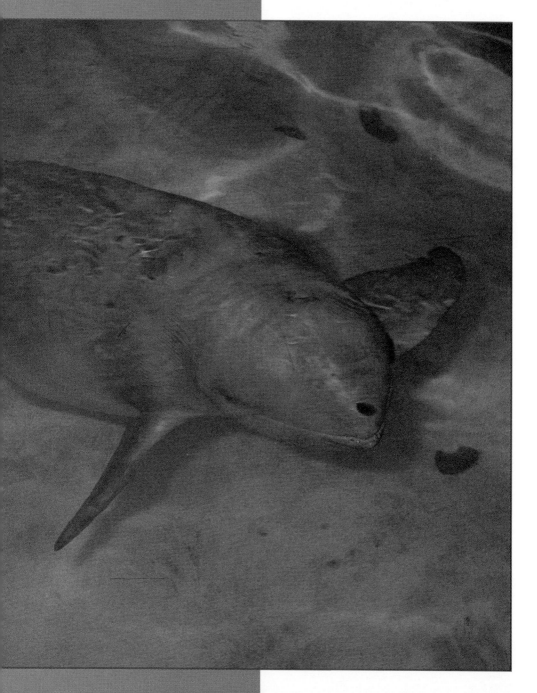

Un dauphin de l'Irraouaddy (Orcaella brevirostris), *très rare, dans la rivière Makaham, à Bornéo.*

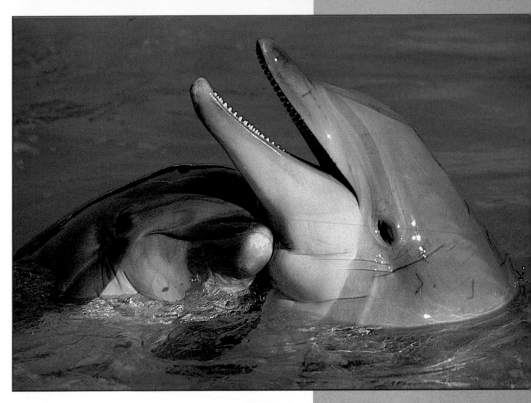

Au moyen des nerfs mandibulaires situés juste au-dessous de la mâchoire inférieu le dauphin reçoit des vibrations sonores défléchies.

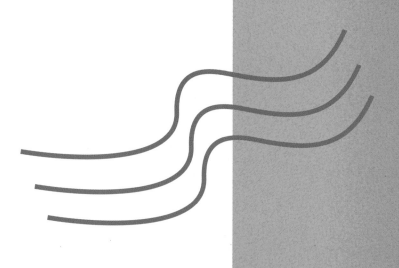

Comme les êtres humains, les dauphins communiquent non seulement par les sons mais aussi par le langage corporel. Le dauphin imitera la posture d'un plongeur dans l'eau.

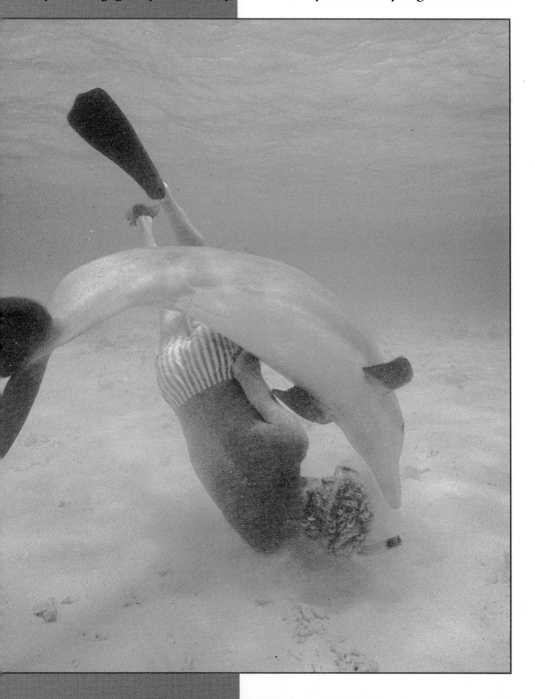

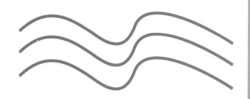

Le docteur David Nathanson, au Dolphin Research Center de Floride, avec l'un de s[...]
dauphins «enseignants».

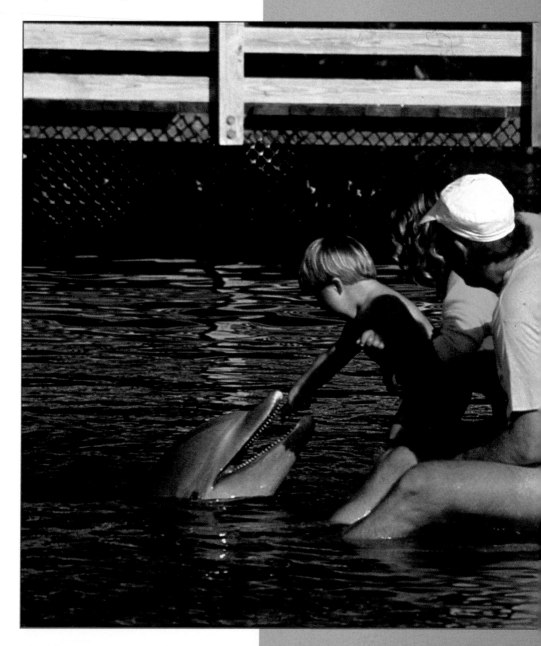

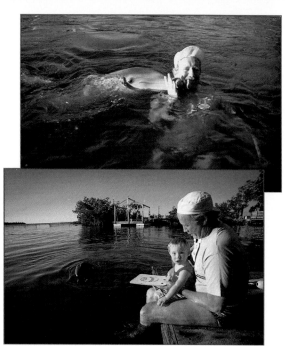

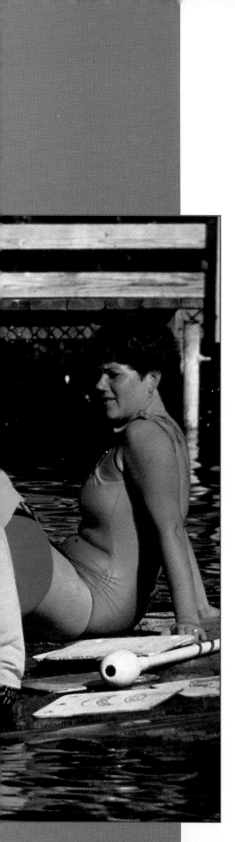

Au Dolphin Research Center, on se sert de dauphins semi-captifs pour faciliter l'apprentissage d'enfants atteints de trisomie, de troubles neurologiques ou de handicaps physiques.

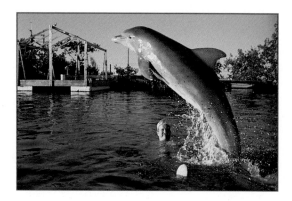

Une famille de dauphins fileurs. Les dauphins sont des êtres très grégaires; unis en société, ils obéissent à un code de conduite complexe qui leur permet de vivre en harmonie les uns avec les autres, et avec leur environnement.

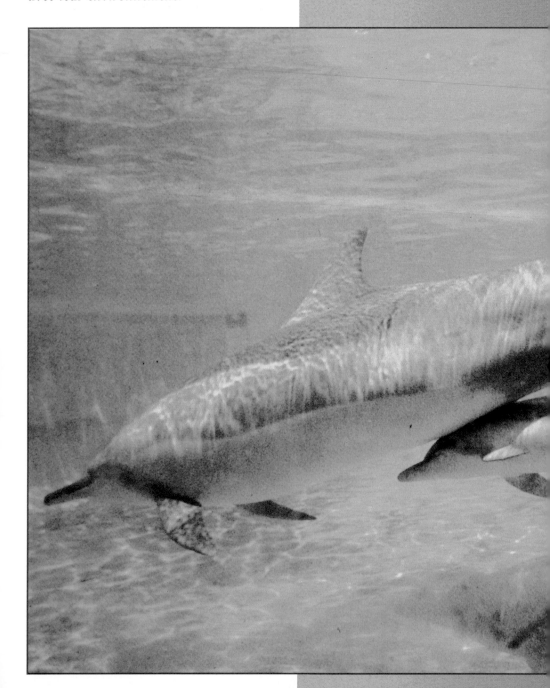

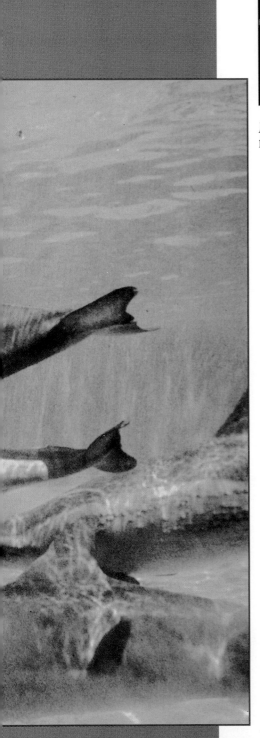

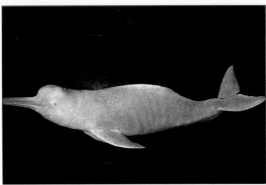

Le dauphin rose de l'Amazone (Inia geoffrensis) *est une espèce en danger d'extinction.*

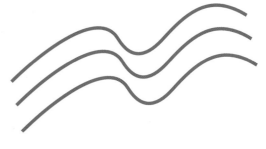

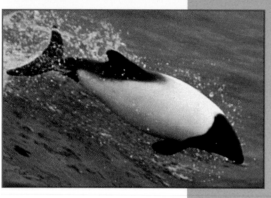

*Le dauphin de Commerson (Cephalorhyn-
chus commersonii) est l'un des dauphins
de mer les plus faciles à reconnaître grâce
à ses couleurs.*

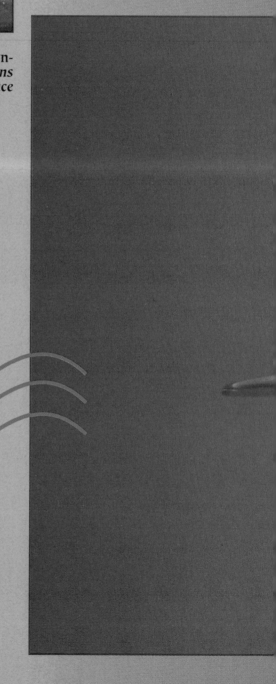

Le dauphin fileur (Stenella longirostris) *est l'un des dauphins les plus hydro-dynamiques.*

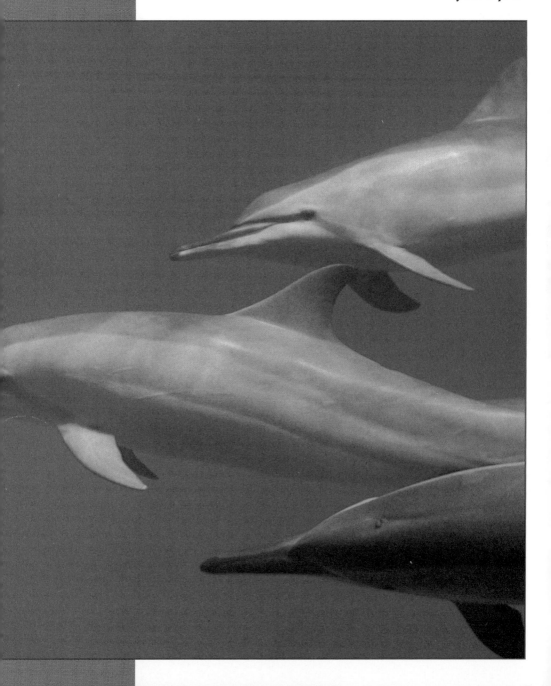

Sténelles tachetées, aux Bahamas.

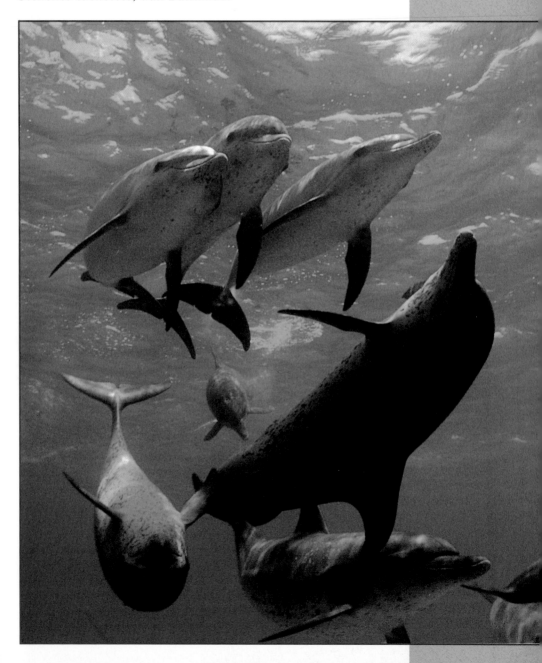

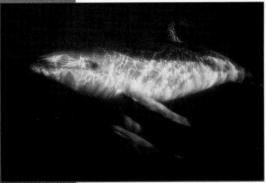

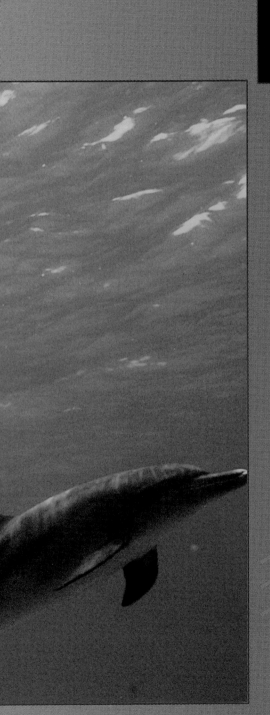

Dauphins obscurs (Lagenorhynchus obscurus) *dans leur habitat naturel — les eaux peu profondes baignant les îles et les côtes.*

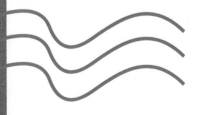

Dauphins de Péron (Lissodelphis peronii), *au large de la côte du Chili.*

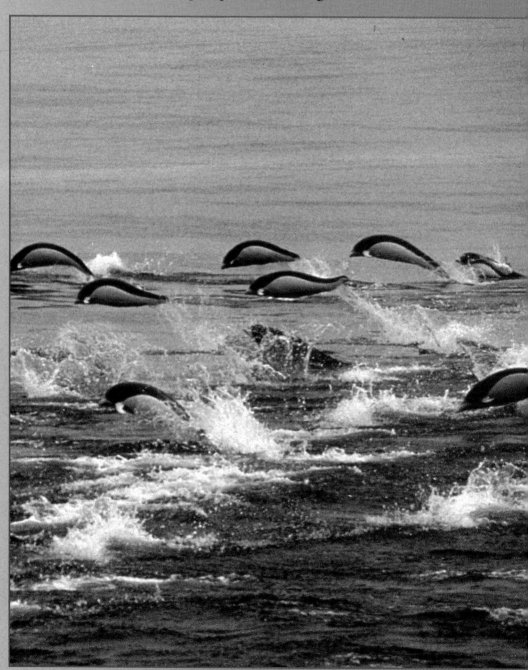

domestiques: «On s'est servi de chiens, de chats et de colombes dans certains programmes thérapeutiques pour enfants. Mais ces animaux ne possèdent pas le répertoire naturel et spontané de jeux du dauphin. Ils n'ont pas, non plus, son intelligence; c'est cela qui est déterminant. Le chien rapportera le bâton à l'enfant autiste, d'une manière stéréotypée, aussi longtemps qu'il recevra sa récompense. Le dauphin, par contre, modifiera continuellement le jeu. Si l'enfant est lassé de se faire traîner, le dauphin reviendra vers lui et le poussera doucement pour jouer.» Le Dr Smith soutient que c'est le caractère positif de l'environnement du dauphin et le fait qu'il est un animal qui a toujours manifesté une affinité naturelle avec l'homme qui expliquent la réussite de la thérapie faisant appel au dauphin.

Smith souhaite que ni les dauphins ni les enfants handicapés ne soient exploités; elle prend soin de faire remarquer que, même si elle est convaincue que la thérapie avec le dauphin est plus efficace que l'interaction avec un chien ou un chat, il n'existe aucune preuve scientifique de ce fait. Cependant, elle est sûre d'une chose: les dauphins touchent les êtres humains à un niveau très profond. «En nageant avec des dauphins, l'être humain connaît des modifications physiologiques semblables à celles de la méditation profonde. Les dauphins vous absorbent totalement; on pourrait dire qu'ils sont ce qu'il y a de mieux comme expérience zen.» Même si le travail de Smith s'est limité aux dauphins vivant en captivité ou en semi-captivité, elle croit que les meilleures réussites seront obtenues par ceux qui travaillent avec des dauphins en liberté. À son avis, ces chercheurs seront ceux qui feront les plus grandes percées: «Dans un milieu de captivité, nous ne pouvons obtenir que des renseignements épars sur le dauphin. Pour vraiment le comprendre, il nous faut entrer plus souvent en contact avec lui dans la nature.»

La zoothérapie et la trisomie

Au Dolphin Research Center de Grassy Key, en Floride, le Dr David Nathanson, psychologue, chercheur et professeur à l'Université internationale de Floride, a été récemment salué à l'échelle internationale pour son étude intitulée *Using the Atlantic Bottlenose Dolphin to Increase the Cognition of Mentally Retarded Children*. Selon Nathanson, la déficience de l'enfant mentalement handicapé ne réside pas dans ses capacités cognitives, mais bien dans sa capacité de concentrer son attention. Sa recherche sur la zoothérapie avait éveillé son attention sur le fait qu'il y a deux choses auxquelles les enfants handicapés réagissent particulièrement bien: la musique et les animaux. Les experts avaient remarqué que, dans une salle de classe, les enfants handicapés s'ennuient vite et n'arrivent à se concentrer que sur une courte période, de cinq à dix minutes. Mais, si l'on donne à l'enfant un chiot ou un chaton, il peut se concentrer plus longtemps, soit de vingt à vingt-cinq minutes. Les chercheurs ont remarqué une réponse analogue à la musique. Une fois que l'attention de l'enfant est captée, l'instituteur peut commencer à lui enseigner. Nathanson cherchait des moyens d'allonger de façon significative la durée de concentration des enfants, ce qui améliorerait leur capacité d'apprentissage et réduirait le temps nécessaire à l'enseignement. Il a commencé par mettre au point un programme qui utilisait les dauphins dans un processus simple de modification du comportement, comme stimulus et comme renforcement. Nathanson et les dresseurs avaient montré aux dauphins à pousser vers les enfants des tableaux sur lesquels apparaissait l'image des mots que ceux-ci devaient apprendre. Quand les enfants répondaient correctement, ils recevaient une «récompense» ou renforcement, c'est-à-dire qu'on leur permettait de nourrir le dauphin ou de le caresser. Nathanson avait choisi les dauphins en raison de leur attitude douce et de leur intelligence, et parce qu'il était évident que les enfants aimeraient les embrasser, les caresser et nager avec eux, en échange des bonnes réponses données. L'idée d'utiliser les dauphins de cette manière — comme si on donnait un bonbon à l'enfant qui répond correctement — est inacceptable aux yeux de beaucoup de militants pour la protection des dauphins. Mais quand on est témoin de l'interaction entre les dauphins, les enfants et Nathanson, il est difficile de ne pas en voir la valeur.

Même si cet aspect du travail de Nathanson est controversé, les résultats obtenus ont pourtant été étonnants. Nathanson a constaté que les capacités d'apprentissage de certains des enfants engagés dans le programme avaient augmenté de 500 p. 100. Bien qu'il soit incapable d'expliquer avec précision pourquoi les dauphins sont de si bons «enseignants», il croit que plusieurs facteurs entrent en jeu: «Avoir la possibilité de caresser un dauphin ou de nager avec lui est une récompense beaucoup plus stimulante que le simple bravo que les enfants reçoivent en classe. De toute évidence, ils sont beaucoup plus motivés à réagir à l'enseignement qui leur est prodigué. La présence du dauphin a un effet qui réduit considérablement le stress de l'enfant. Le dauphin est beau et gracieux, agréable au toucher. Il met les enfants dans un état de relaxation tel qu'ils sont beaucoup plus réceptifs à l'enseignement.»

Nathanson a ensuite essayé de travailler individuellement avec les enfants, leur mère prenant la place des dauphins. «Les enfants, dit-il, surtout les trisomiques, ont eu de meilleurs résultats avec les dauphins.» (La trisomie ou syndrome de Down, autrefois appelée mongolisme, est la cause génétique la plus fréquente de la déficience mentale. Il en existe plusieurs types, mais la plus commune est due à la présence d'un chromosome surnuméraire sur la paire de chromosomes somatiques numéro 21.)

Après ces études préliminaires à Ocean World, Nathanson a mis sur pied, en 1988, un autre projet au Dolphin Research Center. Dans celui-ci, Nathanson travaille deux jours par semaine avec des dauphins et six enfants aux handicaps divers, de la trisomie à la paralysie cérébrale. Même si les détracteurs de Nathanson clament qu'il utilise les dauphins comme s'ils n'étaient que des outils — qu'il exploite leur nature généreuse, leur enjouement et leur sensibilité —, enfants et parents semblent bénéficier grandement de son travail. Nous avons observé plusieurs séances: avec Dean-Paul Anderson, un trisomique de cinq ans; avec Armando Parra, un hydrocéphale de huit ans; et avec Billy Rainer, un trisomique de trois ans. Le Dr Nathanson, que ses patients appellent «Dr Dave», prenait vie dans l'eau auprès des enfants, les encourageant à apprécier l'eau et l'attention des dauphins, tout en les aidant à apprendre de nouveaux mots et à inventer des histoires. Les trois enfants viennent au centre depuis plus de deux ans et, selon leurs parents, ont fait des progrès remarquables. Dean-Paul arrivait à peine à parler quand il est venu au centre pour la première fois, pour une session de deux semaines. Cathy, sa mère, croit que les dauphins et le Dr Dave ont profondément changé son fils, l'effet le plus réjouissant étant que Dean-Paul est maintenant heureux et content. Nathanson pense que l'élément le plus thérapeutique du programme, c'est le fait que les enfants se trouvent dans un environnement différent, qui les stimule: «En règle générale, le milieu hospitalier n'est pas le meilleur endroit pour les personnes atteintes de troubles ou handicaps neurologiques. C'est un milieu froid, qui n'a rien de familier et qui n'est pas très stimulant pour les enfants. Je crois que la thérapie par le dauphin est efficace pour plusieurs raisons: le dauphin joue un rôle, mais l'eau aussi, ainsi que le fait que l'enfant se trouve dans un environnement nouveau et excitant.»

Autres projets

De par le monde, on lance des projets destinés à provoquer l'interaction entre des enfants handicapés et des dauphins. Même si beaucoup de militants en faveur des droits des animaux accordent très peu de légitimité à ces projets, surtout à ceux établis conjointement avec des delphinariums qui semblent utiliser ces programmes pour gagner en crédibilité, il ne fait aucun doute que parents et enfants peuvent tirer beaucoup de leur engagement dans de tels projets. En Australie, les enfants handicapés de la Keebra Park Special School vont nager une fois par semaine à Sea World, dans le Queensland. Le directeur de l'école, Kevin Hansen, croit que les rencontres avec les dauphins ont fait sortir bon nombre de ses élèves de leur monde de silence: «Aucun de nos enfants ne parle, mais ils ont tous commencé à émettre des sons dirigés vers les dauphins. Les enfants autistes, surtout, sortent de leur petit monde fermé pour observer les animaux. Cette thérapie est importante pour les enfants de bien des façons. Les deux tiers de nos enfants sont en fauteuil roulant et ont de la difficulté à mouvoir leurs membres. Mais, une fois dans l'eau, ils sont libérés de leur poids et ils commencent à tendre la main pour toucher les dauphins.»

Il ne fait aucun doute que, dans l'avenir, il y aura beaucoup d'autres expériences thérapeutiques recourant aux dauphins. Pourtant, la question demeure: peut-on fermer les yeux sur la captivité des dauphins? Même s'il est impossible d'organiser des rencontres contrôlées — condition essentielle quand on travaille avec des personnes mentalement ou physiquement handicapées — avec des dauphins sauvages, peut-on légitimer l'existence d'établissements comme le Dolphins Plus ou le Dolphin Research Center? Les chercheurs eux-mêmes sont incapables de répondre à cette question, qui illustre le dilemme familier: est-ce l'intérêt des êtres humains ou celui des animaux qui doit primer?

CHAPITRE 4

PREUVES: ÉVOLUTION ET MYTHOLOGIE

AU COMMENCEMENT...

Dans l'espoir de retracer les origines de l'attirance particulière qui existe entre l'homme et le dauphin, nous examinerons l'évolution des deux espèces. Est-il possible que, à une certaine période de notre lointain passé, les chemins de nos évolutions respectives se soient croisés et que les dauphins aient vécu en contact étroit avec les hommes? Un tel souvenir subsiste-t-il dans les recoins d'une quelconque région primitive de notre cerveau? Pour trouver réponse à ces questions, nous devons remonter au commencement des temps.

L'évolution du dauphin

Il y a quelque cinq cents millions d'années, la vie évoluait dans la mer. Quand certaines créatures ont commencé à avoir des poumons et à pouvoir respirer l'air, elles ont graduellement quitté les océans pour la terre ferme. Avec l'évolution, ces animaux terrestres ont fini par se donner une colonne vertébrale et par devenir homéothermes. Ils portaient leurs petits dans leur corps et, après leur naissance, les allaitaient. Bref, ils étaient devenus des mammifères.

Il y a environ cinquante ou soixante millions d'années, durant l'éocène, quelque chose d'étrange se serait passé. Certaines petites créatures, peut-être semblables à la loutre, semblent être retournées dans la mer. Elles auraient eu un lien de parenté avec les artiodactyles, ancêtres des ongulés modernes (mammifères porteurs de sabots, comme les vaches et les chevaux). Même si le motif de cette migration reste inconnu, les experts croient qu'elle a eu lieu dans la branche occidentale de la Téthys, immense mer peu profonde dont les restes actuels sont la Méditerranée et le golfe Arabo-Persique. Les animaux en question ont commencé à s'établir dans les zones côtières et les marécages autrefois habités par de grands reptiles marins, comme le plésiosaure et l'ichthyosaure, avant la disparition de ceux-ci en même temps que les dinosaures, à la fin du crétacé (il y a environ soixante-cinq millions d'années). Dans ce milieu marécageux, les «archéocètes», ancêtres les plus lointains des baleines et des dauphins actuels, ont commencé à s'adapter de nouveau à la vie aquatique. Pour survivre et prospérer dans leur nouvel habitat, il leur a fallu modifier presque tous les éléments de leur corps. Ils devaient être capables de nager au lieu de marcher, et de remonter à la surface pour respirer. En outre, ils devaient mettre au point de nouvelles méthodes pour détecter et capturer leurs proies. Leur torse est devenu de plus en plus hydrodynamique, prenant la forme d'une torpille, pour un déplacement plus rapide dans l'eau. Leur peau est devenue plus lisse; ils ont perdu leur poil, tout en conservant leurs moustaches. Leurs narines, initialement en position de museau à l'avant de la tête, ont graduellement migré vers le sommet du crâne, à l'endroit où se trouve maintenant l'évent. Ils sont devenus étanches à l'eau. Leurs pattes antérieures ont pris la forme de pagaies leur permettant d'orienter leur déplacement, tandis que leurs pattes postérieures ont régressé. Pour faciliter la propulsion, une queue plate s'est formée, ainsi qu'un point de flexion dans les vertèbres qui rend possible un battement de bas en haut. Les fossiles d'archéocètes les plus anciens, exhumés en Inde, au Pakistan et en Afrique du Nord, nous portent à croire que, même si ces créatures primitives se sont graduellement adaptées à la vie aquatique, elles ont conservé pendant des millions d'années quatre membres reconnaissables. Tout en vivant dans l'eau, les archéocètes pouvaient encore revenir sur la terre ferme, peut-être pour y paître et donner naissance à leurs petits. Même si leurs ancêtres étaient sans aucun doute des ruminants, ces créatures étaient hétérodontes, ce qui laisse croire qu'elles attrapaient et mangeaient du poisson.

Les archéocètes ont dominé l'éocène, s'aventurant loin de leur Téthys originelle et peuplant les océans. À la fin de l'éocène, toutefois, ils étaient moins nombreux. Il y a environ trente-huit millions d'années, ils ont fini par disparaître complètement. À l'aube de l'oligocène (il y a trente-huit à vingt-cinq millions d'années), deux sous-ordres de cétacés, les odontocètes (cétacés à dents) et les mysticètes (cétacés à fanons) leur ont succédé. Les ancêtres des dauphins actuels, les odontocètes, se divisaient en plusieurs familles différentes. Les experts croient que les espèces les plus anciennes recouraient déjà à une forme élémentaire d'écholocation pour se diriger au fond des mers. Même si, par leur physique et leur style de vie, ils ressemblaient à certaines espèces d'aujourd'hui — la vie des squalodontidés apparus à la fin de l'oligocène et au début du miocène s'apparentait sans doute à celle des orques d'aujourd'hui —, les odontocètes s'en distinguaient à beaucoup d'égards. L'odontocète semble avoir été plus gros que les dauphins modernes; son corps était plus allongé, ses dents étaient acérées et pointues, et son cou était peut-être flexible. On pense que les dauphins de fleuve actuels sont sans doute ceux qui ressemblent le plus à leurs ancêtres préhistoriques.

Les squalodontidés ont été remplacés par les rhabdostéidés, dauphins primitifs à bec court, mesurant environ trois mètres de longueur. Le nombre de fossiles retrouvés nous porte à croire que ces créatures étaient nombreuses du miocène inférieur au miocène moyen (il y a environ quinze millions d'années). À peu près à cette époque, ou peut-être un peu avant, les dauphins de fleuve qui habitent maintenant l'Amazone en Amérique du Sud, le Yang-Tseu-Kiang en Chine, l'Indus au Pakistan et le Gange en Inde évoluaient aussi. En raison de leur bec allongé, de leurs nageoires en forme de pagaie ou d'éventail et de leur petit aileron dorsal, on les considère aujourd'hui comme les dauphins qui ont le plus l'air préhistorique. À la fin du miocène, il y a quelque cinq millions d'années, la plupart des espèces modernes de cétacés, dont les dauphins de mer, avaient tout à fait évolué et nageaient dans les mers comme ils le font aujourd'hui.

Quand nous pensons aux dauphins, nous avons tendance à visualiser ceux de l'espèce de Flipper, les dauphins tursiops (*Tursiops truncatus*). Il existe cependant quelque 26 espèces de cétacés appartenant à la famille des delphinidés. Leur classification (voir le tableau) est un peu déroutante, car beaucoup de taxonomistes considèrent les petites baleines —comme le béluga (*Delphinapterus leucas*), le narval (*Monodon monoceros*) et la baleine-pilote (*Globicephala melaena*) — comme appartenant à cette famille; en réalité, leur comportement et leur style de vie est remarquablement semblable à ceux des dauphins. En outre, même si, techniquement, les marsouins (six espèces, dont le marsouin des ports (*Phocoena phocoena*) et le marsouin de Dall (*Phocoenides dalli*) appartiennent à un sous-groupe distinct, on les prend souvent pour des dauphins. À vue de nez, les espèces qui mesurent plus de trois mètres sont généralement appelées «baleines» et les autres, «dauphins»; les marsouins mesurent généralement moins de 2,2 mètres. Cependant, il y a des chevauchements dans cette classification.

Divers types de dauphins se sont développés en fonction de leur niche écologique particulière. Les dauphins communs (*Delphinus delphis*), les sténelles tachetées (*Stenella attenuata*), les dauphins fileurs (*Stenella longirostris*) et les dauphins porte-croix (*Lagenorhynchus cruciger*) ont tendance à vivre dans les eaux profondes des océans; on les voit souvent chevaucher la vague d'étrave des bateaux. Par contre, les dauphins tursiops (*Tursiops truncatus*), les dauphins obscurs (*Lagenorhynchus obscurus*) et les dauphins d'Hector (*Cephalorhynchus hectori*) demeurent généralement dans les eaux peu profondes des côtes; on peut les voir nager près des îles. Certains dauphins se sont adaptés aux eaux chaudes tropicales, tandis que d'autres semblent se plaire dans les eaux froides de l'hémisphère boréal. Les dauphins tursiops habitent ces deux mondes. Mais si celui qui est né et a grandi dans le golfe du Mexique, par exemple, était soudainement transporté dans les eaux froides de l'Atlantique Nord, il est peu probable qu'il survivrait au choc du changement de température.

Puisque l'on parle des espèces de dauphins, il importe de préciser que ceux qui peuplent le folklore et l'art de la Grèce classique étaient sans doute les dauphins communs qui portent une marque distinctive et que l'on trouve en abondance dans la Méditerranée. On les reconnaît à la tache foncée de leur dos et aux cercles noir et blanc qui entourent leurs yeux. Sans doute les Grecs anciens connaissaient-ils bien aussi le dauphin bleu et blanc ou Euphrosyne, du nom de l'une des trois Grâces.

LA CLASSIFICATION DES DAUPHINS

DAUPHINS DE MER
(Delphinidés)

Dauphin tursiops
  (*Tursiops truncatus*)

Dauphin bleu et blanc
  (*Stenella coeruleoalba*)

Dauphin fileur
  (*Stenella longirostris*)

Dauphin commun
  (*Delphinus delphis*)

Sténelles tachetées
  (*Stenella attenuata* et
  Stenella frontalis)

Dauphin clymène
  (*Stenella clymene*)

Dauphin à bec blanc
  (*Lagenorhynchus albirostris*)

Dauphin à flancs blancs de
l'Atlantique
  (*Lagenorhynchus acutus*)

Dauphin à flancs blancs du
Pacifique
  (*Lagenorhynchus obliquidens*)

Dauphin obscur
  (*Lagenorhynchus obscurus*)

Dauphin porte-croix
  (*Lagenorhynchus cruciger*)

Dauphin de Fraser
  (*Lagenodelphis hosei*)

Dauphin de Commerson
  (*Cephalorhynchus commersonii*)

Dauphin de Peale
  (*Lagenorhynchus australis*)

Dauphin d'Heaviside
  (*Cephalorhynchus heavisidii*)

Lissodelphe boréal
  (*Lissodelphis borealis*)

Dauphin de Péron
  (*Lissodelphis peronii*)

Dauphins à bosse
  (*Sousa chinensis*; *Sousa
  teuszii*; *Sousa plumbea*)

Dauphin sténo
  (*Steno bredanensis*)

Dauphin de Risso
  (*Grampus griseus*)

Dauphin gris de l'Amazone
  (*Sotalia fluviatilis*)

Dauphin d'Hector
  (*Cephalorhynchus hectori*)

Dauphin noir
  (*Cephalorhynchus eutropia*)

DAUPHINS DE FLEUVE
(Platanistidés)

Dauphin rose de l'Amazone
  (*Inia geoffrensis*)

Dauphin du Yangzi
  (*Lipotes vexillifer*)

Plataniste de l'Indus
  (*Platanista gangetica*)

Dauphin de La Plata
  (*Pontoporia blainvillei*)

Dauphin de l'Irraouaddy
  (*Orcaella brevirostris*)

MARSOUINS
(Phocénidés)

Marsouin des ports
  (*Phocoena phocoena*)

Marsouin à lunettes
  (*Australophocoena dioptrica*)

Marsouin de Burmeister
  (*Phocoena spinipinnis*)

Marsouin aptère
  (*Neophocoenaphocoenoides*)

Marsouin de Dall
  (*Phocoenoides dalli*)

Marsouin du Golfe
  (*Phocoena sinus*)

L'évolution de l'homme

Même si, à première vue, l'évolution du dauphin semble simple, notre connaissance comporte des lacunes et une grande partie de son histoire est pure spéculation. L'homme est apparu trop tard sur terre pour connaître la majorité des anciennes espèces de cétacés, déjà éteintes. Quoi qu'il en soit, les experts sont d'avis que les baleines et les dauphins d'aujourd'hui existaient bien avant que l'homme en arrive au stade actuel de son évolution.

L'histoire de l'émergence de l'*Homo sapiens* reste mystérieuse. De nombreuses questions demeurent sans réponse, la plus pertinente étant celle de savoir quand et comment il s'est différencié des primates, qui sont généralement reconnus comme étant nos plus proches cousins. Une explication plausible serait que, à un certain moment du passé, comme cela a été le cas des archéocètes, nos ancêtres primitifs vivaient le long des estuaires et passaient la plus grande partie de leur temps dans l'eau. La théorie du «singe aquatique» a été proposée par le biologiste Alister Hardy, professeur de zoologie à l'Université d'Oxford, dans un article publié en 1960 dans le *New Scientist*.

Hardy avance qu'un grand nombre des caractéristiques qui distinguent l'homme des singes s'expliqueraient si l'homme avait vécu une phase semi-aquatique, il y a fort longtemps. Cette idée a été reprise par Elaine Morgan, journaliste de la télévision, dans son premier ouvrage intitulé *The Descent of Woman* (*La Fin du surmâle*), publié en 1972 et devenu un best-seller mondial. Dans ses ouvrages ultérieurs, *The Aquatic Ape* (*Des Origines aquatiques de l'homme*) et *The Scars of Evolution* (Souvenir Press), elle formule des arguments très convaincants en faveur de la théorie du singe aquatique. Même si beaucoup d'anthropologues dans la ligne du courant dominant la rejettent encore d'emblée, d'autres commencent à l'examiner plus sérieusement. Depuis la conférence internationale — à Valkenburg, aux Pays-Bas, en 1987 — organisée pour discuter du pour et du contre de la théorie du singe aquatique, un certain nombre d'hommes de science sont maintenant disposés à considérer cette théorie comme étant défendable.

Personnellement, nous avons été attirées par l'hypothèse d'un ancêtre semi-aquatique, parce qu'elle semble expliquer l'amour que portent les êtres humains à la mer. Elle contribue aussi à expliquer le pouvoir thérapeutique de l'eau et l'affinité de l'homme avec les dauphins. Car, si Elaine Morgan a raison, notre phase aquatique aurait commencé il y a environ neuf millions d'années pour se terminer six millions d'années plus tard: c'est durant cette période que se situe l'apparition des dauphins modernes. Examinons certaines des preuves à l'appui de la théorie selon laquelle l'homme aurait connu une phase aquatique durant son évolution.

Il est maintenant largement reconnu que l'histoire de l'homme a commencé en Afrique. Il y a vingt millions d'années, durant le miocène, une population de singes de toutes sortes, de la taille du gibbon jusqu'à celle du gorille, vivait au Kenya. À cette époque, le climat était doux, les pluies plus abondantes qu'aujourd'hui, et les forêts étaient luxuriantes, ce qui semble avoir bien réussi aux singes, puisque le Dr Louis Leaky a exhumé de nombreux ossements fossilisés dans la région du lac Victoria.

Il semble maintenant possible que notre ancêtre hominien le plus ancien ait été l'australopithèque, qui vivait il y a quelque trois millions d'années. Le plus célèbre est «Lucy», dont le squelette complet a été exhumé dans la Rift Valley éthiopienne, en 1974. Comme d'autres de ses semblables, dont les os ont été retrouvés dans la péninsule de l'Afar et à Olduvai, Lucy marchait sur ses deux jambes et se servait d'outils sur galet.

Il y a entre trois et neuf millions d'années, quelque chose doit avoir incité Lucy à se tenir debout et à franchir la première étape importante dans le devenir humain. Mais quoi? Les hommes de science traditionalistes croient que nos ancêtres primates, quand ils sont descendus des arbres pour vivre dans la savane, avaient besoin de se tenir debout pour scruter l'horizon à la recherche de gibier, et aussi pour se libérer les mains et ainsi transporter armes et outils.

Les tenants de la théorie du singe aquatique ne sont pas convaincus par cette explication. La position verticale sur deux jambes est tout à fait anormale pour les singes; il leur aurait fallu une motivation puissante pour qu'ils s'y adaptent. La chasse a-t-elle été cette motivation? Et pourquoi, contrairement aux autres singes, l'homme a-t-il perdu son poil, a-t-il acquis une couche adipeuse sous-cutanée, a-t-il commencé à copuler face à face, a-t-il commencé à parler et est-il devenu un si bon nageur? La théorie du singe aquatique semble indiquer que, parmi ces caractéristiques physiologiques et morphologiques considérées comme exclusives à l'homme, bon nombre ne le sont pas, mais se retrouvent chez les mammifères qui ont quitté la terre ferme pour retourner dans l'eau. Examinons quelques-unes d'entre elles.

Position debout

La théorie du singe aquatique avance que la première impulsion à se tenir debout s'est produite quand nos ancêtres primates ont pataugé dans la mer. Pour garder la tête hors de l'eau, il n'est que naturel de se tenir sur ses deux jambes. Même si la plupart des primates craignent l'eau, les macaques mangeurs de crabes ont surmonté cet obstacle instinctif afin de se nourrir, et, lorsqu'ils pêchent, l'eau peut leur arriver à mi-corps. Quand les singes aquatiques s'aventuraient trop loin, ils faisaient du surplace pour rester en position verticale et garder la tête hors de l'eau. Les phoques, les dugons et les lamantins adoptent une position analogue quand quelque chose attire leur attention. Le primate aquatique, après quelques millions d'années passées à patauger, puis à flotter et à nager, serait retourné sur la terre ferme avec une colonne vertébrale beaucoup plus souple et un meilleur équilibre, ce qui aurait rendu la position debout plus facile à maintenir.

Natation et plongeon

Tandis que les singes surmontent rarement leur aversion pour l'eau, les hommes, eux, aiment se trouver dans l'eau, ne serait-ce que pour se baigner ou pour barboter. Pour plusieurs, nager semble une seconde nature et, récemment, on a découvert que les bébés sont capables de nager avant de pouvoir se traîner à quatre pattes. Durant la première année de leur vie, ils semblent tout aussi heureux d'avoir la tête dans l'eau que hors de l'eau. Ils se comportent alors placidement, regardant autour d'eux les yeux grands ouverts. Ils maîtrisent remarquablement leur respiration, et un réflexe inné les empêche de respirer durant les courtes immersions, de sorte que l'eau ne puisse entrer dans leurs poumons. Comme les bébés dauphins (mais contrairement aux bébés chimpanzés), les bébés humains possèdent des tissus adipeux supplémentaires qui les aident à flotter, mais qu'ils perdent aussitôt qu'ils commencent à se traîner à quatre pattes ou à marcher.

L'homme a aussi en commun avec les animaux aquatiques un «réflexe de plongée». Son rythme cardiaque et sa consommation d'oxygène diminuent de façon marquée, même si c'est dans une moindre mesure que chez la plupart des mammifères marins. Cependant, il y a des chercheurs de perles et d'éponges qui plongent à plus de 50 mètres, c'est-à-dire aussi profondément que certaines espèces de dauphins et de marsouins. Jacques Mayol, le célèbre plongeur en apnée, pouvait plonger à plus de 100 mètres de profondeur en retenant son souffle. Mayol affirme que les dauphins ont été une source d'inspiration pour lui. Une relation particulièrement importante qu'il a eue avec Clown, un dauphin vivant en captivité, a allumé son envie de dépasser les limites humaines. (*Le Grand Bleu*, le film-culte de Luc Besson, est basé sur son histoire.)

Le singe nu

C'est la peau nue qui constitue la différence la plus frappante entre l'homme et le singe. Nous avons des poils sur tout le corps, mais ils sont plus courts et plus fins, donc moins visibles. Les hommes de science traditionalistes avancent que nous nous sommes débarrassés de notre poil pour nous rafraîchir dans les savanes torrides. Elaine Morgan se demande pourquoi, alors, le mâle chasseur, celui qui allait probablement souffrir le plus de la chaleur en poursuivant sa proie, a conservé plus de poil que la femelle qui attendait tranquillement son retour dans son gîte.

La théorie du singe aquatique nous amène à remarquer que presque tous les mammifères sans poils sont soit des animaux aquatiques, soit des animaux aimant se vautrer dans des bourbiers. Plus l'espèce animale habite l'eau depuis longtemps, plus la dépilation est complète. Les dauphins ont encore quelques poils autour du museau, mais le reste de leur peau est nue. La plupart des pinnipèdes (morses, otaries, phoques) ont un pelage hydrofuge, peut-être parce qu'ils reviennent sur la terre ferme pour se reproduire et élever leur progéniture et que, de ce fait, ils séjournent souvent des semaines durant sur les rivages froids battus par les vents. Pour le singe africain, toutefois, le froid ne constituait pas un problème. Mais s'occuper des petits dans l'eau aurait été difficile. Comment porter un petit quand on n'est pas soi-même à l'aise dans l'eau? Une étude menée sur le comportement des aborigènes de la Terre de Feu apporte un élément de réponse. On y lit que «les femmes passent de longues périodes dans l'eau avec leurs enfants accrochés à leurs cheveux». Si nous acceptons la théorie du singe aquatique, ce détail pourrait expliquer pourquoi les humains ont conservé leur chevelure et, peut-être, pourquoi les femmes ont moins tendance que les hommes à devenir chauves.

Une couche de graisse

Les mammifères marins qui ont perdu leur fourrure ont une couche de graisse sous-cutanée qui leur sert d'isolant. Ces tissus adipeux les protègent du froid, les aident à flotter, emmagasinent l'énergie et leur donnent une silhouette plus hydrodynamique.

Chez certains dauphins, ces tissus représentent jusqu'à la moitié du poids corporel. La rondeur distingue aussi l'*Homo sapiens* des autres primates, ce qui porte le professeur Hardy à penser que l'homme a pu être une créature aquatique. En moyenne, la graisse représente 15 p. 100 du poids de l'homme et 27 p. 100 du poids de la femme, alors qu'elle représente rarement plus de 5 p. 100 du poids des singes. Comme les autres mammifères terrestres, les singes n'emmagasinent qu'une petite quantité de graisse sous la peau, juste assez pour lui conserver sa souplesse; le reste est réparti autour des organes internes. Il est intéressant de noter que la découverte en France de la Vénus de la Corna, sculptée durant le paléolithique il y a quelque trente mille ans, pourrait nous renseigner sur la silhouette de la femme à cette époque. À en juger par cette sculpture, elle avait les cuisses et la taille épaisses, le derrière ample et la poitrine généreuse, même si elle avait les bras, les épaules et les mollets plutôt minces.

Sueurs et larmes

Sur la terre ferme, il se peut que la couche de graisse sous-cutanée ait rendu difficile la régulation de la température du corps; les humains se sont donc mis à transpirer. Tant qu'ils restaient près des cours d'eau, ils pouvaient aisément remplacer le liquide perdu. Nos larmes ont peut-être initialement servi à excréter le sel absorbé de la mer. La plupart des mammifères possèdent des glandes lacrymales, qu'ils pleurent ou non, qui sécrètent une petite quantité de solution saline servant à protéger et à humidifier la surface de l'œil. Mais très peu d'entre eux versent des larmes à la suite d'une agitation émotionnelle, et ceux qui le font habitent généralement la mer. L'homme est le seul primate qui pleure. Les protéines contenues dans les larmes nous portent à croire que, plus tard, les larmes ont peut-être commencé à jouer un rôle supplémentaire, celui de débarrasser l'organisme des déchets engendrés par le stress.

Activité sexuelle

Comme les dauphins, les êtres humains font l'amour ventre à ventre et connaissent l'orgasme. Pourtant, comparés aux autres primates, nous sommes l'exception qui confirme la règle. Les behavioristes avancent que nos ancêtres lointains ont adopté ce mode ventro-ventral de copulation afin de cimenter le lien du couple. Le fait que l'homme et la femme se regardaient dans les yeux rendait l'acte sexuel plus personnel et, par conséquent, plus propice à la monogamie.

Comme tout le monde le sait, cependant, la satisfaction sexuelle n'est pas nécessairement gage de fidélité. Chez les primates, les couples les plus fidèles ne se trouvent pas parmi les êtres humains, mais bien parmi les gibbons. Ceux-ci vivent en petits groupes de familles et sont fidèles pour la vie entière. Mais, comme la plupart des singes, ils ne s'accouplent pas face à face. Cependant, si nous nous considérons comme des êtres aquatiques, nous ne sommes plus l'exception. Chez les dauphins aussi, l'activité sexuelle semble être un passe-temps agréable et non une simple méthode de reproduction. Pour eux, c'est aussi un moyen d'établir et de réaffirmer les relations à l'intérieur du groupe (voir le cinquième chapitre). Si, pendant un instant, nous abandonnons nos idées préconçues sur ce qu'est un comportement «socialement acceptable», peut-être découvrirons-nous que nous avons beaucoup plus en commun avec les dauphins que nous ne voulons bien l'admettre.

La communication

La communication est un phénomène fort compliqué. Chez les primates, les signaux visuels ont été développés au plus haut point. Les gestes, les attitudes corporelles, les mouvements et les expressions du visage transmettent une quantité incroyable d'informations sur les sentiments du singe, sur ses désirs, ses intentions et ses relations sociales. Dans ce cas, qu'est-ce qui a poussé l'homme à commencer à parler?

Elaine Morgan avance que l'homme, quand il est passé de la terre ferme à l'eau, a vu que ses modes normaux de communication étaient perturbés. Sous l'eau, les odeurs signaux ne servaient plus à rien et les expressions du visage étaient difficiles à déchiffrer. Pour les animaux aquatiques, la communication sonore est de première importance. Les baleines et les dauphins ont une acuité auditive telle, qu'ils dépendent beaucoup plus de leur ouïe que de leur vue. Comme nous, ils semblent s'être construit un langage complexe. Bien entendu, les primates aussi peuvent émettre des sons, grogner et jacasser. La différence entre eux et nous, c'est que nous semblons avoir acquis une maîtrise consciente beaucoup plus grande des types de sons que nous émettons. Ce développement va de pair avec la maîtrise consciente de la respiration, une autre caractéristique commune à tous les animaux aquatiques. Si, en nageant et en plongeant, un pré-hominidé avait appris à maîtriser la respiration et la vocalisation, de retour sur la terre ferme il aurait été bien adapté pour commencer à parler.

Un cerveau volumineux

Comme le dauphin, l'homme a un cerveau volumineux et complexe. Durant toute l'évolution des primates, la taille du cerveau a connu une augmentation adaptative constante. Pourtant, le développement du cerveau humain n'a pas suivi cette tendance; il a fait un bond en avant sans précédent. Le cerveau de l'homme dévie maintenant de la norme des mammifères à un degré que seul le dauphin tursiops égale. Encore une fois, Elaine Morgan trouve une réponse dans la théorie du singe aquatique. Elle dit que passer de la terre ferme à l'eau requiert un nouveau mode de locomotion, car le mouvement des membres doit alors être contrôlé et réglé de façon consciente. Voilà qui nécessite une grande puissance cérébrale. Si, après avoir appris à nager et à plonger, le singe aquatique est revenu sur la terre ferme, il lui a fallu perfectionner une autre technique de locomotion, la marche en position debout. Ces «chocs» évolutifs lui ont peut-être donné la stimulation nécessaire à l'augmentation de volume de son cerveau.

Dans l'ouvrage qu'il a écrit avec David Marsh, *The Driving Force*, le célèbre nutritionniste Michael Crawford laisse entendre qu'expliquer la taille du cerveau humain à partir de la théorie du singe aquatique est sensé du point de vue physiologique. Il fait remarquer que des lipides spéciaux, appelés acides gras essentiels, sont les composants indispensables des tissus cérébraux. Ces acides appartiennent à deux familles: les acides gras en oméga-6, qui proviennent des légumes-feuilles et des plantes à graines, et les acides gras en oméga-3, provenant du phytoplancton et des algues. Les travaux de laboratoire de Crawford montrent que le cerveau humain utilise les deux types d'acides dans un rapport 1:1 constant. Les études faites sur des dauphins capturés accidentellement dans les filets à thon révèlent que leur cerveau a exactement le même rapport entre les deux familles d'acides gras, tandis que, chez les poissons, ce rapport est de 1:40 en faveur des acides gras marins. Par conséquent, on peut affirmer que, sur le plan biochimique, les dauphins sont encore des mammifères terrestres vivant en milieu aquatique. Par contre, chez les mammifères terrestres, le rapport des acides gras est inversé: ils ont de trois à six fois plus d'acides gras en oméga-6 que d'acides gras en oméga-3. Crawford avance que le dauphin a peut-être conservé sa capacité cérébrale parce qu'il trouve dans la mer les acides gras en oméga-3 qui lui sont indispensables. Et l'homme? S'il était resté dans les plaines, comme les autres espèces de la savane, il lui aurait été difficile de trouver assez d'acides gras en oméga-3 pour suffire aux besoins de son cerveau et de son appareil visuel. Mais s'il s'établissait dans l'espace vacant situé entre la terre ferme et l'eau, il en serait autrement. Il obtiendrait les acides gras en oméga-6 dans les feuilles, les noix, les graines et les petits mammifères terrestres, tout en tirant des quantités substantielles d'acides gras en oméga-3 dans les poissons d'eau douce, ainsi que dans les poissons et les mammifères marins.

Voilà pour ce qui est des caractéristiques communes à l'homme et au dauphin. Y a-t-il d'autres preuves pouvant établir que, à une période quelconque de notre évolution, nous passions nos journées à barboter dans la mer, existence qui a pu nous faire entrer en contact intime avec d'autres mammifères marins, dont les dauphins? Elaine Morgan pense que la phase aquatique de l'homme a eu lieu durant une période remontant à trois à neuf millions d'années. Elle avance que durant cette période, en Afrique, de grands bouleversements environnementaux se sont produits. La mer a monté et a envahi de vastes zones dans le nord du continent. Des terres boisées ont été coupées du reste de la terre ferme, formant îles et marécages. Les populations de singes bloquées sur de telles îles ont pu trouver que leurs ressources alimentaires habituelles s'épuisaient et se sont peut-être tournées vers la mer les encerclant pour y chercher une nourriture d'appoint. Si cela a été le cas, pour manger la chair des coquillages ils ont peut-être été obligés de les casser avec des galets ou avec de petites pierres. Se pourrait-il qu'ils aient ainsi commencé à se servir d'outils?

Leon P. LaLumiere fils, paléontologue de l'Université du Maryland, a découvert une zone au nord et au centre du triangle de l'Afar, dans la région des Alpes Danakiles, qui était coupée du reste de l'Afrique par une mer, entre la fin du miocène et la fin du pliocène. Cela a été prouvé par des données géologiques. LaLumiere croit que, quand la région du Danakil a été rattachée au continent, les hominidés ont très probablement migré vers le sud, le long de la Rift Valley. Quand Donald Johanson a exhumé le squelette de Lucy, il a également trouvé des restes d'œufs de crocodiles et de tortues, ainsi que des pinces de crabes. En fait, il semblerait que tous les sites de fossiles de la Rift Valley, maintenant désertiques ou quasi désertiques, aient été des forêts tropicales luxuriantes, parsemées de lacs et de rivières.

Elaine Morgan imagine nos lointains ancêtres couchés à l'ombre des arbres, près de cours d'eau, se nourrissant de fruits, de plantes et de poisson; ils n'auraient pas été les créatures hirsutes qui voyageaient dans les hautes herbes sèches et qui se faisaient charognards ou chasseurs pour compléter leur alimentation. Mais si tout cela est juste, pourquoi ces hominidés auraient-ils renoncé à la vie semi-aquatique après s'y être adaptés? Selon Elaine Morgan, ils n'auraient pas quitté la mer, c'est la mer qui les aurait quittés. Les ancêtres primitifs de l'homme ont donc peut-être remonté les estuaires et les rivières, s'établissant près de l'eau, où ils se sentaient le plus à l'aise.

Ce souvenir subsiste peut-être en nous. L'idée selon laquelle certains types de comportement, d'émotions et de sentiments ne sont pas appris mais innés intéresse depuis longtemps les hommes de science, parce qu'elle suppose que certaines réactions ou réponses instinctives sont en fait codées dans l'ADN, le matériau génétique. Qui peut dire combien certaines de ces réponses sont anciennes? L'expérience la plus célèbre destinée à prouver l'existence de cette mémoire phylogénétique a été exécutée par Niko Tinbergen sur des oiseaux qui sont la proie des aigles. Au-dessus de la tête de nouveau-nés qui avaient été privés de tout contact avec leurs parents, il a fait voler la silhouette d'un aigle. Tous les petits ont manifesté une vive terreur, réaction purement instinctive, c'est-à-dire non apprise des parents. Les hommes de science sont également parvenus à isoler et à détruire une région du cerveau du singe où réside le souvenir de la peur des serpents.

Se pourrait-il que l'attirance entre l'homme et les dauphins soit due au souvenir d'une époque où nos ancêtres lointains vivaient en contact intime avec ces créatures? Le fait est que, même si nous ne nous sentons pas particulièrement à l'aise ni l'une ni l'autre en eau profonde, la première fois que nous avons aperçu des dauphins, nous avons surmonté nos inhibitions et plongé hardiment. À ce moment, notre raison nous criait que nous avions tort. Pourtant, notre malaise initial s'est dissipé: instinctivement, nous étions sûres que les dauphins ne nous feraient pas de mal. Et même s'il est difficile de formuler avec des mots ce que nous avons alors ressenti, disons que, en présence des dauphins, nous avions une impression de familiarité, de reconnaissance, surtout quand nos regards se rencontraient. C'est comme si un lointain souvenir se réveillait.

MYTHOLOGIE

Dans notre quête d'indices sur la relation établie par nos ancêtres lointains avec les dauphins, nous nous tournerons vers les peuples prétendument «primitifs», comme les aborigènes, les Maoris, les Polynésiens et les Amérindiens, car l'essentiel de leur culture et de leur système de croyances a peu changé au fil des millénaires.

Les aborigènes d'Australie sont particulièrement fascinants, du fait qu'ils représentent probablement le lignage humain le plus ancien qui subsiste. Les anthropologues les considèrent généralement comme les descendants directs des Néandertaliens, qui vivaient en Europe il y a quelque deux cent mille ans, comme une race pure très distincte des autres. Les aborigènes sont un peuple foncièrement pacifique; ils voient la Terre comme leur mère et vivent proches de la nature. Leur culture est l'une des plus anciennes que l'on connaisse, puisqu'elle a quarante mille ou cinquante mille ans. Leur mythologie décrit l'origine de divers animaux, plantes et lieux terrestres, et leur rapport culturel avec les humains. Les aborigènes croient que, durant un passé mythique — le «Rêve» —, leurs ancêtres, qui étaient humains même s'ils possédaient souvent des pouvoirs surnaturels, ont émergé du sol pour parcourir la terre. Dans certains lieux «historiques» — souvent des points d'eau et des endroits situés le long du «chemin du Rêve» (aujourd'hui lieux sacrés et centres totémiques) —, ils ont créé les espèces végétales et animales, modifié le paysage et instauré des rites que leurs descendants doivent observer. Durant ces cérémonies, l'histoire mythologique est rituellement reproduite au moyen du chant, de la peinture et de brèves compositions dramatiques. Cela a pour but de garder vivants les liens émotionnels et spirituels existant entre le peuple, ses ancêtres et la terre.

Les indigènes de Groote Eylandt, île située dans le golfe de Carpentarie, en Australie septentrionale, se considèrent comme les descendants directs des dauphins. Au cours des cérémonies traditionnelles célébrant leur passé mythique, les anciens de la tribu s'ornent d'images peintes représentant des dauphins. Ensuite, ils chantent et ils dansent jusqu'à atteindre une sorte de transe, à partir de laquelle ils peuvent entrer dans le «Rêve». Cette histoire du dauphin à l'époque du «Rêve» illustre comment, dans la culture aborigène, hommes et dauphins sont perçus comme étant étroitement associés:

> Il y a très très longtemps, la Terre était habitée par des esprits qui ont pris la forme d'animaux, d'oiseaux et de poissons. Certains de ces lointains ancêtres étaient appelés Indjebena, les dauphins. Ils étaient plus petits que les dauphins que nous connaissons aujourd'hui. Heureux et insouciants, ils passaient la majeure partie de la journée à s'amuser. À l'époque, les créatures les plus intelligentes de l'océan étaient les *yakuna*, qui possédaient une magnifique coquille et qui rampaient au fond de l'océan à la recherche de petites proies pour se nourrir.

> Dinginjabana, chef de tous les dauphins, était très fort, audacieux et agile. Par contre, Ganadja, sa compagne, était une créature prudente, mais curieuse. Au lieu de batifoler avec ses semblables, elle préférait rendre visite aux *yakuna*. Ceux-ci commencèrent à lui faire confiance et lui apprirent bien des choses sur l'océan. Elle aussi devint sage et bien informée.

Dinginjabana méprisait les *yakuna*, parce qu'ils ne pouvaient se déplacer rapidement dans les vagues. Jaloux du temps que sa compagne passait avec eux, il lui
ordonna de ne plus les revoir. Mais Ganadja, aimant la compagnie des *yakuna*, igno-
ra ses avertissements, ce qui le rendit furieux. Dinginjabana commença à tourmenter les *yakuna*, nageant à pleine vitesse vers eux, puis agitant sa queue puissante pour
créer un courant qui les fasse culbuter sur le sable.

Même si les *yakuna* rendaient bien son amour à Ganadja, ils se méfiaient des
autres dauphins. Quand les Indjebena commencèrent une autre fois à tourmenter les
yakuna, Baringgwa, chef des *yakuna*, dit aux dauphins: «Je n'ai qu'à crier et Mana,
le requin-tigre, viendra à mon secours.»

Énorme et puissant, doté de rangées de dents coupantes comme des rasoirs, Mana
était le pire ennemi des dauphins. Il se tenait sur le corail, immobile, attendant que
s'approche un dauphin sans méfiance, puis s'élançait, cinglant et tailladant de ses
dents sa victime, jusqu'à ce que le sang rougisse l'eau. La première fois que
Baringgwa menaça les dauphins, ils prirent vite la poudre d'escampette. Mais, se rendant compte que le *yakuna* n'avait pas appelé Mana, ils reprirent leur petit jeu. Un
jour, las de folâtrer sur les vagues avec ses compagnons dauphins, Dinginjabana leur
proposa d'aller trouver les *yakuna*: «Allons trouver Baringgwa, projetons-le dans les
airs et rattrapons-le quand il retombera dans l'eau.» Les autres dauphins avaient eux
aussi envie de s'amuser un peu. Ganadja protesta, mais ses objections ne firent que
renforcer la détermination de Dinginjabana, qui s'élança à la recherche de Baringgwa.

Ayant trouvé le chef *yakuna*, Dinginjabana le délogea du sable et le ramena à la
surface. Chacun à leur tour, les dauphins — jeunes et vieux, mâles et femelles —
lançaient Baringgwa dans les airs, l'attrapaient, et le projetaient de nouveau.
Baringgwa les mit en garde: les *yakuna* appelleraient les requins-tigres à son
secours. Mais les dauphins se moquèrent de lui. Pendant que les dauphins s'amu-
saient aux dépens de Baringgwa, des ombres menaçantes apparurent au fond de
l'eau, sous les dauphins, trop occupés à leur jeu pour les remarquer. Soudain, les
ombres s'élancèrent vers la surface. Le massacre commença. Le sang des dauphins
rendit la mer écarlate. Dinginjabana lui-même fut tranché en deux, quand il tenta de
s'enfuir. Ganadja, cachée sur le lit des *yakuna*, lança un cri d'effroi quand elle vit
tomber près d'elle la tête tranchée de son compagnon. L'un des requins, l'ayant
entendu crier, s'élança vers elle. Comprenant que celui-ci trouverait certainement
Ganadja, les *yakuna* crièrent: «Viens coller ton corps sur le fond de la mer; nous te
couvrirons avec nos coquilles.» Le requin nagea près d'elle sans la voir. Ganadja
était sauvée. Elle fut le seul membre de la tribu Indjebena à échapper au massacre.
Après plusieurs mois de solitude désespérée, elle donna naissance à un fils qu'elle
appela Dinginjabana, comme son père. Il grandit et devint beaucoup plus gros que

les autres dauphins; il ne craignait donc pas Mana, le requin-tigre. Il fut le premier de la tribu argentée des dauphins que nous voyons aujourd'hui.

Les âmes des dauphins massacrés devinrent très dures et sèches. Après très long-temps, elles naquirent de nouveau sur la terre ferme, où elles devinrent les premiers êtres humains. Jamais plus elles ne fileraient à toute vitesse dans l'océan. Un soir, longtemps après que son fils fut devenu adulte, Ganadja, nageant près de la plage, aperçut son mari, Dinginjabana, devenu un homme. S'élançant vers la plage, elle se hissa sur le sable. Dinginjabana l'ayant reconnue, Ganadja lança un cri de joie et prit soudainement la forme humaine. Les humains Dinginjabana et Ganadja eurent beau-coup d'enfants, qui devinrent le peuple de Groote Island. Ces gens sont les seuls qui se souviennent que les dauphins sont les ancêtres de toute la race humaine. Cependant, tous les dauphins qui habitent l'océan descendent de Ganadja; ils n'ont jamais oublié que les êtres humains sont leurs cousins. C'est pourquoi, même aujourd'hui, les dauphins recherchent la compagnie de leurs parents humains, pour jouer comme ils le faisaient à l'époque du «Rêve».

De la même façon, une autre tribu aborigène, celle de Mornington Island, également dans le golfe de Carpentarie, croit encore que sa chance et son bonheur dépen-dent du contact qu'elle entretient avec les dauphins. Fort à propos, ces gens s'appel-lent eux-mêmes le «peuple dauphin». À mesure qu'ils grandissent, les jeunes garçons de la communauté subissent une série d'épreuves ou d'initiations destinées à cultiver leur sensibilité et leur intuition. Le jeune homme le plus sensible devient le chaman ou sorcier de la tribu. Il est capable de communiquer directement avec l'esprit des animaux, des plantes, des arbres et même des pierres, et il peut garder ouvertes les voies de communication entre les hommes et les dauphins. Le peuple dauphin croit que son chaman est en fait un dauphin qui a choisi de se réincarner dans la peau d'un homme. Le chaman connaît une combinaison complexe de sifflements qui appelle le dauphin à s'aventurer près de la plage. Le sifflement devient de plus en plus animé, avant de s'arrêter d'un coup. C'est à ce moment-là, selon lui, que le chaman commu-nique par télépathie avec les dauphins, d'esprit à esprit.

Malgré leur proximité géographique par rapport aux aborigènes d'Australie, les Maoris de Nouvelle-Zélande sont en fait apparentés aux Polynésiens du Pacifique. On croit que leurs ancêtres communs ont migré de l'Indonésie, il y a quelque deux mille à deux mille cinq cents ans. Pourtant, comme les aborigènes, ils ont considéré le dauphin comme une espèce de dieu ou d'influence qui les aidait à comprendre ce qu'ils voulaient connaître. Waipu Pita, un ancien qui vit en Nouvelle-Zélande, décrit ainsi le dauphin: «Pour moi, c'est un être humain dans la mer. Nous n'appelons les dauphins que lorsque nous avons besoin de leur aide dans la mer démontée ou que nous sommes en difficulté, ou encore quand nous voulons avoir des nouvelles de parents se trouvant loin sur l'océan. Si un parent est malade au moment où le dauphin apparaît, celui-ci indiquera par un signe si cette personne se rétablira ou s'est déjà rétablie. Nous le devinons à la façon dont le dauphin bondit.»

Le peuple polynésien des îles Gilbert (maintenant connues sous le nom de République de Kiribati) avait lui aussi l'habitude d'appeler les dauphins. Au cours d'un rituel pratiqué jusqu'à il y a dix ou vingt ans, le *kahuna* (chaman) entrait dans un état semblable au rêve, durant lequel son esprit quittait son corps pour aller rencontrer les dauphins chez eux. Il les invitait à une danse accompagnée de festivités au village, et s'il utilisait les bonnes paroles, les dauphins venaient nager dans la baie. S'élançant à leur rencontre, les habitants des îles Gilbert entraient dans l'eau, conduisaient les dauphins vers le rivage, puis les tiraient sur le sable. Malheureusement, au cours de cette cérémonie, les dauphins finissaient dans l'estomac des villageois.

Le folklore polynésien a été comparé, sur le plan intellectuel, à la mythologie grecque, à l'époque où les récits étaient faits par des poètes ambulants. Ce qui est très intéressant, c'est qu'un grand nombre de récits polynésiens portant sur des dauphins qui sauvent des hommes ou qui payent de retour leur bonté ressemblent beaucoup à ceux de la littérature classique grecque. Cependant, chez les Grecs, faire du mal à un dauphin était tenu pour sacrilège; car ils le considéraient avec une vénération toute particulière. Des témoignages nous font même penser qu'ils croyaient que ces animaux étaient des êtres divins, dignes d'adoration:

Rien de plus divin que les dauphins n'a encore été créé, car ils ont déjà été hommes, vivant dans les villes avec les mortels; grâce à Dionysos, ils ont échangé la terre pour la mer et pris la forme des poissons. Mais même maintenant, l'esprit droit de l'homme qui les habite préserve en eux la pensée et les actions humaines.

Oppien, *Halieutica*

La légende de la naissance des dauphins nous indique aussi que les Grecs savaient que les dauphins n'étaient pas des animaux comme les autres. Même si ces créatures vivaient dans la mer, elles n'étaient pas des poissons, car elles présentaient un grand nombre de caractéristiques humaines. Selon la mythologie grecque, «Dionysos, dieu du vin et des plaisirs, ayant emprunté un navire pour aller à Naxos, s'aperçut que les marins étaient des pirates. Inconscients de son immortalité, ils se dirigeaient vers l'Asie, pour le vendre sans doute comme esclave. Quand Dionysos comprit leur plan, il se fâcha et fit appel à ses pouvoirs magiques. Sur le pont, il fit pousser une vigne dont les pampres recouvrirent le mât et paralysèrent les voiles. Puis il remplit le navire de vin et fit jouer des flûtes invisibles. Il transforma les avirons en serpents et fit apparaître un ours féroce. Se transformant en lion, Dionysos se lança sur le capitaine. Les pirates affolés se précipitèrent dans la mer, où ils furent transformés en dauphins.»

Avant cette époque, selon la mythologie grecque, les dauphins n'existaient pas. Par la suite, ils ont symbolisé dans la mer la bienveillance et l'honneur. Un autre mythe nous indique que le premier dieu grec à apprécier le dauphin a été — ce qui n'a rien d'étonnant — Poséidon, souverain de la Mer. Voulant une femme qui se sentirait chez elle au fond des mers, Poséidon fit la cour à Thétis, la Néréide, fille de Nérée — le Vieil Homme de la Mer — et de Doris. (Dans la mythologie grecque, il y a généralement cinquante Néréides, peut-être des déesses de la lune, qui, souvent, chevauchent l'océan à dos de dauphin.) Cependant, quand on a prophétisé que tout fils de Thétis serait plus puissant que son père, Poséidon a permis à celle-ci d'épouser un mortel nommé Pélée. Poséidon a ensuite courtisé Amphitrite, une autre Néréide, mais celle-ci a fui ses bras et est allée se réfugier près du géant Atlas. Poséidon l'a alors fait rechercher par des messagers, dont un dauphin. Ce dernier a plaidé la cause de Poséidon avec une éloquence telle qu'Amphitrite est sortie de sa cachette et a accepté de devenir reine de la Mer. Pour témoigner sa gratitude au dauphin, Poséidon a marqué le ciel de son image. La constellation du dauphin comprend quatre étoiles formant le corps du dauphin et une cinquième représentant sa queue. Elle est située au bord de la Voie lactée, à l'est d'Aquila, dans l'hémisphère boréal.

Même si les mythes étaient des créations de l'imagination, ils contenaient généralement une vérité ou une morale. Les mythes grecs montraient l'importance d'aimer et de respecter le monde naturel et enseignaient que toute insulte à la nature entraînerait le châtiment divin. Beaucoup de ces histoires illustrent la nature douce et coopérative du dauphin et laissent entendre qu'il occupe une place privilégiée dans le cœur des dieux. Ceux qui manifestaient leur amour et leur respect du dauphin étaient récompensés, tandis que ceux qui le traitaient avec mépris et méchanceté encouraient la colère des dieux.

Qui a inventé ces mythes? La mythologie grecque semble avoir pris racine et s'être développée sous les Mycéniens durant ce qu'il est convenu d'appeler l'«âge d'or» de la Grèce, qui a duré de 1600 à 1100 av. J.-C. Cette mythologie cherchait à faire descendre le divin sur terre et à réduire au minimum les différences entre les dieux et les hommes. Même si les dieux habitaient le mont Olympe, ils descendaient volontiers sur terre, se mêlaient aux hommes et empruntaient aussi la forme humaine. Bien que les Mycéniens aient érigé des temples somptueux et des sanctuaires en l'honneur de leurs dieux, la foi en ces dieux n'a jamais été imposée par une quelconque autorité religieuse. Les individus étaient libres d'interpréter la mythologie et d'y croire ou non.

Les Mycéniens étaient eux-mêmes des descendants directs d'un peuple indo-européen primitif venu du nord, qui a fini par pousser loin vers le sud, jusqu'en Crète.

Ils y ont rencontré les Minoens — du nom de leur roi Minos —, étonnamment civilisés, qui menaient une existence immensément riche et cultivée. On peut faire un parallèle entre ce peuple et les Égyptiens de l'Antiquité. Divers aspects de la pensée et de la culture crétoises ont été adoptés par les Mycéniens, dont sans doute leur estime pour les dauphins. Les fresques ornant les anciens palais minoens de Cnossos et de Phaistos montrent des dauphins cabriolant dans les vagues, comme le fait d'ailleurs la poterie locale datant de vers 2000 av. J.-C. Le dauphin apparaît aussi dans l'art de Théra (Santorin), vers 1500 av. J.-C., et reste à ce jour le symbole national de l'île. Selon la mythologie grecque, le dieu de la lumière, Apollon, s'est transformé en dauphin et a demandé qu'on l'adore sous cette forme. Les Minoens et, suivant leur exemple, les Mycéniens considéraient-ils les dauphins comme des dieux? La légende du célèbre oracle de Delphes nous laisse croire que c'est possible.

Fils de Zeus, Apollon est l'un des principaux dieux du panthéon grec. La vie politique et la vie spirituelle étaient dominées par sa personnalité; il régnait sur la musique, la poésie, la philosophie, l'astronomie, la médecine et la science. On dit que ses pérégrinations l'ont conduit dans une clairière tranquille sur le versant sud-ouest du mont Parnasse. C'est là qu'il a décidé de construire un temple magnifique. Mais il lui fallait d'abord tuer Python, le serpent fabuleux qui montait la garde au sanctuaire de Gaia, endroit choisi par Apollon. Une fois le serpent tué, Apollon a cherché des prêtres pour officier dans son temple. Durant ce temps, il a entendu dire qu'un navire transportait des Crétois, du palais de Cnossos jusqu'à Pylos, de l'autre côté de la mer. Prenant la forme d'un dauphin, Apollon a plongé dans la mer et a fait changer le navire de cap, le dirigeant vers Crisa, à proximité de son temple. Ayant révélé sa vraie identité aux marins stupéfiés, il leur a ordonné de l'invoquer sous le nom d'Apollon delphien, le dauphin. Selon l'hymne à Apollon d'Hésiode, qui date du VIIe siècle av. J.-C., Apollon aurait déclaré: «Parce que je vous suis d'abord apparu sous la forme du dauphin, vous m'invoquerez sous le nom d'Apollon delphien, et l'autel portera le nom de Delphes.»

C'est ainsi que l'endroit a été nommé Delphes. Des inscriptions révèlent qu'il y avait également un temple érigé à l'Apollon delphien à Cnossos et qu'un mois crétois portait aussi ce nom, ce qui laisse supposer l'existence d'un lien entre Delphes et la Crète, et, peut-être, d'un culte du dauphin dans l'Antiquité.

L'oracle de Delphes était célèbre à cette époque. Sa réputation était fondée sur quelques réussites spectaculaires de clairvoyance. Les visiteurs venaient de partout chercher réponse à des questions de toutes sortes, d'ordre public et personnel. Les réponses sibyllines sortaient de la bouche de la Pythie, une paysanne qui entrait en transe comme un médium. Ses réponses étaient ensuite interprétées par les prêtres du temple. Le temple archaïque original, probablement fait de bois peint et de terre cuite, a été détruit par le feu en 548 av. J.-C. et remplacé par un temple de pierre orné d'une magnifique façade de marbre. On peut encore lire l'inscription «connais-toi toi-même» gravée dans la pierre des ruines. Nous aimerions avancer — pure spéculation, mais tout à fait raisonnable — que le temple était décoré de fresques et de statues de dauphins, qui étaient peut-être associés à l'orientation spirituelle et à l'inspiration divine. Car, à nos yeux, la liberté que les dauphins symbolisent représente aussi notre propre quête de la connaissance de nous-mêmes et implique l'indépendance que procure la conquête des passions et des craintes qui bloquent le chemin menant à la croissance spirituelle.

Parmi ceux qui ont jadis fait un pèlerinage à Delphes, on compte l'historien Hérodote et le philosophe Platon. Plutarque, le biographe et moraliste grec, était un ami intime de Clea, la prêtresse d'Apollon à l'époque. Plus tard, il a lui-même fait partie du collège sacerdotal de Delphes. Dans ses *Œuvres morales*, il écrit: «C'est l'affection du dauphin pour l'homme qui le rend cher aux dieux, car c'est la seule créature qui aime l'homme sans rien attendre en retour [...] Au dauphin seulement, la Nature a accordé ce que les plus grands philosophes recherchent [...] l'amitié désintéressée. Même si le dauphin n'a pas besoin de l'homme, il est son ami et il lui vient en aide.»

Sans doute les plus cultivés de leur époque, ces Grecs amoureux des dauphins étaient fascinés par l'existence de l'homme, son comportement et sa relation avec l'univers. Les Grecs percevaient quelque chose de «divin» dans le monde et vivaient en communion avec la nature. Ils possédaient probablement une meilleure compréhension de l'art de vivre que la plupart des civilisations qui les ont précédés ou suivis. Ayant compris que l'argent ne fait pas le bonheur, ils trouvaient capital de nourrir l'esprit par la musique, la poésie, l'art et la simple beauté de la nature. Ils reconnaissaient chez les dauphins les traits qu'ils estimaient le plus: la grâce, l'intelligence, la force, la vitalité, l'humour et l'amour inconditionnel. Pour les Grecs, les dauphins représentaient aussi le principe féminin maternel, comme l'indique la paronymie entre les mots *delphis* (dauphin) et *delphys* (utérus). Le mot dauphin écrit en grec est lui-même une charmante représentation des ondulations de l'animal dans l'eau. L'appréciation de la beauté et de la grâce du dauphin se reflète aussi dans l'art grec classique. Les statues de dauphins, parfois montés par de jeunes garçons, ont peut-être été courantes, car le grec Pausanias rapporte qu'il en a vu durant ses voyages. Dans certaines villes grecques, les pièces de monnaie étaient même décorées de représentations de dauphins.

Comme nous l'avons dit, les œuvres de nombreux lettrés grecs, comme celles des historiens Plutarque et Hérodote, des poètes Pindare et Oppien, et des naturalistes Aristote et Théophraste témoignent d'une grande admiration et d'une véritable fascination pour les dauphins. Dans ces œuvres, on rencontre des dauphins qui sauvent des hommes de la noyade, qui guident des navires vers les ports, qui se lient d'amitié avec de jeunes garçons, qui payent de retour la gentillesse des hommes et qui aident les pêcheurs dans leur travail. Peut-être les dauphins étaient-ils conscients de l'affection que les Grecs leur portaient, car ces animaux semblaient leur témoigner une amitié sans bornes (voir le huitième chapitre), amitié qui, jusqu'à présent, a été considérée comme pure fiction. L'une de ces amitiés a peut-être existé il y a deux mille deux cents ans, car elle est rapportée par Duris (340-360 av. J.-C.), élève de Théophraste. L'incident est censé avoir eu lieu à Iasos, ville située non loin de Milet, en Carie (aujourd'hui en Turquie). Un jeune garçon du nom de Dionysios jouait sur la plage avec ses camarades d'école. Un jour, un dauphin solitaire s'est approché de lui. Lui passant entre les jambes, le dauphin a soulevé le garçon et l'a emporté en mer. Sentant que l'enfant était effrayé, l'animal l'a ramené vers la plage. Ce jeu est devenu habituel, et les liens d'amitié entre le garçon et le dauphin se sont renforcés. Un jour, le dauphin, voulant accompagner trop loin son ami en le ramenant, s'est échoué sur le sable et est mort. Alexandre le Grand, ayant appris cette histoire, a fait chercher le garçon. Voyant la preuve de la faveur en laquelle le dieu de la mer tenait Dionysios, Alexandre l'a fait sacrer grand prêtre de Poséidon, à Babylone.

RUPTURE DU LIEN

La culture grecque a profondément influencé les autres cultures de l'époque. C'est sans doute le respect que les Grecs témoignaient au dauphin qui a incité les Romains à s'intéresser à leur tour à cet animal. Les Romains, toutefois, étaient beaucoup moins impressionnés par la beauté de la nature, la considérant comme sans grande portée sur le bien-être spirituel. En effet, l'anthropocentrisme, conception qui fait de l'homme le centre du monde, et du bien de l'humanité la cause finale de toutes choses, est né et s'est développé chez les Romains. Leur société, dominée par les hommes, semblait craindre la féminité de l'ancienne «Terre mère et nourricière universelle», qui inspirait tant de respect aux Minoens et aux Grecs. Dès lors, faut-il s'étonner de ce que les récits romains portant sur des dauphins amicaux se terminent souvent d'une façon tragique? Quand la célébrité du dauphin qui jouait avec les habitants de la colonie romaine d'Hippone a commencé à leur coûter trop cher (les visiteurs se faisaient héberger aux frais de la cité), ils ont réglé leur problème en faisant tuer le dauphin (voir le huitième chapitre).

Même si le christianisme lui aussi perpétue l'idée selon laquelle l'homme est supérieur à la bête, il a absorbé beaucoup d'idéaux païens. Quand les premiers chrétiens ont commencé à propager leur enseignement autour de la Méditerranée, ils ont sans doute été impressionnés par la pensée grecque, car la première Église chrétienne considérait le dauphin comme le symbole de la rapidité, de la diligence et de l'amour. En fait, on représente souvent par un dauphin le Christ sauveur d'âmes. Quand le dauphin est transpercé par un trident ou une ancre, il symbolise le Christ sur la croix.

Au cours des deux derniers millénaires, dans l'Occident «civilisé», le lien entre les dauphins et les hommes semble avoir été complètement coupé, mais les temps commencent à changer. Avec l'arrivée du prétendu Nouvel Âge, l'intérêt pour le dauphin renaît. À l'aube de l'«ère du Verseau», nombreux sont ceux qui se tournent vers les anciennes philosophies et religions, désireux de mieux comprendre la nature de notre existence et de notre relation avec la planète. Par-dessus tout, notre époque semble celle de la recherche de la croissance spirituelle. Nous croyons que ce n'est pas une simple coïncidence si le dauphin — sa joie, sa compassion et son amour inconditionnel — touche notre cœur et notre conscience à ce stade-ci de l'histoire.

Depuis la Seconde Guerre mondiale, l'Occident a connu des changements radicaux. La désintégration des petites collectivités a engendré une pléthore de problèmes sociaux. N'ayant plus l'impression de vraiment appartenir à une communauté, nombreux sont ceux qui se sentent maintenant seuls, anxieux et inutiles. Dans notre société où la compétition prime de plus en plus, il est souvent difficile de trouver l'amitié véritable, caractérisée par la compassion et l'amour inconditionnel. Il n'est donc pas étonnant de constater que de plus en plus d'êtres humains se tournent vers les dauphins dans l'espoir de retrouver chez ceux-ci certaines des plus belles qualités humaines.

CHAPITRE 5

LA VIE D'UN DAUPHIN

INTRODUCTION

Flipper, le dauphin vedette de la célèbre série télévisée des années 1960, a contribué à créer dans l'imaginaire collectif une représentation à la Walt Disney du dauphin. Nous avons tendance à penser que tous les dauphins sont, comme lui, des créatures enjouées et amicales qui recherchent avidement l'interaction avec les humains. Même si cela est vrai à bien des égards, ce ne l'est pas entièrement. Bien que le dauphin possède des caractéristiques qui le rendent sympathique — curiosité, compassion, joie de vivre —, il importe de ne pas le juger selon des critères anthropomorphiques.

Les dauphins sont des animaux sauvages et indépendants qui, en règle générale, préfèrent de loin la compagnie de leurs semblables à celle des humains. Ils vivent dans une société remarquablement complexe qui a l'air de ressembler à la nôtre de bien des façons.

Dans le présent chapitre, nous examinerons la vie et les habitudes du dauphin sauvage, puisque ce n'est qu'en connaissant un peu son comportement et son existence dans les océans que nous pouvons espérer comprendre et apprécier à sa juste valeur sa nature authentique.

Quelle merveille et quel délice pour le cœur de contempler, quand le vent est doux et la mer calme, les magnifiques bandes de dauphins! Les petits nagent à l'avant du groupe, comme s'ils dansaient sur les vagues. Derrière eux veillent les parents, attentifs et splendides, comme le berger dans les prés qui, au printemps, veille sur ses tendres agneaux.

(Oppien, *Halieutica*)

LE TISSU DE LA SOCIÉTÉ DES DAUPHINS

Les dauphins sont des êtres extrêmement grégaires qui vivent en communautés dont la population varie considérablement, de 5 ou 6 jusqu'à 100 dauphins et plus. Généralement, les dauphins de la même espèce ont tendance à rester ensemble. Cependant, on sait que les dauphins tursiops se mêlent aux sténelles tachetées près des côtes de la Grande Bahama.

Le Dr Kenneth Norris, professeur d'histoire naturelle à l'Université de Californie, à Santa Cruz, a consacré vingt-cinq ans de sa vie à l'étude des dauphins. À ses yeux, il ne fait aucun doute que la société des dauphins est l'égale de la nôtre. «Les dauphins, écrit-il, sont des animaux d'un ordre supérieur qui forment une société complexe dont la structure sociale va au-delà des simples liens familiaux. Leur société fonctionne plus ou moins comme la nôtre, dans laquelle nous entretenons des amitiés et des associations à l'extérieur de la cellule familiale. Plus nous apprenons à les connaître, plus nous les aimons.»

Les dauphins ne constituent pas des familles composées du père, de la mère et de leur progéniture, au sens où nous l'entendons habituellement. Leur structure sociale est beaucoup plus fluide. Les individus créent assez régulièrement des liens d'amitié et s'associent avec d'autres membres de la collectivité avec qui ils ne sont pas nécessairement parents.

Le biologiste et chercheur Randall Wells nous a beaucoup appris sur l'interaction des dauphins entre eux dans la nature. Même s'il est attaché à la Chicago Zoological Society, il passe le plus clair de son temps à Sarasota, en Floride, où il observe depuis 1970 une communauté d'une centaine de dauphins tursiops habitant la baie. Les dauphins de Sarasota se sont établis en permanence dans les eaux côtières peu profonde, à l'est de la barrière d'îles. Ils s'éloignent rarement de leur domaine, qui s'étend sur une centaine de kilomètres carrés et qui semble surtout déterminé par la disponibilité de la nourriture. Si le poisson est abondant, les dauphins n'ont pas besoin de s'éloigner autant que s'il est rare. Certains groupes de dauphins semblent migrer vers d'autres lieux de résidence avec le changement des saisons, sans doute pour évoluer dans des eaux plus chaudes où le poisson est plus abondant.

Au sein de la communauté, les dauphins du même sexe et d'à peu près le même âge semblent passer beaucoup de temps ensemble. Les jeunes mâles «adolescents» (moins de dix ans) nagent souvent en paires, parfois en trios, établissant entre eux de solides liens d'amitié. Il en est de même pour les mâles adultes. Wells laisse entendre que les mâles se tiennent en paires pour se protéger des prédateurs, comme les requins, et pour coopérer à la chasse aux poissons.

Les jeunes femelles sans petits, généralement celles qui n'ont pas encore sept ans, ont tendance à passer leurs journées ensemble. Dans un article intitulé «High Society», le Dr Wells écrit: «Nat et le Kid [...] sont nés dans la même bande de femelles adultes et ont passé presque toute leur vie ensemble. Aujourd'hui, même s'ils ont atteint leur maturité sexuelle, ils demeurent presque inséparables.»

Le bien-être de toute la communauté incombe presque entièrement aux mâles adultes. Si quelque chose perturbe ou menace le groupe, le mâle le plus gros assume le rôle de chef. Il donne le signal aux dauphins de se serrer les uns contre les autres, les mâles à l'extérieur du cercle, les femelles et les petits à l'intérieur, et décide du plan d'action à adopter.

Si des amitiés véritables semblent exister entre les jeunes dauphins, les liens les plus solides sont ceux qui existent entre les mères et leurs petits. L'observation de dauphins en captivité révèle ce que l'on ne peut décrire que comme une véritable dévotion de la mère pour sa progéniture. Dans un delphinarium, on a vu une mère tenter de soulever son petit, mort-né, du fond du bassin en attrapant la nageoire du bébé entre ses dents et en essayant de prendre le corps entre ses propres nageoires. Dans un autre cas, un petit dauphin est mort durant la nuit. Le lendemain matin, la mère tenait encore le petit à la surface de l'eau, sans doute dans l'espoir qu'il se remette à respirer.

Il y a près de deux mille ans, le lettré romain Élien racontait cette touchante histoire sur son travail avec les animaux, qui nous laisse croire que la mère dauphin est même prête à sacrifier sa vie pour sauver celle de son petit.

La mère dauphin surpasse de loin toutes les créatures pour ce qui est de sa dévotion envers ses petits. Quand un pêcheur blesse un petit dauphin avec son harpon ou le frappe, la mère ne s'effraie pas. Un mystérieux instinct la pousse à rester près de son petit [...]; même si le pêcheur tente de lui faire peur, elle n'est pas intimidée et elle est incapable d'abandonner le petit qui a connu une fin sanglante. Il est même possible de la frapper avec la main, tant elle s'approche des pêcheurs, comme si elle voulait les repousser.

Elle se fait donc prendre par les pêcheurs elle aussi, alors qu'elle aurait pu s'enfuir. Mais si elle est en compagnie de deux de ses petits dont l'un est blessé et est en train de se faire hisser dans l'embarcation des pêcheurs, elle s'élancera vers celui des deux qui est sain et sauf, et l'éloignera en battant de la queue et en le mordillant [...] et elle émet un sifflement du mieux qu'elle peut, lui donnant le signal qui lui sauvera la vie. Ce dernier s'enfuira, mais la mère restera jusqu'à ce qu'elle soit prise par les pêcheurs et qu'elle meure avec le petit captif.

Dans la communauté de dauphins de Sarasota étudiée par le Dr Wells, environ cinq petits naissent chaque année; le taux de mortalité est faible, peut-être parce que les mères reçoivent de l'aide des autres dauphins pour s'occuper de leur progéniture. Le Dr Wells a observé que, dans la nature, les mères forment souvent un enclos autour des petits qui peuvent ainsi s'amuser ensemble dans une enclave protégée. Il arrive qu'une femelle s'occupe du petit d'une autre pendant que celle-ci part à la recherche de nourriture. On appelle ces dauphins «tantes», parce qu'elles sont souvent parentes avec les petits qu'elles gardent. Au retour de la mère, le petit émet souvent un sifflement aigu pour l'accueillir, et les trois dauphins nageront ensemble. Les mères forment souvent des bandes qui comprennent trois générations familiales — grands-mères, mères et petits —, ainsi que d'autres femelles non apparentées.

Dans la nature, les petits restent de trois à six ans auprès de leur mère, même s'ils ne sont plus allaités. On croit que cela a pour but d'assurer leur apprentissage. Pendant le temps passé auprès de la mère, le petit apprend des modèles d'interaction sociale, d'expédition en groupes et de techniques d'alimentation. Il commence à reconnaître les membres de la communauté et les dauphins appartenant à des groupes voisins, ainsi que les prédateurs naturels, et les caractéristiques et limites de son territoire. Cette histoire, racontée par le Dr Wells, montre que le petit commence très tôt à accumuler de l'information: «Un jour, Merrily, neuf mois, fille de Granny, s'est prise dans un filet de pêche, à l'extrémité nord du territoire. Nous l'avons sortie du filet et gardée, dans l'espoir que Granny vienne à sa recherche. Mais nous avons dû la relâcher, à cause d'une tempête qui s'élevait. Plusieurs heures plus tard, nous avons constaté que Merrily était revenue dans ses eaux familières, à six kilomètres de l'endroit où nous l'avions relâchée; le lendemain, elle et Granny étaient à nouveau réunies.»

Initiés au monde du dauphin, les petits finissent par quitter leur mère et se joindre à un groupe d'«adolescents». On ne sait pas exactement quel type d'impulsion détermine cette séparation, car même si la mère est de nouveau gravide, son petit reste auprès d'elle jusqu'à six ans de temps. Dans le groupe de Sarasota, un dauphin de petite taille appelé Wee Willy est resté près de sa mère, Mme Marsh, pendant dix ans, peut-être parce qu'il avait besoin qu'elle le protège contre les prédateurs. Quoi qu'il en soit, une fois que les jeunes femelles sont elles-mêmes mères, elles rejoignent la bande de leur propre mère.

Pour déterminer la nature des relations, le Dr Wells attrape des dauphins et les étiquette avant de les relâcher. Son équipe comprend 12 biologistes, un vétérinaire cétologiste, un pêcheur commercial qui tend les filets et des bénévoles d'Earthwatch. À partir de prélèvements sanguins, Wells espère découvrir si les dauphins mâles qui s'associent sont parents. Cela est rendu possible par l'analyse des empreintes génétiques et des bandes chromosomes qu'exécute Debbie Duffield, de l'Université d'État de Portland, en Oregon. En outre, en comptant les anneaux de croissance dans les dents d'un dauphin, les cétologistes sont en mesure d'estimer leur âge.

Wells a trouvé que le plus vieux dauphin du groupe de Sarasota est une femelle de quarante-quatre ans. Comme chez les humains, les femelles ont tendance à vivre plus longtemps que les mâles, et elles atteignent généralement le milieu ou la fin de la quarantaine. Les mâles les plus âgés sont près de la quarantaine. L'espérance de vie des dauphins semble varier selon l'espèce, les plus gros vivant le plus longtemps. La durée de vie moyenne du dauphin tursiops et du plataniste de l'Indus est de vingt ans, tandis que les narvals et les sténelles tachetées peuvent vivre jusqu'à quarante à cinquante ans.

Il ne fait aucun doute que le travail de Wells nous renseigne sur la structure de la société des dauphins, mais certains disent que le prix à payer est élevé. Pour tout dauphin, la capture est un événement extrêmement stressant; certains subissent même des blessures quand on les sort de l'eau. Selon ceux qui militent en faveur des droits des animaux, les méthodes d'étude qui ne dérangent pas le dauphin sont plus acceptables. Ces méthodes consistent à reconnaître les dauphins à leurs marques particulières, comme les crans de leur aileron dorsal, et à observer attentivement leurs mouvements et leurs habitudes de comportement. Avec l'aide d'une équipe d'observateurs de dauphins, le Dr Peter Evans, cétologiste, mène actuellement une recherche de longue durée sur une petite population de dauphins tursiops habitant Moray Firth, en Écosse. Ses conclusions confirment celles de Wells: «Les individus s'associent pendant de nombreuses années, mais passent aussi beaucoup de temps loin du partenaire, avec les dauphins des autres groupes. Cela donne une société très fluide, semblable à la société humaine occidentale. La société des dauphins a le potentiel de devenir aussi complexe que la nôtre; mais il est dangereux de faire de tels parallèles et d'attribuer des valeurs humaines au comportement du dauphin. Nous devrions considérer les dauphins selon leurs propres critères.»

LA NATURE DES DAUPHINS

Chez les dauphins, le désir de prendre soin les uns des autres, surtout dans les situations difficiles, semble instinctif. Une telle sollicitude est peut-être née de leur besoin de respirer pour rester en vie. Car, les dauphins étant des mammifères, leur survie dépend de leur capacité de remonter à la surface de l'eau pour y respirer. Si un dauphin en est incapable, ses compagnons viendront à son secours.

Les membres du Living Sea Gulfarium de Fort Williams Beach, en Floride, ont été témoins de ce comportement le jour où une explosion sous-marine dans la baie a blessé un dauphin tursiops. L'animal en détresse est remonté à la surface avant de couler. Deux de ses compagnons se sont immédiatement portés à son secours. Se plaçant de chaque côté du compagnon blessé, ils ont mis leur tête sous ses nageoires et l'ont transporté jusqu'à la surface pour le faire respirer. Dans cette position, les deux sauveteurs étaient eux-mêmes incapables de respirer par l'évent; ils devaient donc lâcher périodiquement leur blessé pour pouvoir respirer. Mais chaque fois, ils reprenaient la manœuvre.

Les dauphins en difficulté semblent avertir les autres de leur situation au moyen d'un certain sifflement de «détresse». Il est également possible que, étant si sensibles, les dauphins soient en mesure de sentir l'état émotionnel de leurs congénères. L'histoire qui suit laisse même supposer que des dauphins qui ne se connaissent pas du tout s'aideront mutuellement en cas de difficulté. Pauline, une femelle capturée pour être exhibée au public, est tombée en état de choc aussitôt que ses chasseurs l'ont glissée dans un bassin. N'arrivant plus à nager, elle coulait à pic. Pour la garder en vie, ses gardiens ont mis au point une espèce de radeau flottant sur lequel ils l'ont placée. Pendant deux jours, elle a flotté, capable de respirer, mais refusant toute nourriture. De temps à autre, elle poussait des sifflements, comme pour appeler au secours.

Le lendemain, ses chasseurs ont capturé un autre dauphin, un mâle en excellente santé. Répondant immédiatement aux appels de détresse de Pauline, il a nagé à côté d'elle en lui poussant doucement la tête avec son bec. Elle a réagi en battant faiblement de la queue. Croyant que Pauline essayait peut-être de nager, ses gardiens lui ont enlevé son appareil de flottaison. Lentement, Pauline s'est mise à bouger. Chaque fois qu'elle coulait à pic, son nouveau compagnon plongeait et, en la poussant, la remontait jusqu'à la surface. Dès lors, les deux dauphins captifs ne se sont plus quittés. Malheureusement, Pauline est morte à cause d'un abcès apparu à l'endroit où le câble de pêche l'avait blessée. Comme s'il était affligé par cette perte, le dauphin mâle a commencé à se laisser flotter dans le bassin, apathique, refusant de se nourrir jusqu'au jour où lui aussi est mort.

Les dauphins semblent faire profiter le genre humain aussi de leur comportement altruiste: d'innombrables récits rapportent comment des dauphins sont venus en aide à des humains en difficulté. Ces animaux reconnaissent-ils en nous le besoin de respirer pour survivre? Serait-ce pour cette raison que l'on en a vu soulever des êtres humains jusqu'à la surface de la mer pour les empêcher de se noyer? C'est ce que les Grecs anciens semblaient croire. L'un de leurs récits les plus connus est celui du sauvetage d'Arion, qui revient à maintes reprises dans les textes classiques. L'événement se serait passé sous le règne de Périandre, tyran de Corinthe, au VIe siècle av. J.-C. Il aurait d'abord été rapporté par l'historien grec Hérodote, qui l'avait entendu raconter par des habitants de Corinthe et de Lesbos. Plusieurs siècles plus tard, Plutarque, Élien et Oppien l'ont également raconté.

Arion de Méthymne, à Lesbos, avait la réputation d'être le meilleur joueur de lyre de son époque. Grâce à son talent, il travaillait à la cour de Périandre, où il composait et exécutait des pièces pour le roi. Désireux de gagner de l'argent, il avait décidé de partir pour l'Italie et la Sicile. Le roi a accepté à contrecœur de se passer de lui, en précisant toutefois qu'il devait rentrer à telle date.

Après avoir fait fortune à l'étranger, Arion a planifié son retour à Corinthe. Faisant confiance aux marins corinthiens, il s'est embarqué pour l'Italie. Une fois le navire en mer, la fortune d'Arion a excité la convoitise de l'équipage qui a voulu le jeter par-dessus bord pour lui voler son argent. Ayant découvert le complot, Arion a supplié les marins de lui laisser la vie sauve en échange de toute sa fortune. Mais, croyant qu'Arion allait les trahir, les marins l'ont obligé à choisir: se tuer lui-même ou se précipiter dans la mer.

Se rendant compte de la détermination de l'équipage, Arion a demandé de chanter une dernière fois. Les marins, ravis à la perspective d'entendre un musicien si célèbre, ont cédé à sa requête. Arion, revêtu de ses robes de spectacle, a pris sa lyre et a commencé à chanter un air bien connu, aux notes aiguës, en hommage à Apollon. Puis il s'est jeté à la mer. L'équipage a poursuivi sa route jusqu'à Corinthe, croyant s'être débarrassé d'Arion. Mais, selon l'histoire, un dauphin a sauvé Arion en le faisant monter sur son dos et en le conduisant jusqu'à la rive, à Ténare. De là, Arion est rentré à Corinthe où il a raconté son aventure. Trouvant l'histoire incroyable, Périandre a gardé Arion sous haute surveillance, en attendant le retour des marins. Quand on a demandé à ceux-ci quelles nouvelles ils rapportaient d'Arion, ils ont répondu qu'il était sain et sauf à Tara. Mais, confrontés à Arion encore vêtu de ses robes de spectacle, les marins ont bien dû avouer leur crime.

Fait intéressant à noter, ce récit fait mention d'un chant aux notes aiguës. Y aurait-il une quelconque vérité dans cette histoire? Les dauphins auraient-ils été attirés vers le navire par le chant et la musique d'Arion, et l'auraient-ils ramené vers le rivage?

Des récits plus modernes racontant comment des dauphins ont aidé des gens à gagner le rivage nous portent à croire que les anciennes fables ne sont pas si fictives que cela. En 1943, la femme d'un avocat se baignait près d'une plage privée de la côte de Floride quand un fort courant sous-marin l'a tirée au fond et qu'elle a commencé à avaler de l'eau. Elle raconte que, soudainement, elle a reçu une extraordinaire poussée dans le dos et qu'elle s'est retrouvée sur le sable, hors d'haleine. Cherchant à voir ce qui l'avait ainsi poussée, elle a aperçu un dauphin qui bondissait sur les vagues et, derrière lui, ce qui lui a semblé être un autre dauphin. Un homme qui, du rivage, a été témoin de l'incident a rapporté que lorsqu'il a aperçu la femme dans l'eau, elle avait l'air morte. Le dauphin a alors surgi et poussé la femme dans le dos. L'animal qui se trouvait derrière le dauphin n'était pas un dauphin, mais un requin.

Des cyniques disent que l'on a aussi vu des dauphins en train de remonter avec diligence de vieux matelas à la surface de la mer, et que nous nous flattons à tort en nous croyant les seuls à être dignes de leurs efforts de sauvetage. Cependant, d'autres personnes sont moins sûres d'elles à ce propos. Même si les dauphins ont une tendance innée à déplacer les objets à la dérive, cela n'explique quand même pas pourquoi ils ramènent généralement les humains vers la plage la plus proche plutôt que vers la haute mer.

Dans *Follow a Wild Dolphin*, Horace Dobbs raconte un incident qui nous laisse croire que les dauphins sont même en mesure de distinguer les vraies détresses des fausses. Un groupe de plongeurs s'adonnaient à des exercices de sauvetage près de Penzance. Donald, un dauphin amical qui s'était établi dans ces eaux, prenait plaisir à leurs activités. Malicieusement, il fourrait son bec entre la «victime» et le «sauveteur», les poussant dans des directions opposées. Plus tard, durant l'après-midi, un jeune enseignant en formation, Keith Monery, a éprouvé des difficultés et s'est débattu dans l'eau, cette fois-là pour de vrai. Donald s'est élancé vers lui; les plongeurs qui observaient l'incident en se dirigeant vers Keith ont eu peur que Donald croie qu'il ne s'agissait que d'un jeu. Mais une fois arrivés sur les lieux, les sauveteurs ont trouvé Donald qui soutenait doucement Keith. Il semble que l'animal les ait ensuite aidés à remorquer le jeune homme vers le bateau. Dobbs croit que le dauphin aurait senti que, l'après-midi, les vibrations de détresse de Keith étaient authentiques, tandis que celles du matin étaient feintes. Les requins possèdent certainement la capacité de percevoir la détresse; alors, pourquoi les dauphins ne le pourraient-ils pas?

Même si les requins sont parmi leurs rares prédateurs, les dauphins peuvent les tuer pour se défendre, en fonçant tête première dans leurs ouïes. Peut-être les dauphins considèrent-ils les requins comme une menace pour l'homme aussi, car les histoires racontant comment des dauphins les ont éloignés des nageurs sont fréquentes. Par exemple, John Koorey, nageur de fond, rapporte que, au cours de sa traversée du canal séparant les îles du Nord et du Sud de Nouvelle-Zélande, un groupe de dauphins s'est joint à lui. Après l'avoir accompagné pendant un certain temps, les dauphins se sont soudainement éloignés, sans raison apparente. Un peu plus tard, ils sont revenus et ont cabriolé autour de lui, comme avant. Koorey a plus tard appris des gens qui le suivaient en bateau que les dauphins avaient chassé une bande de requins se trouvant dans les parages.

Il y a quelques années, un événement remarquable s'est produit sur la mer Noire. Un petit bateau de pêche russe s'est trouvé soudainement entouré de dauphins qui ont commencé à le pousser vers une bouée. Les pêcheurs ont été étonnés de découvrir un jeune dauphin pris dans le câble d'ancrage de la bouée. Quand les hommes ont eu libéré le petit, tous les dauphins se sont mis à siffler joyeusement. Ensuite, ils ont escorté le bateau jusqu'au port.

Même si ces histoires et anecdotes nous donnent une idée de la nature du dauphin, il nous reste beaucoup à apprendre sur son comportement dans la nature.

Comprendre les signaux

Pour mieux comprendre les dauphins, la biologiste behaviorale Denise Herzing «épie», depuis 1985, une population de sténelles tachetées d'une cinquantaine d'individus, près des côtes de la Grande Bahama. Sa recherche est d'ordre exclusivement visuel. Se servant d'un catamaran comme d'un poste d'observation flottant, elle arrive à s'approcher de la bande sans déranger indûment les dauphins. Depuis qu'elle les étudie, le climat de confiance qui s'est établi lui permet de pénétrer dans leur monde privé. Elle a pu enregistrer leurs interactions sur vidéo et sur bande sonore, et son travail jette un nouvel éclairage sur la vraie nature des dauphins sauvages.

Denise Herzing explique que certaines attitudes corporelles et certains mouvements nous renseignent sur les relations que les dauphins entretiennent entre eux ainsi que sur leur humeur; mais pour interpréter correctement ces attitudes et mouvements, il faut les prendre dans leur contexte. «Les dauphins sont des créatures pour qui le tactile est incroyablement important, dit-elle. Ils se servent de leurs nageoires non seulement pour se mouvoir et pour guider leur déplacement, mais aussi pour se toucher et se caresser les uns les autres. Ce contact physique les aide à tisser des liens de confiance. Les dauphins amis nagent souvent côte à côte, leurs nageoires se touchant, comme s'ils allaient main dans la main.»

Le pénis leur sert aussi d'organe de toucher, et ils l'utilisent comme nous utilisons nos mains. Nous pourrions penser que cela est de nature sexuelle, mais c'est souvent strictement affaire d'exploration. Les dauphins aiment que l'on caresse leur peau; leur regard exprime alors une véritable félicité. Malgré leur nature curieuse, les dauphins sont timides et très sensibles; ils ne se laisseront toucher que par des personnes qu'ils connaissent et à qui ils font confiance. Toucher un dauphin revient à violer son espace vital et, s'il est libre de le faire, il s'éloignera. Quand le dauphin touche une personne de son plein gré, c'est l'expression ultime de sa confiance.

Les dauphins qui semblent étroitement liés nagent souvent en synchronie: ils ondulent, tournent, plongent et bondissent en parfaite harmonie. Ils imitent aussi les êtres humains, mais on ne sait pas vraiment pourquoi. Denise Herzing raconte le cas d'une femme qui est entrée dans l'eau avec son bébé. Un dauphin les observait attentivement, puis s'est éloigné. Quelques minutes plus tard, il revenait accompagné lui aussi de son petit.

On décrit souvent les dauphins comme des créatures douces et accommodantes, dont la tolérance et la patience sont angéliques. Cela est en grande partie vrai; mais si on le provoque, le dauphin peut faire preuve d'agressivité. Denise Herzing affirme ceci: «Quand deux dauphins se font face et font claquer leurs mâchoires, ils agissent comme les chevreuils qui se heurtent bois contre bois.» Un tel comportement signale sans doute que les dauphins sont en train d'établir une quelconque hiérarchie entre eux.

Souvent, quand ils sont d'humeur agressive, ils ouvrent la gueule; s'ils commencent à hocher la tête, c'est que la tension monte. Les violents claquements de mâchoires sont la manifestation ultime de l'agressivité. Il arrive qu'un dauphin mâle qui tente de séduire une femelle fasse claquer ses mâchoires si un autre dauphin s'approche. Les dresseurs incitent parfois les dauphins à ouvrir la gueule et à hocher la tête quand ils émettent des grincements, parce que cela donne aux spectateurs l'impression que ces créatures parlent et manifestent leur accord. Mais, dans la nature, ces gestes indiquent que le dauphin est furieux.

Selon Denise Herzing, le battement de la queue est souvent le signal que lance le dauphin irrité ou contrarié: «Les mères dauphins battent de la queue pour attirer l'attention de leurs petits ou pour leur "passer un savon". Une jeune femelle peut le faire pour indiquer au mâle qui la courtise qu'elle en a assez de ses avances. Même certaines façons de respirer peuvent parfois constituer une menace.» Invariablement, dans les spectacles de dauphins savants, on fait croire à tort que le dauphin qui bat de la queue dit au revoir aux spectateurs.

Les dauphins s'égratignent les uns les autres avec leurs dents. Dans la nature, ce sont souvent les plus jeunes qui portent le plus de cicatrices, ce qui indique que les blessures ont peut-être été infligées quand un dauphin essaie d'en dominer un autre. Cependant, les dauphins se font aussi des égratignures durant l'accouplement; elles ne sont donc pas toujours reliées à une agression. Peut-être s'agit-il de petites morsures d'affection, qui sait?

Herzing laisse entendre que l'agressivité varie sans doute selon les espèces: «Les dauphins tursiops sont ceux qui portent le plus de cicatrices, ce qui signifie qu'ils connaissent plus d'accrochages et d'affrontements que les autres. Les sténelles tachetées semblent plus passives et plus pacifiques que les tursiops. Je les considère comme les "moines tibétains" du monde des dauphins. En outre, elles ne se comportent pas comme les tursiops avec les humains. Dans la nature, les sténelles tachetées sont très tolérantes, peut-être parce qu'elles ont eu peu d'interactions négatives avec les humains. Ici, on capture souvent les dauphins tursiops pour les exhiber dans les delphinariums. Ils semblent plus sur leurs gardes que les sténelles et ne s'approchent pas des humains; cela nous laisse supposer qu'ils communiquent entre eux pour se transmettre cette crainte.»

Randall Wells a vu des dauphins tursiops de la communauté de Sarasota manifester de l'agressivité envers d'autres groupes. Un jour, un mâle de près de 300 kilos qui vivait dans la baie depuis plus de vingt ans, a heurté de plein fouet deux dauphins provenant de la baie de Tampa. À sa décharge, disons qu'il est possible que le comportement agressif soit parfois déclenché par une situation stressante. De nos jours, les dauphins de Sarasota luttent pour survivre dans un environnement changeant et inhospitalier. Il ne faut donc pas s'étonner de les voir défendre avec vigueur leur foyer et leurs ressources alimentaires.

«Le stress du confinement dans un petit bassin de béton incite aussi les dauphins à se comporter de façon atypique», écrit William Johnson, consultant auprès de la Fondation Bellerive de Suisse, dans *The Rose-Tinted Menagerie*. «Ce confinement réduit la société hautement évoluée du dauphin à un simple ordre hiérarchique dans lequel les animaux les plus forts et les plus agressifs non seulement luttent entre eux pour dominer le groupe, mais s'acharnent contre les plus faibles, qui se soumettent, tombent malades ou meurent.

«Dans un océanarium de Floride, on a observé comment quelques tursiops ont chassé l'un de leurs compagnons malades pour l'empêcher de se nourrir, allant même jusqu'à lui arracher le poisson d'entre les dents. Ce comportement antisocial se poursuivait, même après que les "voleurs" étaient rassasiés. Dans la nature, les dauphins chassent en groupe: ils rassemblent le poisson puis le partagent.»

Il se peut que les pressions sociales et le stress rendent le dauphin — normalement placide, compatissant et bon enfant — égoïste et agressif. Sur ce plan, les dauphins ressemblent aux êtres humains.

Il importe de se rappeler que généraliser le comportement du dauphin, c'est adopter une perspective plutôt étroite, car il ne fait aucun doute que chaque dauphin a sa personnalité propre; ceux qui ont travaillé de près avec des dauphins captifs seront d'accord là-dessus. Certains dauphins sont plus tolérants que d'autres et ont une plus grande envie de plaire. Dans *Behind the Dolphin Smile*, Ric O'Barry relate ses expériences de travail auprès de Flipper. En fait, une bonne demi-douzaine de dauphins ont joué le rôle de Flipper, dont une femelle nommée Patty. O'Barry la décrit comme une créature particulièrement agressive, qui s'élançait contre les acteurs et les techniciens qui se trouvaient dans l'eau, battant de la queue comme pour dire qu'elle en attendait davantage de la vie. Un jour, O'Barry a décidé de lui donner une bonne leçon. Au moment où elle passait près de lui, il lui a asséné un coup sur le dos, près de l'aileron. Patty a nagé lentement vers le bout du bassin, a fait demi-tour et s'est élancée vers Ric comme une torpille. Ric s'est réveillé de sa commotion à l'hôpital.

Ce qui ressort clairement des observations sous-marines de Denise Herzing, c'est la curiosité innée du dauphin. Si quelque chose capte son attention, il s'y intéresse et l'examine avec prudence. Cette curiosité explique sans doute pourquoi les dauphins semblent désireux d'interagir avec les hommes. Leur fascination évidente pour tout ce qui se passe dans leur environnement nous donne l'impression qu'ils sont actifs et toujours très occupés. Examinons maintenant plus en détail leur mode de vie.

LE MODE DE VIE DU DAUPHIN

Le jeu

Les dauphins semblent consacrer beaucoup de temps au jeu et au divertissement. À les voir bondir et cabrioler sur les vagues, on peut difficilement imaginer qu'ils font autre chose que s'amuser. Mais, comme le Dr Peter Evans le fait remarquer dans *The Natural History of Whales and Dolphins,* c'est pendant le jeu que les petits apprennent des techniques importantes. On a souvent vu des dauphins s'exercer à faire des bonds et pirouettes, et à donner des coups de nageoire et de tête. Ces activités servent peut-être un but plus important que le divertissement. Quand les dauphins bondissent hors de l'eau, c'est souvent pour voir si les oiseaux marins se rassemblent à la surface de la mer pour se nourrir de poissons. Il se peut que les sauts bruyants et l'éclaboussement servent à effrayer les poissons, pour qu'ils se rassemblent en un petit groupe serré, plus facile à attraper. Les manœuvres aériennes complexes qui se produisent après le repas sont sans doute des manifestations de joie, mais elles ont aussi une fonction sociale, par exemple celle d'établir des liens à partir du plaisir partagé.

Il est cependant vrai que les dauphins jouent parfois dans le seul but de s'amuser. Les jeunes dauphins s'occupent à ce qui semble être un jeu de poursuite exubérant; même les mâles plus âgés et plus tranquilles jouent parfois bruyamment. Les dauphins semblent naturellement hédonistes. Qu'ils surfent sur les brisants de la côte australienne ou qu'ils bondissent sur la vague d'étrave des navires, les dauphins respirent la joie de vivre.

Bondir sur la vague d'étrave n'est pas un comportement instinctif, mais une technique que les dauphins se transmettent de génération en génération depuis des milliers d'années. On peut se demander quand les dauphins ont découvert pour la première fois qu'ils pouvaient se faire transporter aisément en planant sur l'énorme vague que le bateau pousse devant lui.

Les dauphins solitaires ou amicaux semblent aimer nager dans le sillage des embarcations à moteur. Jojo, un dauphin ambassadeur vivant dans les eaux des îles Turks et Caicos, exécute des bonds et des vrilles spectaculaires dans l'écume des bateaux. On croit qu'il aime l'effet de «bain-tourbillon», car le flux de bulles créé par le moteur hors bord lui donne un massage tonifiant.

Les dauphins en captivité inventent souvent leurs propres jeux pour tromper l'ennui. Quand le delphinarium de Brighton, au Royaume-Uni, a fermé ses portes au public, avant que les dauphins ne soient expédiés au centre de réadaptation Into the Blue des îles Turks et Caicos, ils se sont amusés pendant des heures avec certains «jouets», parce que leurs journées n'étaient plus organisées comme avant. Missie, une femelle, semblait privilégier un cerceau rouge, qu'elle poussait du nez ou traînait avec la queue; il lui arrivait même de le tendre à des spectateurs. Sans qu'on l'incite à le faire, son compagnon, Silver, a découvert lui-même comment jouer au ballon; il le lançait à quiconque voulait bien participer à son jeu.

Dans la nature, les dauphins improvisent: ils traînent des algues ou du bois flotté. On a vu Fungie, le dauphin de Dingle Bay, en Irlande, s'amuser en jouant avec des guillemots. Il se place sous le guillemot qui se pose à la surface de l'eau, et le projette dans l'air avec son nez. Il s'élance ensuite à l'endroit où l'oiseau abasourdi est sur le point de retomber dans l'eau, pour le projeter de nouveau dans les airs. Puis il répète ce petit jeu.

Quand ils jouent, les dauphins semblent avoir des comportements espiègles; il est presque impossible de ne pas croire qu'ils possèdent un vrai sens de l'humour. On a rapporté de nombreux cas où des dauphins s'amusent à tirer sur le masque des plongeurs pour qu'il se remplisse d'eau. Un dauphin amical, Simo, semblait prendre plaisir à surprendre les plongeurs qui nagent avec un tube respiratoire. Il s'approchait d'eux par l'arrière, montait à la verticale, leur donnait un petit coup de nez sur la tête, enlevant en même temps leur masque et leur tuyau, puis replongeait au fond. Les dauphins se lassent vite des jeux qu'ils inventent. Simo, après s'être livré à cette activité pendant un certain temps, cherchait une autre source de divertissement. L'un des jeux préférés de Fungie consiste à apparaître d'un côté du bateau, tandis que tous les passagers le cherchent du côté opposé, et à les éclabousser copieusement, en faisant un grand bond. Pourtant, même dans leurs moments les plus turbulents, jamais ces dauphins n'ont manifesté la moindre malveillance envers leurs compagnons de jeu humains.

Alimentation

Quand les dauphins ne jouent pas, ils sont généralement occupés à se nourrir. Ces deux activités vont souvent de pair. Même si obtenir leur pleine ration de poissons est essentiel à leur survie, ils semblent prendre plaisir à chercher leur nourriture.

Le dauphin est un gros animal dont le métabolisme est plus rapide que celui des mammifères terrestres de même taille que lui; il lui faut donc consommer beaucoup de calories pour maintenir son énergie et ses fonctions physiques. Son régime alimentaire — poissons et calmars — est riche en protéines et ne contient presque pas d'hydrates de carbone. Généralement, le dauphin en captivité consomme chaque jour environ 10 kilos de poisson; mais il se peut que les dauphins en liberté en consomment davantage, du fait qu'ils sont beaucoup plus actifs. Si le poisson est abondant, le dauphin consacrera relativement peu de temps à la recherche de nourriture. La consommation varie également d'une espèce à l'autre.

Pour trouver leur proie, les dauphins se servent de leur sonar. Le Dr Kenneth Norris avance que les dauphins sont aussi capables d'assommer voire de tuer un poisson en émettant une série de pulsations ou de clics. Un doute subsiste à ce propos, même si on a de bonnes raisons de croire que le poisson est peut-être désorienté par cette espèce d'assaut sonore. Les dauphins attrapent leur proie avec leurs dents coniques et l'avalent généralement tout entière.

Le dauphin a tendance à se nourrir de poissons qui vivent naturellement dans les mêmes eaux que lui. Les calmars composent une partie importante de son régime alimentaire: ils lui fournissent de l'acide arachidonique, l'un des acides gras en oméga-6 essentiels apparemment nécessaires à ses tissus cérébraux. En captivité, le dauphin manifeste souvent une préférence pour le maquereau et le hareng.

Même si les dauphins mangent seuls, quand ils sont en groupe, ils chassent souvent ensemble. Le Dr Bernard Wursig, en observant un groupe de dauphins obscurs, a remarqué que chacun traversait à son tour le banc de poissons, tandis que les autres s'occupaient à resserrer le banc. Wursig s'est rendu compte qu'une telle coopération requérait un mode de communication très développé, sinon certains dauphins attraperaient plus de poissons que les autres et consacreraient moins de temps qu'eux à resserrer le banc. Il a estimé que les dauphins se connaissaient bien et se faisaient assez confiance pour maîtriser la situation.

Selon le Dr Susan Shane, qui étudie les tursiops depuis plus de quinze ans, les groupes de dauphins acquièrent des traditions d'alimentation qu'ils se transmettent de génération en génération. Dans certaines régions, des bandes de dauphins sauvages ont toujours aidé les pêcheurs locaux en conduisant les bancs de poissons vers leurs filets.

Les dresseurs incitent les dauphins à faire des numéros savants en les récompensant avec du poisson. Si le dauphin refuse de s'exécuter, il n'obtient pas sa récompense. Mais il arrive que le dauphin ait le dernier mot. Dans une collection d'articles intitulée *Dolphin Cognition and Behaviour*, Robert Schusterman décrit une expérience au cours de laquelle un dauphin tursiops devait faire une série de choix. Chaque fois qu'il obtenait la bonne réponse, une machine lui donnait automatiquement un poisson. Un jour, après plusieurs bonnes réponses, le dauphin s'est mis à en donner de mauvaises. Un examen de la machine a alors révélé que le poisson qu'elle contenait avait séché et n'avait plus bon goût. Une fois ce poisson remplacé, le dauphin a recommencé à donner les bonnes réponses.

L'histoire du dauphin savant Tuffy nous intéresse, parce qu'elle nous laisse supposer que ces intelligentes créatures ont leurs propres priorités, dont celle de se nourrir. Tuffy travaillait comme messager dans le projet Sealab II, mené en 1965. Il était équipé d'un harnais auquel on pouvait accrocher des sacs à l'épreuve de l'eau. Ainsi, il apportait du courrier, des outils et parfois des médicaments au groupe d'explorateurs sous-marins qui habitaient la capsule Sealab, au fond de la mer. Tuffy était le seul lien que ces hommes avaient avec le monde extérieur. De temps à autre, ceux-ci quittaient la capsule pour explorer les profondeurs ténébreuses. Si un plongeur s'égarait, il devait s'en remettre à Tuffy. C'est pourquoi ils ont effectué d'innombrables tests, au cours desquels ils prétendaient s'être perdus. Un plongeur se cachait derrière un roc ou une touffe d'algues, et déclenchait une sonnerie électrique pour appeler Tuffy. Quelques secondes plus tard, Tuffy plongeait, puis allait saisir un filin de nylon enroulé sur un tambour fixé à l'entrée de Sealab, en glissant son nez dans un anneau attaché au filin. Tuffy «échographiait» ensuite les fonds marins pour trouver le plongeur égaré et lui apporter le filin de sauvetage. En récompense de ses efforts, Tuffy recevait du poisson. Un jour, l'un des plongeurs qui n'arrivait pas à ouvrir son sac de poissons pour récompenser Tuffy a repoussé le dauphin. Mais Tuffy n'a pas bronché. Il a fixé le plongeur pendant un instant, puis il a soulevé l'une de ses nageoires et en a asséné un coup sur la tête de l'homme.

Du fait qu'ils sont des créatures sensibles, il ne faut pas s'étonner si des dauphins cessent de se nourrir quand ils sont bouleversés. Il y a eu des cas où, après le décès d'un compagnon intime, des dauphins en captivité ont refusé de se nourrir, au point de mourir d'inanition.

Activité sexuelle

Quand les dauphins ne sont pas occupés à jouer ou à se nourrir, il se peut très bien qu'ils soient engagés dans une quelconque forme d'activité sexuelle. Comme les humains, les dauphins ne s'accouplent pas dans le seul but de procréer; ils semblent se livrer à des activités sexuelles pour le plaisir. Chez les dauphins, l'activité sexuelle aiderait à établir et à confirmer les liens d'amitié. Parmi les dauphins de Shark Bay, en Australie, l'interaction sexuelle — hétérosexuelle et homosexuelle — est constante, ce qui laisse croire que sa fonction est surtout de nature sociale. On a même été témoin d'érections chez des bébés dauphins âgés de deux jours seulement. Leur mère semblait parfaitement heureuse de se laisser sexuellement «explorer» par eux, ce qui confirme l'idée selon laquelle la sexualité, chez le dauphin, a souvent une fonction sociale.

Le fait que des animaux comme les dauphins se livrent à beaucoup d'activités sexuelles dans un but autre que la procréation a peut-être à voir avec la taille du cerveau et l'élargissement du néocortex. Assurément, on a de bonnes raisons de croire que, lorsqu'il est heureux et détendu, le dauphin le manifestera en s'accouplant. La très grande liberté sexuelle du dauphin ne fait aucun doute. Mâles et femelles ne forment pas des couples permanents. Souvent, les femelles s'accouplent plusieurs fois par jour, avec différents mâles. Dans *Water and Sexuality*, le Dr Michel Odent fait remarquer que dans le Sind, dans la vallée de l'Indus, à l'extrémité sud-est du Pakistan, le dauphin femelle est un symbole sexuel. Selon la légende, la première *bulhan* (nymphomane) est née d'une femme qui avait l'habitude de faire l'amour avec des dauphins; les troubadours locaux chantent encore l'Indus, les dauphins et l'amour.

Même si les femelles peuvent s'accoupler toute l'année, elles montrent qu'elles sont disposées à s'accoupler à des fins de reproduction par divers signes, comme une modification de la forme et de la couleur de la région génitale, et peut-être par une montée d'hormones que peuvent détecter les mâles. À Shark Bay, on a vu des paires de mâles, même des trios, «kidnapper» une femelle, sans doute pour s'accoupler avec elle. Randall Wells rapporte aussi que les tursiops mâles ont des testicules particulièrement gros et que la concentration du sperme dans le fluide éjaculé est 300 fois plus grande que chez l'homme.

Comme sur la terre ferme, il semble qu'il y ait des saisons dans la mer et que celles-ci influencent le comportement sexuel des dauphins. Bob Morris, biochimiste, géochimiste et cétologiste, étudie depuis 1985 un petit groupe de dauphins résidant à Newquay Bay, au Pays de Galles. Il les observe et les écoute au moyen de bouées sonar très avancées. À partir des sons d'excitation et d'éclaboussement captés en avril et en mai, il estime que les dauphins s'adonnent durant cette période à de véritables orgies sexuelles. Cette observation se confirme par la période de mise bas qui, dans cette région, se situe en mars et en août.

Dans son ouvrage intitulé *Dolphins*, Anthony Alpers décrit en détail comment le mâle courtise la femelle. Le mâle qui s'intéresse à une femelle commence par «poser» devant elle. Il courbe son corps en forme de S, relevant la tête et pliant la queue. Il se peut que le mâle vienne nager sous la femelle et mette la tête sous la queue de celle-ci, qui réagit en lui tapotant affectueusement la tête avec sa queue. Il se peut aussi qu'il nage au-dessus d'elle en la frôlant de ses nageoires ou qu'il le fasse en dessous d'elle, de sorte que leurs nageoires se touchent, un peu comme s'ils se donnaient la main. Ces gestes constituent une espèce de prélude amoureux et ont lieu durant les périodes de repos. Des gestes plus vigoureux sont posés quand les dauphins se sentent plus énergiques. Le mâle s'élance comme s'il voulait heurter la femelle tête contre tête, mais, à la dernière seconde, il se détourne, et les deux corps se frottent intensément l'un contre l'autre. Ce petit manège s'accompagne de pulsations sonores enthousiastes. Parfois, la femelle s'éloigne, bondissant hors de l'eau comme pour échapper au mâle. Celui-ci s'élance alors vers l'endroit où elle rentrera probablement dans l'eau, afin que leurs corps se frottent encore une fois l'un contre l'autre.

Les dauphins comptent parmi les rares animaux à s'accoupler ventre à ventre, ce qui laisse supposer que les deux partenaires peuvent atteindre l'orgasme. Dans le monde des dauphins, l'acte sexuel, d'une grâce extraordinaire, ressemble à un ballet. Et l'on dirait que leurs ébats sont empreints d'un amour vrai. Parfois, les partenaires se touchent doucement du nez et se mordillent mutuellement les nageoires. Si un autre mâle s'approche à ce moment-là, un violent claquement de mâchoires l'avertira qu'il doit s'éloigner.

La reproduction

Comme les autres mammifères, les dauphins femelles portent leur petit dans l'utérus. La gestation dure de dix à seize mois, selon l'espèce. Dans le cas du dauphin tursiops, elle est presque d'un an, jour pour jour.

Chez les dauphins, la mise bas ne se fait pas comme chez les autres mammifères, mais ressemble étrangement à l'accouchement humain. Juste avant la naissance, les autres femelles, semblant sentir que la mise bas est imminente, se rassemblent autour de la future mère. Ainsi, elles aident à repousser les mâles curieux et les requins. Le petit ne se présente pas par la tête, mais par la queue. Le processus dure une trentaine de minutes, bien que l'on ait rapporté des naissances plus longues. En général, le nouveau-né remonte à la surface lui-même; mais s'il a besoin d'aide, sa mère est là. Au besoin, l'une des «tantes» apportera son aide, jouant le rôle d'une sage-femme. Contrairement aux mammifères terrestres, la mère dauphin ne mange pas le placenta. C'est là une caractéristique des créatures marines.

Le nouveau-né est une reproduction à l'échelle de sa mère. Il mesure normalement un mètre et pèse environ 12 kilos. Il a des moustaches sur le nez, vestiges de ses lointaines origines terrestres. Ses dents ne perceront qu'au bout de quelques semaines. Comme les mammifères terrestres, la mère dauphin allaite son petit. Ses mamelons sont situés dans des rainures près de la queue; grâce à un muscle mammaire, la mère envoie un jet de lait dans la gueule de son petit. Le lait de dauphin — qui sentirait le poisson — est beaucoup plus riche que le lait humain. L'allaitement durera jusqu'à deux ans et, comme nous l'avons dit précédemment, mère et petit resteront intimement unis pendant trois à six ans, avant que ce dernier se joigne aux dauphins de son âge.

Après la naissance, le bébé prend instinctivement une position protégée près de l'aileron dorsal de sa mère. Au début, il ne lui est pas facile de nager. Pour rester à la hauteur de sa mère, le petit doit battre éperdument de la queue. Les deux premiers mois, il sort la tête de l'eau, puis y retombe en faisant floc. La grâce lui viendra avec l'entraînement.

Le sommeil

Le dauphin passe tellement de temps à se nourrir, à jouer et à s'adonner à des activités sexuelles qu'il ne semble pas lui en rester beaucoup pour dormir. Pourtant, le dauphin dort, mais d'une façon bien différente de la nôtre. Les habitants de Dingle, en Irlande, prétendent naïvement qu'au coucher du soleil Fungie, le dauphin ambassadeur, se retire dans une caverne où il dort avec un phoque. En réalité, les périodes d'éveil et de sommeil des dauphins ne sont pas reliées au jour et à la nuit. En fait, ils sont souvent plus actifs la nuit que le jour.

Les dauphins font de petits sommes chaque fois qu'ils ressentent le besoin de se reposer. Il ne leur est pas possible de perdre totalement conscience comme nous le faisons quand nous dormons, parce que leur respiration est volontaire. Une seule moitié de leur cerveau se repose à la fois. Alors, le dauphin flotte juste sous la surface de l'eau, déployant périodiquement ses nageoires pour remonter à la surface et respirer. Il arrive que les dauphins dorment avec un œil ouvert et l'autre clos.

Les dauphins rêvent-ils? Cela est peu probable. Les encéphalogrammes révèlent l'absence de sommeil paradoxal, siège des rêves. Mais, en ce moment, les savants ignorent ce qui se passe dans la tête du dauphin qui s'endort, et ils ne le sauront sans doute jamais.

CHAPITRE 6

L'INTELLIGENCE DU DAUPHIN

INTRODUCTION

L'idée selon laquelle le dauphin serait aussi intelligent que l'homme captive depuis longtemps notre imagination. Pour tenter de déterminer à quel point cette créature est intelligente, les hommes de science ont sondé son cerveau, ont mis à l'épreuve sa capacité d'apprendre et de comprendre ce qu'on lui demande, et analysé son comportement. Mais le chemin vers l'évaluation de l'intelligence du dauphin est semé d'embûches. Pour commencer, nous ne tenons jamais compte du fait que les dauphins ont emprunté une voie d'évolution complètement différente de la nôtre. Dans The Hitchhiker's Guide to the Galaxy, *Douglas Adams écrit avec humour: «Sur la planète Terre, l'homme a toujours présumé qu'il était plus intelligent que les dauphins parce qu'il a connu de nombreuses réussites — la roue, New York, les guerres et ainsi de suite —, tandis que les dauphins n'ont jamais rien fait d'autre que de perdre leur temps à s'amuser dans l'eau. Inversement, les dauphins se sont toujours crus beaucoup plus intelligents que l'homme, pour exactement les mêmes raisons.»*

Ceux qui ont déjà passé du temps en compagnie de dauphins ne peuvent s'empêcher de penser que ces animaux possèdent un esprit actif et curieux. De plus, les dauphins semblent malins, sensibles et même intuitifs. Ces impressions, conjuguées aux nombreux récits illustrant leur remarquable capacité d'apprentissage, de discernement et d'invention de jeux, nous poussent à croire qu'ils sont des êtres très intelligents.

Nous nous considérons comme intellectuellement supérieurs à tous les autres animaux, pourtant nous ne cessons de causer des ravages sur notre précieuse planète. Nous avons déjà épuisé les ressources naturelles de la Terre et pollué l'atmosphère et les océans à un degré tel que nous mettons en danger notre propre existence et celle de beaucoup d'autres êtres vivants. Par contre, les dauphins vivent dans un état de parfaite harmonie avec la nature. Ils n'exploitent pas, ne pillent pas ni ne détruisent leur environnement. Le moment est peut-être venu pour nous de descendre de notre piédestal et de repenser certaines de nos théories sur l'intelligence. En observant les dauphins à partir de la terre ferme, il nous est sans doute facile de nous sentir supérieurs à eux; mais une fois que nous plongeons dans leur environnement, force nous est de constater que ce sont eux qui sont maîtres de la situation et qui méritent le plus grand respect. Si nous sommes — ou croyons être — maîtres de notre univers, alors le dauphin est sûrement le roi du sien.

SIGNES ANCIENS

Les Grecs de l'Antiquité ont été les premiers à penser que le dauphin était sans doute plus intelligent que le singe, notre plus proche cousin. L'histoire d'Ésope sur le singe et le dauphin est l'un des premiers récits, même s'il s'agit d'une fable, à avancer que le dauphin est plus intelligent que le primate moyen.

Ésope raconte le sauvetage d'un singe par un dauphin. À l'époque, la coutume voulait que les marins emmènent avec eux un animal de compagnie, généralement un chien ou un singe. Un voyageur avait emmené avec lui un singe, pour qu'il lui tienne compagnie. Une tempête violente fit chavirer son bateau près du cap Sounion, en Attique; tous les passagers furent précipités à la mer. Le singe aussi devait se débattre dans l'eau pour ne pas se noyer. Mais par chance un dauphin qui passait, l'ayant pris pour un homme, vint à son secours. Le dauphin le porta sur son dos et se dirigea vers Le Pirée, le principal port d'Athènes. Quand le dauphin demanda au singe s'il était athénien, celui-ci lui répondit que oui. «Alors tu dois connaître Le Pirée?» demanda le dauphin. Le singe répondit que oui et, croyant que ce nom désignait un notable, il ajouta: «C'est l'un de mes amis les plus proches.» Sur quoi, s'indignant devant tant de prétention, le dauphin plongea immédiatement au fond de la mer, laissant le pauvre singe à son destin!

Ce n'est qu'au début des années 1960, lorsque les dauphins ont été mis en captivité et qu'on leur a appris à exécuter des numéros et des tâches, qu'il est devenu évident que nous avions affaire à des créatures spéciales. L'océanographe biologiste D. O. Hebb, qui a consacré de nombreuses années à l'étude des dauphins en captivité et en liberté, a été l'un des premiers à dire que le dauphin était, après l'homme, l'être le plus intelligent de la terre. Hebb a remarqué que certains aspects du comportement des dauphins procédaient des émotions plutôt que de l'instinct. Cela les plaçait au premier rang des animaux sur ce que Hebb appelle l'«échelle phylogénétique». Le fait que les dauphins se reconnaissent les uns les autres et reconnaissent aussi les humains, qu'ils tissent des liens d'amitié individuels et qu'ils craignent les objets inanimés qui leur sont inconnus l'incite à croire que les dauphins sont capables de penser et d'imaginer. Leur aptitude à résoudre des problèmes est également une preuve de perspicacité, signe d'intelligence certain.

L'un des premiers à tenter de mesurer scientifiquement l'intelligence du dauphin a été le Dr John Lilly, neurophysiologue et père du Nouvel Âge. Lilly est à l'origine d'une grande partie des travaux qui ont été effectués sur l'intelligence et le mode de communication des dauphins. Au moyen d'un matériel complexe, il enfonçait une électrode dans le cerveau de ses dauphins captifs pendant qu'ils étaient conscients. Il cherchait à déterminer la structure et la fonction du cerveau en en mesurant la réponse à divers stimuli. Nous tremblons peut-être en pensant à la façon dont il a mené ses recherches, mais l'aspect positif de ses découvertes a été de nous inspirer beaucoup de respect pour le dauphin. Dans son livre, *Man and Dolphin*, Lilly dit que les dauphins pourraient bien nous être supérieurs sur le plan intellectuel. Ses travaux ont attiré l'attention de nombreux autres hommes de science, car ce qu'il a découvert est remarquable: les dauphins possèdent un cerveau aussi volumineux que le nôtre et apparemment aussi complexe.

Les recherches de Lilly avaient cependant des lacunes et elles ont eu des répercussions déplaisantes. En effet, elles ont été reprises par la marine américaine: une créature aquatique possédant une intelligence égale à celle de l'homme pourrait très bien être exploitée dans les programmes de défense nationale. Lilly lui-même regrette aujourd'hui d'avoir arraché les dauphins à leur habitat naturel pour les étudier. Il regrette aussi que, à cause de son travail de pionnier, les dauphins aient été utilisés pour satisfaire la rapacité et le bellicisme de l'homme.

DEUX «GROS CERVEAUX»

Le cerveau humain est la structure la plus complexe et la plus évoluée qui existe. Même si le dauphin est très différent des primates et qu'il a passé quelque cinquante millions d'années dans les mers, son cerveau présente des ressemblances remarquables avec celui de l'homme. Il est beaucoup plus volumineux — et beaucoup plus complexe — que celui de notre cousin le plus proche, le gorille. Pour ce qui est du rapport de poids, le cerveau du dauphin est bon second derrière celui de l'homme. Le cerveau humain pèse en moyenne 1400 grammes, tandis que celui du dauphin pèse de 200 à 6000 grammes, selon l'espèce. Dans un cas comme dans l'autre, le poids du cerveau dépend du poids corporel. Poids pour poids, l'homme possède le cerveau le plus volumineux de toutes les créatures terrestres et le dauphin, le plus développé de toutes les créatures aquatiques. Dans *Communication Between Man and Dolphin*, John Lilly fait remarquer que l'une des principales raisons expliquant pourquoi les plus gros cerveaux de la planète — ceux des dauphins et des baleines — se sont développés dans la mer plutôt que sur terre, c'est la physique newtonienne. Il explique que, sur terre, les gros cerveaux ne vont pas avec les petits corps: «La taille du cerveau doit être proportionnée à celle du corps, à cause de la pesanteur et de l'accélération rotative due au mouvement.»

Contrairement au cerveau humain, toutefois, le cerveau du dauphin varie selon les espèces en poids et en anatomie. Par exemple, le plataniste de l'Indus a un cerveau très simple, pesant environ 200 grammes, tandis que celui du dauphin tursiops de l'Atlantique, très complexe et convoluté, pèse jusqu'à 1500 grammes. Cependant, comme nous, les dauphins naissent avec un cerveau ayant atteint un stade avancé de développement. Son développement final survient à l'âge de neuf ou dix ans, ce qui représente la moitié de la période totale de développement cérébral chez l'homme, mais beaucoup plus que cette période chez les autres mammifères.

Le cerveau de l'homme et celui du dauphin sont composés de nombreux éléments qui commandent un vaste éventail de fonctions et d'activités. Paul D. MacLean, chef du Laboratory of Brain Evolution and Behaviour, au National Institute of Mental Health des États-Unis, a identifié trois «niveaux» physiologiques distincts dans le cerveau humain, chacun correspondant à une étape de notre évolution. La partie la plus ancienne du cerveau — le cerveau reptilien — comprend la moelle épinière, le tronc cérébral et le mésencéphale. Ce cerveau primitif commande les instincts essentiels de survie et de reproduction, ainsi que les fonctions vitales comme la respiration, la régulation cardiaque et la circulation sanguine. Le même cerveau primitif existait chez les reptiles anciens. La couche suivante, c'est le cerveau mammifère archaïque, aussi connu sous le nom de système limbique, qui commande les émotions et les états d'esprit comme la peur, la panique, le plaisir et la félicité. Les messages de l'environnement externe passent à travers le système limbique avant d'arriver au néocortex, couche la plus récente du cerveau. Le système limbique est le point d'origine des réponses comme l'affection, le comportement sexuel, les impulsions altruistes et même l'amour. Dans cette région, l'hypothalamus est le principal régulateur; il commande tous les processus biologiques comme la soif, la faim, la température corporelle et la pulsion sexuelle. C'est lui qui commande la libération des substances neurochimiques comme l'adrénaline et l'endorphine. Il joue aussi un rôle très important dans la relation corps-esprit. Si le cerveau primitif est apparu le premier, le néocortex, lui, est apparu le dernier. Ce qui intrigue les hommes de science, c'est que, chez le dauphin et chez l'homme, à peu près la même proportion du cerveau comprend le néocortex. Ce néocortex est constitué de cellules nerveuses denses qui forment la région de «substance grise» appelée cortex cérébral. Le néocortex se divise en deux hémisphères — le gauche et le droit — et comporte trois zones principales: fonction sensorielle, fonction associative et fonction motrice. Ce «cerveau-toit», qui est à l'origine du bond d'évolution qui a mené au primate pensant, l'*Homo sapiens*, est le siège de nos fonctions cognitives hautement abstraites: mémoire, jugement, intellect. C'est là que nous recevons et traitons les perceptions audiovisuelles. C'est lui qui nous permet de nous rappeler le passé, d'anticiper l'avenir, et de créer et manipuler le langage. C'est le siège de la pensée consciente. De plus, le néocortex est l'organe de commande des mouvements et des actions volontaires.

C'est le néocortex du dauphin qui intéresse le plus les chercheurs, parce qu'il est semblable au nôtre. En 1986, Harry Jerison, microbiologiste à la faculté de médecine de l'Université de Californie, a avancé que — compte tenu du rapprochement des lamelles dans le néocortex du dauphin — les fonctions de motivation, comme l'intimité et les sentiments, pourraient être plus actives dans les processus néocorticaux du dauphin que dans ceux de l'homme, et que les pensées du dauphin pourraient être davantage imprégnées d'émotion que les nôtres. Il a également avancé que, en raison de la taille importante de son néocortex, les processus d'écholocation du dauphin créent en lui une perception du monde extérieur et du monde intérieur semblable à la nôtre.

D'autres hommes de science ne sont pas attirés par la théorie selon laquelle la taille importante du néocortex du dauphin le rendrait unique. Peter Morgane, chercheur à la Worcester Foundation of Experimental Biology, son collègue Ilya Glezer, professeur d'anatomie à l'école de médecine de la ville de New York, ainsi que d'autres hommes de science, surtout russes, ont réussi à dresser la carte de certaines parties du cerveau du dauphin, surtout du cortex cérébral, au moyen d'électrodes implantées dans le cerveau de l'animal anesthésié. Morgane est d'avis que, même si le néocortex du dauphin a pris de l'ampleur, il s'agit encore d'une configuration ancienne et que le dauphin a conservé cette structure cérébrale depuis qu'il est allé dans la mer pour la première fois. Voilà qui nous fait nous demander quel était le degré d'intelligence de l'ancêtre du dauphin quand il est allé vivre dans la mer.

Le cerveau du dauphin possède des caractéristiques propres extraordinaires. Le cervelet, organe de commande du mouvement, représente 20 p. 100 du poids total de son cerveau. Il ne faut donc pas s'étonner de l'agilité, de la grâce et des prouesses aquatiques du dauphin. Contrairement à l'homme, le dauphin est dépourvu d'un système olfactif. Il dépend donc davantage que nous de ses autres sens: vue, ouïe et toucher. Les hommes de science ont également remarqué que son thalamus — centre analogue à un standard téléphonique, où les impulsions sensorielles, surtout celles du plaisir et de la douleur, sont analysées et relayées au cortex — est très bien développé. Il comporte une zone importante de noyaux gris centraux, groupes de cellules qui ne reçoivent aucune information extérieure. On les appelle zones «silencieuses» ou zones d'«association», et la proportion de ces zones est à peu près la même dans le cortex de l'homme et dans celui du dauphin. Ces zones sont capables d'activités qui ne sont pas stimulées par les sens; par conséquent, nombreux sont ceux qui croient qu'elles sont associées à la pensée abstraite, voire à la spiritualité. Cette idée a été lancée pour la première fois par John Lilly, qui a laissé entendre que les dauphins pouvaient facilement atteindre des états méditatifs et qu'ils étaient des créatures spirituelles en puissance. Cependant, de telles spéculations mises à part, il faut savoir que la majeure partie de la recherche menée sur le cerveau du dauphin reste peu probante et que beaucoup des théories avancées sont purement hypothétiques.

Pour trouver des indices sur l'intelligence du dauphin, il vaut la peine de comparer l'évolution du cerveau des cétacés avec celle du cerveau des espèces terrestres à gros cerveau: homme, gorille, chimpanzé. De nouvelles recherches indiquent que la nutrition joue un rôle important dans le développement de la capacité cérébrale. Les hommes de science ont découvert que les acides gras essentiels, l'acide arachidonique et l'acide béhénique, sont particulièrement importants à cet égard. Tandis que les protéines jouent un rôle majeur dans le développement musculaire et minéral, les lipides semblent associés au système nerveux, au cerveau et à l'appareil circulatoire. Les lipides servant à la fabrication des tissus diffèrent selon les espèces, avec une seule exception, les tissus cérébraux. L'auteur d'un article intitulé *Nutritional Influences in the Evolution of the Mammalian Brain* déclarait que le régime alimentaire des carnivores leur apporte des concentrations d'acides gras très élevées, ce qui pourrait expliquer que leur cerveau est plus développé que celui des herbivores. Cependant, les carnivores les plus développés ont perdu beaucoup de leur capacité cérébrale. Que dire des cétacés et, en particulier, des dauphins? Sur le plan biochimique, ils jouissaient d'un important avantage; contrairement aux mammifères terrestres, ils avaient accès à une source abondante d'acides gras en oméga-3, particulièrement d'acide béhénique, que l'on trouve en mer dans le plancton et, sur terre, dans les huiles de grains et de fruits secs. L'autre forme d'acides gras essentiels au développement du cerveau — les acides gras en oméga-6 provenant des plantes marines, des grains et des fruits secs — était plus difficile à trouver, mais il semble que les dauphins avaient le don d'y arriver.

L'obstétricien Michel Odent mène une recherche sur les répercussions nutritionnelles des acides gras sur le cerveau humain, en étudiant un groupe de femmes enceintes à l'hôpital Whipp's Cross de Londres. Intrigué par les travaux du nutritionniste Michael Crawford, pionnier de la recherche sur les acides gras en oméga-3 et en oméga-6, et par le rapport humain/dauphin, Odent voulait établir un lien. «Comment se fait-il que notre cerveau et celui du dauphin soient plus volumineux que celui de tous les autres êtres vivants? s'est-il demandé. Je suis persuadé que la réponse se trouve dans les acides gras essentiels.» Odent incite un certain nombre de femmes à avoir une alimentation riche en acides gras, surtout en oméga-3, durant leur grossesse. Il observe ensuite si ce régime riche en aliments marins a des répercussions importantes sur le développement cérébral et sur l'intelligence des nouveaunés, par rapport aux enfants dont la mère a consommé moins d'aliments provenant de la mer. Odent croit que les résultats de ses recherches nous renseigneront sur l'importance des acides gras pour le développement cérébral, sur le lien existant entre l'homme et le dauphin, ainsi que sur notre passé aquatique.

LA NATURE DE L'INTELLIGENCE

Nombreux sont ceux, surtout chez les hommes de science, qui trouvent incroyablement difficile à accepter l'idée que certains animaux pourraient être aussi intelligents que l'homme. Cette réaction n'est pas étonnante: le dogme voulant que l'homme soit l'être vivant le plus intelligent sur cette planète est profondément enraciné en nous. Nous nous appelons même *Homo sapiens sapiens,* l'homme intelligent intelligent! L'idée selon laquelle les animaux ne sont pas capables de pensée et de sentiment a été avancée par René Descartes au XVIIe siècle. Il affirmait que les animaux étaient des machines non guidées par l'esprit, tandis que l'homme se caractérisait par l'esprit, le libre arbitre et le raisonnement. Plus récemment, la behavioriste Suzanne K. Langer écrivait: «Toute réaction de l'animal est instinctive, et ce comportement instinctif pourrait être dénué d'intelligence.» Ainsi, même si les attitudes changent, notre blocage mental au sujet de l'intelligence des animaux reste entier.

Qu'est-ce que l'intelligence? Au mieux, il est difficile de la mesurer. N'étant plus exclusivement préoccupé par sa survie, l'homme a eu le temps de donner libre cours à son intelligence. Nous avons le temps de penser, d'acquérir de nouvelles habiletés, d'inventer des objets; toutes choses que nous définissons vaguement par le terme «faculté cognitive», la capacité de percevoir, de connaître et d'apprendre qui va audelà des réponses purement instinctives. Dans leur quête en vue de devenir de plus en plus «civilisés», les êtres humains ont accordé beaucoup d'importance aux fonctions de l'hémisphère gauche, comme la logique, la rationalité et la pensée analytique. Ces dernières années, nous avons commencé à reconnaître l'importance de l'hémisphère droit, siège de la pensée créatrice, de l'inspiration et de l'intuition. Le «cerveau intégré», comme on l'appelle, est plus efficace; il enrichit notre vie et élargit nos horizons. Maintenant que nous apprécions l'importance de l'équilibre entre les deux hémisphères, il nous faut peut-être repenser notre conception de l'intelligence du dauphin. Comme John Lilly le faisait remarquer, nous ne pouvons pas juger de cette intelligence en nous fondant sur des critères humains: «Le dauphin ne construit rien. Il n'écrit rien. Il n'enregistre rien à l'extérieur de lui-même. Voilà des prémisses qui sont bien loin des définitions humaines de l'intelligence.» Lilly dit également qu'il faut aborder le dauphin comme s'il s'agissait d'un extraterrestre, puisqu'il appartient à un environnement étranger, qu'il a ses propres modes de communication et que son corps physique est différent du nôtre. «Si on vous précipitait tout nu au beau milieu du Gulf Stream, en pleine nuit, pourriez-vous survivre? Comment votre intelligence vous servirait-elle dans ces circonstances, privé de vos objets fabriqués? Si vous pouviez enfiler une peau de dauphin et nager comme lui à six ou dix nœuds, vous seriez alors intéressant à ses yeux. Mais, compte tenu de l'équipement de plongée dont l'homme dispose, tout ce que le dauphin peut faire, c'est de le repousser vers le rivage et lui dire: "Sors d'ici, tu n'es pas à la hauteur." Il est bien difficile de se reconnaître dans tout cela, d'analyser ce que fait cette intelligence.»

Indices d'intelligence

Le chimiste et delphinologue Bob Morris croit que le volume, les proportions, le poids, le compte de cellules et la pure complexité du cerveau du dauphin favorisent l'apparition de l'intelligence. En d'autres mots, le dauphin a tout ce qu'il faut pour analyser les situations — pas seulement y réagir — et prendre des décisions basées sur les conclusions de son analyse, comme nous-mêmes le faisons.

Définir l'intelligence, toutefois, n'est pas chose facile, même si elle a des caractéristiques qui s'appliquent à la fois à l'homme et au singe. L'adaptabilité du comportement, l'inventivité, la capacité de planifier et d'apprendre sont toutes des caractéristiques qui signalent l'existence potentielle de l'intelligence. La capacité de faire ce qu'il faut selon les circonstances, c'est-à-dire l'adaptabilité du comportement, révèle l'existence d'une conscience des événements. Le dauphin manifeste un comportement adaptable, semblant être conscient de son environnement et agissant de manière appropriée. Le Dr Louis Herman est l'un des plus grands chercheurs au monde qui étudient le mode de communication et l'intelligence du dauphin; depuis 1966, au Kewalo Basin Marine Mammal Laboratory de l'Université d'Hawaii, il cherche des moyens de communiquer plus efficacement avec le dauphin et de comprendre ses capacités intellectuelles. Herman définit l'intelligence comme étant l'adaptabilité du comportement: «Les animaux intelligents sont capables de construire une représentation détaillée du monde, basée sur l'expérience et les connaissances accumulées, afin de se comporter et de réagir de façon appropriée, en fonction des aspects de la réalité qui se manifestent. L'intelligence dépend donc de la capacité d'emmagasiner et d'utiliser de nouvelles connaissances, ainsi que les stratégies et règles qui ont été apprises ou qui peuvent être élaborées.»

Dans l'une de ses études, Herman a prouvé que, même après plusieurs minutes, les dauphins pouvaient se souvenir de nouveaux sons entendus et de choses qui leur avaient été montrées brièvement. Il a également prouvé que les dauphins pouvaient signaler l'absence d'objets autant que leur présence, qu'ils sont donc en mesure de comprendre des choses qui n'ont rien à voir avec leur environnement naturel, avec la survie ou avec la reproduction.

L'adaptabilité du comportement manifestée par le dauphin révèle un aspect de son intelligence. Mais cette créature a également la capacité d'inventer et de planifier. Les récits de nombreux dresseurs illustrent bien la capacité du dauphin de prévoir et de créer. Gordon Panitzke, un dresseur qui éprouve beaucoup de respect pour les dauphins, nous a raconté cet exemple d'ingéniosité. Ses dauphins avaient compris qu'ils pouvaient recevoir une récompense s'ils ramassaient les cailloux tombés accidentellement dans leur bassin. Au début, ils lui en apportaient un ou deux; puis, ils se sont mis à lui en apporter un grand nombre. Panitzke a fini par découvrir une réserve de cailloux cachés dans un tuyau submergé. En agitant l'eau avec leur queue au-dessus du gravier, les dauphins avaient réussi à faire en sorte que les pierres se ramassent dans le tuyau. Chaque fois qu'ils avaient envie d'un peu plus de poisson, ils retiraient des cailloux du tuyau et les apportaient au dresseur.

En outre, en réponse à la question posée par de nombreux hommes de science, celle de savoir si les dauphins sont vraiment capables de réfléchir, J. F. Eisenberg, de l'Université de Floride à Gainesville, affirme que les dauphins possèdent des mécanismes neuraux qui fonctionnent d'une façon semblable aux processus que l'on peut observer chez l'homme qui est engagé dans des activités mentales d'un ordre élevé. Eisenberg avance aussi que, même s'ils n'ont pas de mains, les dauphins peuvent exécuter toutes sortes de tâches faisant appel à la manipulation. Aux yeux de beaucoup d'observateurs, vu la polyvalence et la complexité du comportement du dauphin, il est évident qu'il agit souvent de façon délibérée, avec une certaine compréhension des résultats probables de son comportement. Par exemple, quand un dauphin est entraîné pour exécuter des manœuvres complexes, il arrive souvent qu'un autre dauphin puisse les exécuter aussi, même sans expérience ni exercices, et même s'il a été gardé en isolement. De toute évidence, cet autre dauphin comprend qu'il obtiendra une récompense s'il copie le numéro de son congénère.

Le dauphin et l'apprentissage

Comme l'enfant, le dauphin invente ses propres jeux, qu'il soit en captivité ou en liberté. Beaucoup de dresseurs racontent que ce sont les dauphins qui en fait leur enseignent des jeux. Une anecdote qui l'illustre bien s'est déroulée dans un laboratoire de recherche de Californie. Un dauphin à qui l'on avait appris à imiter le langage humain avait réussi à émettre un son ressemblant au mot «balle», mais le faisait toujours suivre d'un autre son, très différent. Après avoir répété ces deux sons plusieurs fois, le dauphin a refusé d'émettre le mot «balle», mais continué d'émettre l'autre son. Après sa déception initiale, le dresseur a fini par comprendre ce qui se passait et il a imité le second son. Le dauphin a bondi dans les airs et a fait le tour du bassin plusieurs fois avant de revenir à sa leçon: il ne jouerait le jeu que si le dresseur y participait aussi.

Il est clair que les dauphins vivant en captivité semblent comprendre les messages de leur dresseur. Cette forme d'apprentissage dont ils sont capables est beaucoup plus révélatrice que le simple fait de pouvoir ou de vouloir; dans leurs jeux, les dauphins semblent résoudre des problèmes en saisissant un principe, plutôt qu'en procédant par tâtonnements pour y parvenir.

Même si nous avons rencontré bon nombre de dresseurs qui insistent sur le fait que le dauphin «n'est pas plus intelligent que le chien moyen», Ric O'Barry, ex-dresseur de Flipper et l'un des protecteurs des dauphins les plus respectés et les plus controversés, ne doute pas un seul instant que le dauphin soit un être intelligent, quelle que soit la définition que l'on donne à l'intelligence. Quand il travaillait au Top Deck Show du Seaquarium de Miami, il a commencé à comprendre que les dauphins sont des êtres supérieurs: «Ce n'était pas moi qui dressais les dauphins, c'était plutôt eux qui me dressaient. Quand ils bondissaient, je leur lançais un poisson. Quand ils marchaient sur la queue, je leur lançais un poisson. Quoi qu'ils fassent, je leur lançais toujours un poisson. Qui leur a montré à faire des bonds et des pirouettes? Je ne le sais pas. Mais, sachant ce que je sais, je serais prêt à parier que personne ne le leur a appris. Ils l'ont appris eux-mêmes, afin d'être nourris. Certes, le dresseur "modèle" leur comportement, comme disent les psychologues des animaux, mais pas plus que les dauphins ne "modèlent" son comportement à lui.»

Beaucoup d'hommes de science et de dresseurs comparent l'intelligence du dauphin à celle d'un bambin. «Les dauphins ne sont pas des jouets que l'on remonte, déclare O'Barry; ce sont des êtres complexes, qui ont des préférences et des aversions, des craintes, des humeurs et des dispositions, des bons et des mauvais jours. En général, les dauphins aiment bien s'amuser. Ils sont prudents, impressionnables, sensibles et intuitifs, loyaux les uns envers les autres, naturellement portés à s'adapter, curieux, bien disposés, malléables; faciles à gâter, ils peuvent devenir exigeants, possessifs et enclins aux crises de colère. Mais ils sont aussi adorables, sensuels, malicieux et extrêmement intelligents. Presque tout ce que l'on pourrait dire d'un bambin, on peut le dire du dauphin.» Mais O'Barry s'empresse de préciser qu'il faut éviter de faire trop de comparaisons entre le dauphin et l'être humain. «Je fais moi-même ce genre de comparaisons, mais elles sont boiteuses. Les critères qui nous servent à déterminer l'intelligence humaine ne s'appliquent pas aux dauphins. Ce qui me semble évident, c'est qu'ils sont beaucoup plus intelligents dans leur monde que nous ne le sommes dans le nôtre.»

Un autre exemple de comportement perspicace, c'est la capacité de certains animaux expérimentés de vérifier les critères de dressage en exécutant une série de variations sur un comportement appris. De plus, les dresseurs ont souvent rapporté des incidents montrant clairement non seulement que les dauphins sont capables d'apprendre, mais qu'ils peuvent aussi se souvenir de ce qu'ils ont appris. Voici par exemple ce qui s'est passé au delphinarium de Brighton, au Royaume-Uni, avant sa fermeture en 1991. Le personnel a observé Missie, la femelle résidant en permanence au delphinarium, qui essayait de retirer du bassin principal Minnie, son bébé de trois mois qui venait de mourir, en la poussant avec son nez à travers les barreaux menant au parc d'attente. Dans le passé, tous les dauphins qui étaient morts avaient été transférés dans ce parc. Un ancien dresseur de dauphins, Doug Cartlidge, pense que Missie savait que c'était là que Minnie devait se trouver. Missie avait une peur terrible de ce parc d'attente; jamais on n'avait réussi à l'y faire entrer. Avant son transfert à un centre de réadaptation des îles Turks et Caicos, elle a cassé le nez d'un plongeur en résistant aux tentatives que faisait celui-ci pour la faire entrer de force dans le parc afin de la préparer au voyage.

Vers 1965, au Sea Life Park d'Hawaii, Karen Pryor, aujourd'hui présidente de la Marine Mammal Commission, à Washington, travaillait avec un dauphin sténo fraîchement capturé. Elle lui avait appris à associer le son d'un sifflet à l'arrivée du poisson, outil de renforcement primaire. Un jour, Karen a vu l'animal sortir la queue de l'eau; elle a sifflé et lui a lancé un poisson. Quelques minutes plus tard, le dauphin sortait la queue de l'eau à répétition et obtenait chaque fois un poisson. Puis il a émis un petit grincement; le dauphin sténo, comme beaucoup d'autres espèces, émet rarement des sons audibles. Karen a récompensé ce comportement plusieurs fois en donnant du poisson au dauphin. L'animal a sorti sa queue de l'eau encore une fois. Mais Karen a commis une erreur de dressage: s'intéressant aux sons émis par le dauphin davantage qu'à son battement de queue, elle ne l'a pas récompensé cette fois-là. L'animal était perturbé. Il n'avait jamais été privé d'une récompense en situation de dressage. Il a fait le tour du bassin à toute vitesse, en sautant hors de l'eau, puis est allé à l'autre extrémité du bassin, en tournant le dos à Karen. Celle-ci a dû lui donner quelques poissons «gratuits» pour le convaincre de participer de nouveau au jeu. (Il s'agit là d'un truc bien connu des dresseurs pour susciter un comportement chez un animal qui ne réagit plus: on fait comprendre à l'animal que la récompense-renforcement est encore à sa disposition.)

Karen a ensuite clarifié les règles avec un signal pour commander les mouvements de queue et un autre pour l'émission des sons. Cette séance de dressage terminée, le dauphin est allé à l'autre bout du bassin pendant que Karen se rinçait les mains dans l'eau. Ensuite, il a nagé vers elle et, avec sa nageoire, lui a frotté vigoureusement le bras de bas en haut. Il s'agit d'un geste d'amitié fréquemment observé entre dauphins, mais que Karen n'avait jamais vu se produire entre dauphin et être humain. Dans le contexte, on peut interpréter ce geste comme signifiant que le dauphin comprenait ce que la dresseuse avait voulu faire et qu'il lui «pardonnait» son erreur.

Il existe par contre des dresseurs qui ont dit que les dauphins étaient stupides parce qu'ils n'exécutaient pas les numéros souhaités. À en juger par le genre de tâches que l'on demande aux dauphins d'accomplir, il ne faut pas s'étonner qu'ils y répugnent. L'environnement de captivité donne peu d'occasions au dauphin de montrer son intelligence, qui n'a pas été conçue pour qu'il nous amuse avec des pirouettes. C'est plutôt une intelligence destinée à la vie harmonieuse avec l'environnement, à la recherche et à la capture de poissons, et à la survie. Beaucoup de delphinologues ont même avancé que la captivité du dauphin nuit à son intelligence. L'un de ces experts, le professeur Giorgio Pilleri, directeur de l'Institut d'anatomie cérébrale de l'Université de Berne, étudie depuis vingt ans le comportement et l'intelligence du dauphin. En se fondant sur sa propre observation des dauphins en captivité — situation qu'il regrette maintenant —, il croit impossible d'acquérir de vraies connaissances sur son intelligence, du fait que la captivité déforme la nature authentique du dauphin. «Même quand l'objectif visé est l'étude scientifique, déclare-t-il, les animaux sont physiquement et psychologiquement si déformés par la captivité que toute découverte est elle-même faussée et donne une idée inadéquate de leur comportement réel dans la nature.»

Il est peut-être temps de cesser de comparer le dauphin et l'homme; essayons plutôt d'apprécier les modes de communication du dauphin.

CHAPITRE 7

MODE DE COMMUNICATION DU DAUPHIN

INTRODUCTION

L'idée de converser avec des animaux a toujours été source d'enchantement et de fascination. Mais, comme nous sommes apparemment les seuls à être capables de parler, cette idée a toujours semblé relever de la fantaisie. Pourtant, est-elle vraiment tirée par les cheveux? Quand les hommes de science ont commencé à «épier» les dauphins, ce qu'ils ont entendu ressemblait étrangement à une espèce de conversation. Une telle cacophonie de sifflements, de craquements et de cris pourrait-elle être une forme de langage et, si c'est le cas, sommes-nous en mesure de l'apprendre et de la comprendre? Dans les années 1960, déjà, le Dr John Lilly semblait faire œuvre de pionnier quand il a enseigné à ses dauphins à répéter certains mots anglais. (Son travail a inspiré le réalisateur du film The Day of the Dolphin.) *Lilly avait prédit que, dans les dix ou vingt années suivantes, nous pourrions converser avec le dauphin tursiops. Son rêve reste à réaliser, mais les hommes de science qui se spécialisent dans la communication des animaux croient que les sons émis par les dauphins et les postures qu'ils adoptent transmettent une mine de renseignements sur leurs émotions et leur état d'esprit. En déchiffrant et en interprétant ces signaux, les chercheurs se rapprochent de plus en plus de la compréhension du «langage» des dauphins.*

L'UNIVERS SONORE

Chez le dauphin, c'est l'ouïe qui est de loin le sens le plus sensible et le plus développé. Il «déchiffre» ou évalue son environnement océanique en interprétant des sons. Il collecte beaucoup plus d'information à partir des bruits émis par les habitants et les éléments de la mer que nous ne pouvons l'imaginer. Comme Oppien l'a si bien dit: «Ils se réjouissent dans les échos des rivages.»

Puisque le son voyage plus vite et sur une plus grande distance dans l'eau que dans l'air, il ne faut pas s'étonner que l'ouïe soit si développée chez le dauphin. On dit qu'il peut entendre un sifflet à près de 20 kilomètres, et que les tursiops peuvent recevoir les signaux qu'ils s'émettent même si une distance de près de 10 kilomètres les sépare. Tandis que l'appareil auditif des mammifères terrestres, dont l'homme, comporte une oreille comprenant un pavillon, un tympan et un limaçon, celui du dauphin est réduit à un minuscule orifice qui s'ouvre à fleur de peau, juste derrière l'œil, au fond d'une petite fossette. Les sons extérieurs passent directement dans cet orifice pour se rendre au tympan.

Pour se diriger et obtenir des renseignements précis sur son environnement, le dauphin possède un sonar extrêmement raffiné. Grâce à ce sonar, il peut situer le rivage, le fond de l'océan et les objets de toutes formes et de toutes tailles, même ceux qui sont presque invisibles à l'œil humain. Son sonar fonctionne ainsi: le dauphin émet un train de puissants «clics» à basse fréquence, que l'on peut entendre sous l'eau et qui font penser à une porte grinçante qui s'ouvrirait lentement. Ce train de sons est produit par des sacs aériens qui communiquent avec le conduit nasal et qui sont situés juste derrière et un peu au-dessus du «melon» (lui-même juste au-dessus des yeux). Le melon joue le rôle d'une lentille acoustique qui focalise les ondes sonores en un étroit faisceau projeté par le front du dauphin. Cette émission sonore, en frappant un objet, se trouve presque immédiatement réfléchie. Le dauphin reçoit alors une espèce de représentation tridimensionnelle de l'objet, composée de l'information recueillie par les structures situées dans sa gueule. Les spécialistes croient que les vibrations sont alors transmises au cerveau par les nerfs de la mandibule. Sur réception de l'écho du premier clic, le dauphin en émet un autre. Le délai entre l'émission du clic et la réception de son écho permet à l'animal de déterminer à quel distance se trouve l'objet. Du fait qu'il émet un train de clics, le dauphin peut suivre à la trace un poisson et, les signaux reçus des deux côtés de la tête lui apprennent dans quel sens le poisson se déplace. S'il veut examiner un objet plus en détail, le dauphin commencera à émettre des clics de fréquence plus élevée. Les chercheurs ont remarqué que certains dauphins «jouent» avec le son, alternant entre les basses et les hautes fréquences. Ce sonar est si perfectionné que le dauphin peut «écholocaliser» deux cibles à la fois, tout en communiquant avec ses congénères au moyen de sifflements.

Deux cétologues, les Drs Kenneth Norris et Bertel Mohl, laissent entendre que, comme nous l'avons dit au cinquième chapitre, les dauphins pourraient bien être capables d'assommer et de tuer leur proie en déchargeant sur elle une série de clics puissants. Selon cette théorie controversée, les dauphins se serviraient aussi de puissantes impulsions sonores pour perturber l'appareil auditif du poisson qui, désorienté, est plus facile à attraper.

Malgré son grand perfectionnement, le sonar du dauphin est loin d'être infaillible. De nombreux dauphins perdent la vie parce qu'ils n'ont pas pu détecter les fines mailles de nylon des filets dérivants modernes.

Imagerie ultrasonique

Il se peut que l'écho reçu par le dauphin grâce à son sonar prenne la forme d'une image tridimensionnelle semblable à celle que produit le matériel utilisé dans les hôpitaux pour échographier les organes ou celui dont on se sert dans les sous-marins pour naviguer dans les profondeurs. Certaines personnes avancent que c'est de cette façon que les dauphins peuvent «voir» à l'intérieur de notre corps et même y distinguer des détails, tel le contenu de notre estomac. Certes, les dauphins semblent accorder une attention particulière aux femmes enceintes — ce qui indique qu'ils sont peut-être capables de détecter la présence du fœtus — et aux personnes qui ont des plaques ou des broches métalliques dans leurs os.

Tout cela a poussé certains chercheurs à spéculer: les dauphins se transmettraient de l'information sous forme d'«images sonores». L'imagerie sonore, avancent-ils, rendrait le langage inutile, car si les dauphins peuvent voir l'intérieur des autres dauphins, quel besoin auraient-ils de poser des questions ou de se prononcer sur le bien-être de leurs compagnons? Le dauphin qui percevrait l'approche d'un requin, par exemple, n'enverrait pas un signal d'alarme verbal; il se contenterait d'émettre une série de clics correspondant à l'image sonore crée par l'écho du faisceau qu'il a projeté sur le requin. Il se peut aussi que cet écho soit reçu non seulement par le dauphin qui a émis les clics, mais par tous les autres dauphins du voisinage; il y aurait donc partage de l'information.

La traduction «visuelle» du son est illustrée par l'expérience classique menée par le Dr Jarvis Bastian, de l'Université de Californie. Bastian a placé deux dauphins, Buzz et Doris, dans un même bassin. Il y a installé quatre manettes, deux pour chacun des animaux, ainsi que deux signaux lumineux, l'un continu, l'autre clignotant. Les deux dauphins devaient appuyer sur la manette droite quand ils voyaient s'allumer le signal lumineux continu, et sur la gauche, quand il s'agissait du signal clignotant. Quand Buzz et Doris le faisaient correctement, ils recevaient un poisson. Bastian a ensuite poussé l'expérience plus loin. Buzz devait appuyer sur sa manette avant que Doris appuie sur la sienne. S'il n'y parvenait pas, ni l'un ni l'autre ne recevaient de poisson. Mais s'il y arrivait, tous deux en recevaient.

L'étape finale de l'expérience a semblé prouver hors de tout doute que non seulement les dauphins comprenaient le principe de l'expérience, mais qu'ils pouvaient se communiquer de l'information au moyen de sons. Bastian a divisé le bassin en deux, séparant les dauphins au moyen d'une paroi de bois. Cette fois, seule Doris pouvait voir les signaux lumineux. Mais pour obtenir son poisson, il lui fallait faire en sorte que Buzz appuie sur la bonne manette (gauche ou droite, en fonction du signal lumineux allumé) avant qu'elle-même appuie sur la sienne. Doris a nagé jusqu'à la paroi et a sifflé; Buzz a sifflé à son tour. Puis Buzz a appuyé sur sa manette, et Doris sur la sienne. Tous deux ont reçu un poisson récompense. Il est évident que Doris a dit à Buzz que le signal lumineux était continu ou clignotant, sinon il n'aurait pas su sur quelle manette appuyer.

Le cétologue et acousticien Bob Morris n'est pas convaincu que les dauphins puissent communiquer au moyen de tels «pictogrammes»: «L'image tridimensionnelle reçue par le dauphin grâce à l'écho sonore lui donne une «image mentale» d'un objet. Cependant, ce n'est pas ce qu'il transmet directement aux autres dauphins.» Morris avance que le dauphin traduit l'information en un son à deux dimensions, comme un sifflement. La question de savoir si ce sifflement produit alors une image mentale pour le dauphin reste toutefois sans réponse.

LES DAUPHINS ONT-ILS UN LANGAGE?

Beaucoup d'évolutionnistes posent comme principe que, au moment où les dauphins ont quitté la terre ferme pour vivre dans l'eau, ils ont apporté avec eux un répertoire de base de bruits mammaliens, comme des aboiements, des vagissements et des braillements pulsés. Ces bruits leur servent à transmettre le même genre de messages que les mammifères terrestres et semblent avoir évolué en une gamme variée de sons susceptibles de véhiculer tous les types d'information d'un dauphin à l'autre. La tonalité de ces sons semble transmettre des renseignements sur l'état émotionnel du dauphin. Les sons servant des fonctions sociales ont une fréquence plus basse que les clics; ils nous sont donc audibles. Les vagissements, braillements, aboiements et grognements serviraient à l'expression de soi, tandis que les sifflements prenant la forme de trilles, d'arpèges et de glissando serviraient à garder le contact. Ces sifflements sont plus proches des sons émis par les oiseaux que de ceux émis par tout mammifère terrestre. Les chercheurs ont répertorié une trentaine de sifflements, chacun ayant son sens propre. Denise Herzing est de ceux qui croient que chaque dauphin possède un sifflement signature, semblable à un nom, dont il se sert pour capter l'attention des autres dauphins. Ainsi, ces animaux peuvent se reconnaître en moins d'une demi-seconde. À la naissance d'un bébé dauphin, sa mère siffle presque continuellement pour «imprimer» sa marque sonore sur lui. Il faut ensuite entre un an ou deux pour que le petit se donne sa propre signature, probablement dérivée de la signature de sa mère. Ainsi, il en hérite un peu comme nous héritons de notre nom de famille. En outre, les mères signalent à leurs petits de revenir près d'elles au moyen d'un sifflement distinct.

Les vagissements et les aboiements servent souvent à transmettre la notion de danger, de protestation, de colère et d'irritation. «À mesure que l'émotion s'intensifie, le nombre et le volume des sons augmentent», écrivent les experts en communication, Melba et David Caldwell. Ils ont remarqué que les sons varient de façon très subtile: la fréquence ou nombre de pulsations par minute peut monter ou diminuer selon la situation. Les Caldwell comparent ces signaux «gradués» à notre propre utilisation du son: «La mère qui appelle son enfant au souper utilise une vocalisation beaucoup moins intense que si elle le voit dans une situation dangereuse.» Les dauphins, eux, quand ils se sentent en danger, émettent un vif craquement qui joue le rôle d'une alarme.

Les divers sons émis par le dauphin constituent-ils un langage? Voilà une question qui soulève bien des controverses. Si certains chercheurs le croit possible, d'autres en sont moins sûrs. Aux États-Unis, le Dr Richard Ferraro, de l'Institute of Applied Physiology and Medicine, expert en matière de communication chez le dauphin, croit que seuls certains groupes de dauphins ont mis au point un langage vocalique, et que ce langage varie en degré et en complexité. Il pense qu'il est apparu par hasard. Du fait que les dauphins vivent en groupes familiaux unis, il est possible qu'un membre du groupe mette au point un langage vocalique et le transmette à sa famille, qui elle le fera passer de génération en génération, faisant ainsi apparaître un langage et un dialecte uniques à ce groupe. Ferraro n'a pas encore prouvé sa théorie, ce qui lui prendra de nombreuses années de recherche, mais il est convaincu que tous les dauphins ont le potentiel du langage.

Bob Morris pense que la complexité de la structure et du pattern des sifflements laisse croire que le dauphin a un langage: nous devrions interpréter ces sifflements comme un ensemble d'informations ayant un début, un milieu et une fin. Comme les linguistes l'ont fait remarquer, les langues sifflées existent aussi chez les humains. Certains habitants des Açores et des tribus du Mexique se «parlent» à des distances pouvant atteindre cinq kilomètres, au moyen de sifflements modulés assez complexes.

Langage corporel

Comme nous, les dauphins ne se contentent pas de communiquer par les sons. Leurs attitudes corporelles révèlent beaucoup de choses sur leur état émotionnel et peuvent en fait modifier le sens de leurs sifflements. Même si on a déjà cru que la vision n'était pas un sens très développé chez le dauphin, aujourd'hui les experts pensent qu'il voit bien dans l'eau et en dehors de l'eau, et qu'il transmet certains messages au moyen de signaux visuels, comme l'attitude corporelle et la vitesse du mouvement. Quand il menace un autre dauphin, par exemple, il se met face à lui, se cambre le dos et ouvre la gueule. Inversement, il manifeste sa soumission en se plaçant de côté et en gardant la gueule fermée. (Cependant, à propos des signaux visuels, il faut ajouter que certaines espèces, comme les dauphins de fleuve, ont une mauvaise vision: les eaux boueuses dans lesquelles elles évoluent rendent la vue inutile.)

Comme les humains, les dauphins sont par nature des êtres «tactiles»; ils aiment les contacts physiques et s'en servent pour communiquer. Dans les relations sexuelles et dans les relations mères-petits, la dimension tactile est importante et particulièrement développée. Surtout évidente chez le dauphin tursiops de l'Atlantique, la communication tactile consiste à se toucher les nageoires, à se caresser, à donner des petits coups de nez et à se poser sur le corps d'un autre dauphin. Tous ces gestes transmettent les messages les plus divers, de l'affection au sentiment de confort. Pour punir son petit désobéissant, la mère le retiendra doucement dans l'eau ou le poussera hors de l'eau. Cela signifie que le petit doit être sage et prendre la position qu'il faut, c'est-à-dire nager aux côtés de sa mère, parallèlement. Quand le petit dauphin grandit, les punitions peuvent aussi prendre la forme de coups et de morsures si son comportement est intolérable.

Le Dr Richard Ferraro a d'abord travaillé avec John Lilly sur le projet JANUS (Joint-Analog-Numerical-Understanding-System), puis avec Louis Herman, à Hawaii. Son but est de combiner l'étude de la communication chez le dauphin en liberté et en captivité; il a lui-même conçu l'équipement qui devrait l'aider dans sa recherche. Ferraro s'intéresse surtout au langage corporel; il croit que, en étudiant cette dimension de la communication, nous aurons une meilleure compréhension du comportement et de l'intelligence du dauphin. Lui et bien d'autres hommes de science pensent que la dimension vocale de la communication du dauphin est très secondaire comparativement au langage corporel et au mouvement. Mais le langage corporel est beaucoup plus difficile à étudier que les autres, parce que les chercheurs doivent travailler dans l'eau et observer attentivement et longuement les dauphins sans perturber leur comportement naturel.

Denise Herzing, directrice de la recherche du projet Wild Dolphin et membre affiliée de l'Université de l'Ohio étudie la communication du dauphin depuis plus de vingt ans. Comme nous l'avons dit au cinquième chapitre, depuis cinq ans elle mène ses études en observant des dauphins vivant en liberté près des Bahamas, ce qui n'était pas le cas dans la plupart de ses études précédentes. Une bande d'une cinquantaine de sténelles tachetées se sont habituées à Denise et à ses collègues chercheurs, qui essaient par tous les moyens de ne pas perturber leur comportement naturel. L'interaction humains-dauphins n'a lieu que si les dauphins le veulent bien et à leurs conditions. Dans ses recherches, Denise veut en priorité établir une relation de confiance et de respect avec les dauphins, identifier les individus et les groupes familiaux, ainsi que documenter le comportement social et la communication acoustique. Au moyen d'enregistrements vidéo des dauphins et de l'analyse informatisée des sons qu'ils émettent, Denise a pu construire une représentation de la façon dont les dauphins utilisent le langage corporel et des sons particuliers pour communiquer. Elle a su isoler leur sifflement signature, certains sons vocaliques émis quand ils se nourrissent, ainsi que la signification de beaucoup d'attitudes corporelles combinées à certains sifflements ou grincements. Même si tout cela ne constitue pas vraiment un vocabulaire, il s'agit d'une approche positive de la communication, puisque l'on essaie d'apprendre le langage des dauphins au lieu de leur enseigner le nôtre. Parmi les autres sons que Denise a identifiés, on compte l'appel lancé par le bébé dauphin quand il est séparé de sa mère; le signal de détresse émis par le dauphin blessé ou malade; la plainte que siffle le dauphin qui s'ennuie parce qu'il est sans contact avec les humains ou les autres dauphins; le signal de rassemblement du groupe; l'appel du mâle à la femelle et l'avertissement que celle-ci lui lance pour qu'il cesse de la poursuivre.

LA BARRIÈRE DES LANGUES

Même si, comme nous l'avons dit au début du présent chapitre, l'idée de communiquer avec des animaux a toujours captivé l'imagination de l'homme, il importe de comprendre qu'une telle communication peut se faire selon différents modes et qu'elle ne dépend pas exclusivement du langage. Bien qu'il soit clair que les dauphins qui recherchent la compagnie humaine souhaitent abattre la barrière des langues entre nos deux espèces, en tant qu'humains nous ne sommes pas arrivés à déchiffrer la complexité du langage du dauphin. La fréquence utilisée par les dauphins est à peu près dix fois plus élevée que la plus haute fréquence perçue par l'oreille humaine, ce qui constitue le principal obstacle à la communication humains-dauphins. Mais l'ordinateur nous donne la possibilité de créer une langue commune, une sorte de patois dauphin/humain de haute technologie. Mais cette approche comporte des inconvénients. Une équipe de chercheurs qui étudiaient les dauphins sauvages a relaté un incident qui illustre bien la naïveté de l'homme. Armée d'une batterie de matériel informatique très perfectionné pour synthétiser les sons du dauphin, l'équipe a fait jouer des sons soigneusement choisis se trouvant dans la fréquence auditive sous-marine des dauphins. Ceux-ci ont répété les sons une ou deux fois, avant de commencer à leur ajouter des variations complexes. Naturellement, l'équipe n'était pas préparée pour cette improvisation et elle a été incapable de décoder ce que les dauphins «disaient» car, comparé aux capacités des dauphins, son équipement informatique était plutôt primitif.

Parler avec des dauphins

Dans les années 1960, le neurologue John Lilly, pionnier de la recherche sur la communication des dauphins a dit: «Au cours des dix ou vingt prochaines années, l'espèce humaine établira la communication avec une autre espèce, non humaine, peut-être extraterrestre, plus probablement marine, mais sûrement très intelligente, voire intellectuelle.» Il a avancé que cette espèce serait le *Tursiops truncatus,* le dauphin tursiops de l'Atlantique.

Lilly était inspiré par le travail d'Aristote qui a écrit: «La voix du dauphin dans l'air ressemble à celle de l'homme, du fait qu'il peut prononcer des voyelles et des combinaisons de voyelles, mais il a de la difficulté avec les consonnes.» Pour Lilly, il était évident que les Grecs avaient tenté d'entrer en communication avec les dauphins. Jusque vers le milieu du XXe siècle, les hommes de science ridiculisaient avec véhémence l'idée selon laquelle les dauphins se «parlent» entre eux, car ils croyaient que ces animaux n'avaient pas de cordes vocales. Ils ne savaient pas que baleines et dauphins possèdent un appareil ultrasonique d'une telle complexité. Mais, en 1960, Lilly a mis sur pied un laboratoire à St. Thomas et a fondé le Communication Research Institute. Lui et ses collègues étaient conscients du désir des dauphins d'imiter la voix humaine. À Miami, des études étaient déjà en cours dans lesquelles étaient engagés les Drs Peter Morgane, Eugene Nagle, Will McFarland et Paul Yakovlev de la faculté de médecine de l'Université Harvard, qui se concentraient sur les dimensions neurophysiologiques et neuroanatomiques de la communication. Lilly s'intéressait particulièrement au son, dont il sentait le potentiel plus grand que celui du langage par signes. Comme les humains, les dauphins peuvent varier leur communication vocale en modifiant très rapidement le volume, la fréquence et le ton des sons émis. Inspirés par ces similarités, Lilly et ses collègues ont mis au point JANUS (Joint-Analog-Numerical-Understanding-System). Le «cerveau» de l'ordinateur qu'ils utilisaient était muni de prises pour les émissions humaines et de prises pour les émissions des dauphins. Ces prises étaient sensibles aux fréquences les plus facilement perçues soit par les dauphins (3000 à 80 000 hertz), soit par les humains (300 à 3000 hertz).

Convaincu que la configuration cérébrale du dauphin signifiait qu'il avait la possibilité de communiquer d'une façon semblable à celle de l'homme et que les dauphins possédaient un langage, Lilly a concentré son attention sur un dauphin en particulier, Elvar, qu'il avait isolé de ses congénères et qui passait tout son temps avec les chercheurs. Elvar, que l'on incitait à répéter des mots et des syntagmes, s'est révélé être un excellent imitateur. Carl Sagan, l'astronome, cosmologiste et auteur bien connu, a rendu visite au laboratoire de Lilly, en 1963. Il relate un incident qui, selon lui, prouve que le dauphin ne faisait pas que répéter comme un perroquet les mots et phrases. Elvar a nagé vers Sagan et s'est tourné sur le dos, pour que ce dernier lui caresse le ventre. Une fois les caresses reçues, Elvar s'est éloigné. Puis il est revenu, le ventre tout juste sous la surface de l'eau. Sagan a relevé ses manches et lui a caressé le ventre. Très enthousiasmé, Elvar s'est éloigné de nouveau, avant de revenir, le ventre sous environ 30 centimètres d'eau. Sagan l'a caressé encore une fois; Elvar s'est éloigné, puis est revenu, mais cette fois-ci le ventre à environ un mètre de la surface. Sagan, ne voulant pas mouiller ses vêtements, a ignoré Elvar, qui a réagi en se redressant sur sa queue et en disant: «*More*». Ainsi, le dauphin avait compris la signification exacte du mot qu'il n'avait pas choisi au hasard.

À cause de cet incident et d'autres cas analogues, Lilly a rapporté que les dauphins possédaient un langage qu'il a appelé le «delphinien». Cependant, les hommes de science de son époque arguaient du fait que tout ce que Lilly avait démontré, c'était que les dauphins pouvaient répéter quelques mots et phrases en anglais, un peu comme le mainate et le perroquet. D'autres ont posé *la* question: pourquoi attendre des dauphins qu'ils nous parlent dans notre langue?

Lilly a peut-être fait œuvre de pionnier dans la recherche sur la communication, mais l'homme qui a donné le plus de crédibilité à ce domaine de recherche reste le psychologue Louis Herman, directeur du Kewalo Basin Marine Mammal Laboratory, de l'Université d'Hawaii. Depuis plus de dix ans, Herman travaille avec deux tursiops de l'Atlantique, Phoenix et Akeakamai (surnommé «Ake»), mettant méthodiquement à l'épreuve leur capacité de comprendre et d'exécuter des ordres donnés dans deux types de langue artificielle. La langue utilisée avec Phoenix est composée de sifflements produits par ordinateur, tandis que dans le cas d'Ake, elle se fonde sur une gestuelle de la main et du bras. Chacune de ces langues comporte un «vocabulaire» et un ensemble de règles ordonnant l'arrangement en séries des sons ou gestes, afin de former des milliers de phrases. Au moyen de ces langues, Herman a prouvé que les dauphins comprennent le sens des mots et, plus important encore, la manière dont l'ordre des mots modifie leur sens. Cette capacité est considérée comme essentielle dans la plupart des langues humaines et comme une caractéristique qui, selon maints linguistes et philosophes, est signe d'intelligence. Herman a découvert que les dauphins peuvent faire la distinction entre des séries comme «tuyau-apporte-planche à surf» (qui signifie «apporte le tuyau près de la planche à surf») et «planche à surf-apporte-tuyau» («apporte la planche à surf près du tuyau»). Ces ordres sont donnés de deux façons: par une suite de sifflements émis par des haut-parleurs sous-marins et par une série de gestes de la main et du bras. Dans ce dernier cas, le dresseur se tient près du bassin et porte des verres opaques pour ne pas donner accidentellement des signaux visuels aux dauphins. Il exécute ensuite la série de gestes qui forment la «phrase». David Premack, ancien chercheur en langage des singes à l'Université de Pennsylvanie, qui ne travaille plus dans le domaine du langage animal, avance que l'«utilisation libre que fait Herman de la phrase» pose problème. Le langage humain, dit-il, est composé de concepts abstraits et non pas seulement d'objets et d'actions. De plus, d'autres spécialistes du langage des singes avancent que les animaux apprennent ces comportements afin de recevoir des récompenses et que ces comportements ne sont donc pas la démonstration d'un «langage». Herman, toutefois, soutient que l'attribution de récompenses n'infirme pas le fait qu'une forme de langage soit en action: «Les dauphins acquièrent une compréhension des mots de leur langue à un niveau abstrait.» Par exemple, le mot «sous» signifie «passer sous»; en réaction à l'ordre «sous», les dauphins soulèveront un objet se trouvant au fond du bassin afin de nager sous cet objet. Herman a également prouvé que les dauphins comprennent les références à des objets absents. Quand on demande à Ake «ballon question» (ce qui signifie «y a-t-il un ballon dans le bassin?»), celui-ci scrute le bassin et répond en touchant une pagaie «oui» ou une pagaie «non». Quand Ake touche la pagaie «non», cela implique qu'elle a compris le signe, qu'elle s'est fait une représentation mentale du référent et qu'elle en a déduit que le ballon n'est pas là. Cette capacité a été observée chez les singes et, bien entendu, chez les humains.

Dans un autre projet visant l'analyse du «langage» des dauphins afin de repérer leurs divers sifflements, Peter Tyack, chercheur au Woods Hole Oceanographic Institute, aux États-Unis, fixe à la tête du dauphin, au moyen de ventouses, un dispositif rudimentaire appelé «vocalite». Ce dispositif s'allume chaque fois que le dauphin émet un son. Avec l'aide du Dr Richard Ferraro, Tyack travaille à la conception et à l'expérimentation d'une technologie plus avancée, grâce à laquelle un micro-ordinateur enregistre chaque son, puis télécharge l'heure de chacun dans un second ordinateur. On analyse ensuite les enregistrements pour répondre aux questions suivantes: lequel des dauphins a communiqué? quels sons a-t-il émis? et quel était son comportement au moment de l'émission? Avec le soutien de l'Office of Naval Research d'Arlington, en Virginie, Tyack étudie également la fonction sociale des sifflements, en enregistrant les sons émis par les dauphins qui vivent en captivité à l'aquarium de la Nouvelle-Angleterre et au zoo Brookfield de Chicago; il analyse aussi les sifflements signatures d'une population de dauphins vivant en liberté dans la baie de Sarasota, dans l'espoir de découvrir des schémas récurrents.

Communication télépathique

Dans la mythologie et les récits des marins, on trouve de nombreux exemples de dauphins qui se sont portés au secours de nageurs et de naufragés. Ces récits impliquent que les dauphins ne sont pas seulement des êtres compatissants et généreux, mais qu'ils peuvent aussi percevoir des signaux de détresse. Tandis que certains disent que les dauphins captent les signaux sonores (par exemple, les appels au secours) ou réagissent au langage corporel, d'autres avancent que les dauphins possèdent un sixième sens: en d'autres mots, ils sont capables de télépathie. Ex-dresseur de dauphins, Ric O'Barry compte parmi les tenants de cette théorie: «Parfois, ils exécutent un numéro avant même que vous le leur demandiez; c'est comme s'ils lisaient dans votre esprit.» Selon O'Barry, si les dauphins peuvent émettre des sons et en déchiffrer l'écho, ils peuvent également se transmettre des images sonores entre eux. Il avance qu'il pourrait s'agir là d'une forme de télépathie. Christine Bowker, qui a travaillé au premier Sea World de Grande-Bretagne, est l'un des nombreux dresseurs à avoir rapporté des expériences avec des dauphins qui pourraient être de nature télépathique: «Ils essayaient toujours de marquer un point sur moi... Par exemple, je voulais que deux dauphins sautent l'un de chaque côté de moi et je me demandais comment leur faire comprendre quelque chose de si compliqué. C'est alors qu'ils ont fait exactement la manœuvre à laquelle je pensais; ils ont ensuite fait le tour du bassin en émettant les petits gloussements qu'ils font quand ils sont fiers d'eux.»

Frank Robson, l'auteur de *Pictures in a Dolphin's Mind*, prétend avoir dressé des dauphins simplement en recourant à la télépathie: «Je visualise ce que je veux que les dauphins fassent, et ils le font. Je n'ai pas besoin d'utiliser un système de récompenses, comme les autres dresseurs. Les dauphins s'exécutent parce qu'ils le veulent. Ils aiment me faire plaisir et communiquer de cette façon.» Certains ont également prétendu que les dauphins peuvent capter nos ondes cérébrales et se mettre en harmonie avec celles-ci, afin d'évaluer notre état émotionnel. Ce type d'«entraînement» pourrait expliquer pourquoi ils réagissent différemment en fonction des personnes avec qui ils se trouvent au cours d'une rencontre. Cette hypothèse a aussi mené certains à croire que le dauphin a le pouvoir d'influencer notre disposition émotionnelle et ainsi de soulager des états comme la dépression et la peur.

Des extraterrestres?

Les chercheurs du SETI (Search for Extra-Terrestrial Intelligence) s'intéressent vivement au travail de Dianna Reiss, professeur en communication avec les animaux à l'Université d'État de San Francisco et directrice-fondatrice du projet Circe du Marineworld de Vallejo, en Californie. Même si l'idée semble bizarre, le travail de Reiss sur le décodage des systèmes de communication du dauphin est semblable à la recherche d'une intelligence extraterrestre.

En tant que conférencière invitée de la NASA et récipiendaire d'une subvention de la Planetary Society de Pasadena, en Californie, Dianna Reiss a expliqué clairement les problèmes que ces deux tentatives ont en commun: «Comment percevoir des signaux et y reconnaître des modèles quand nous ne connaissons pas la nature du signal? a-t-elle demandé. Comment l'observateur appartenant à telle espèce pénètre-t-il le système de communication d'une autre espèce quand, en réalité, il est sourd et aveugle face à ce système?»

Au cours d'une étude de huit ans, Reiss a concentré son attention sur l'analyse des signaux vocaux et non vocaux. Travaillant selon des principes analogues à ceux de Louis Herman, elle a construit des «éthogrammes» — codes de comportement — en observant et en filmant les dauphins, en enregistrant ses observations et en répartissant en catégories les comportements observés. Elle a ensuite tenté d'établir une relation entre les sons émis et les comportements manifestés. Reiss a mis au point un clavier sous-marin à neuf touches que le dauphin peut utiliser. Chacune des touches porte un symbole, comme un poisson, un ballon ou un cerceau. Quand le dauphin appuie sur une touche avec son nez, un ordinateur émet un son spécifiquement attribué à la touche en question. Le dauphin doit ensuite répéter ce son pour obtenir sa récompense qui sera, selon le cas, un poisson, un ballon ou un cerceau. Autrement dit, le dauphin apprend à associer tel son à tel objet. Dianna Reiss croit qu'il s'agit là d'une forme de «langage commun» que l'homme et le dauphin pourraient mettre au point et tous deux comprendre.

CHAPITRE 8

DAUPHINS AMICAUX

INTRODUCTION

Les lettrés de l'Antiquité, comme nous l'avons déjà dit — et nous y reviendrons plus en détail —, ont rapporté d'extraordinaires rencontres entre humains et dauphins. Naguère considérées comme des mythes et des fables, ces interactions ont néanmoins longtemps été source de fantaisie et de fascination. Depuis peu, on commence à comprendre que ces récits ne sont pas pure fiction, mais sont probablement en grande partie vrais. Des dauphins amicaux apparaissent un peu partout dans le monde. En plus de capter l'attention des habitants du coin, ils attirent les visiteurs qui viennent les observer et nager avec eux.

Nager avec les dauphins dans leur milieu naturel peut être une expérience vraiment magique. Rares sont les êtres humains qui ne sont pas remplis de joie et d'émerveillement à la vue de ces gracieux animaux bondissant et cabriolant dans les vagues. Par exemple, imaginez-vous un instant à bord d'un yacht voguant sur des eaux turquoise. Une bande de dauphins venus de nulle part apparaît soudainement. Comme des ombres grises, ils glissent silencieusement sous la surface de l'onde. Vous apercevez occasionnellement des ailerons qui font une brèche dans l'eau, quand les animaux montent respirer. Même si la plupart des dauphins semblent heureux de garder leurs distances, deux d'entre eux s'approchent prudemment. Bientôt, ils nagent en parfaite harmonie à la hauteur du yacht, voguant à la même vitesse que lui. La tête relevée, les deux créatures souriantes vous regardent droit dans les yeux. Leur regard est si humain que vous avez l'impression qu'ils sondent le fond de votre âme.

Leur curiosité satisfaite, les deux dauphins font demi-tour, plongent au fond et disparaissent. Le moment magique est fini. Mais au loin vous voyez que les autres dauphins viennent dans votre direction. Soudain, vous entendez de gros floc! Le duo de dauphins curieux est de retour. Sont-ils allés chercher le reste de la bande? Cette fois-ci, les animaux dessinent des entrelacs devant l'étrave. Bondissant sur la vague d'étrave, les dauphins virevoltent joyeusement. De temps à autre, ils s'élancent dans les airs avec exubérance. Le yacht est maintenant entouré de dauphins. Il y a des mères accompagnées de leurs petits; d'autres donnent l'impression d'être de jeunes amants; d'autres encore font penser à des vieillards tranquilles. Pourtant, tous ces dauphins respirent la même vitalité, le même bonheur.

Les dauphins vous tiennent sous leur charme dans un monde tout à fait détaché de la réalité. Leur joie de vivre est communicative. Subjugué par tant d'exaltation et de bonheur, vous voudriez que l'instant dure toujours, mais les dauphins commencent à s'éloigner lentement. Vos deux «amis» vous quittent les derniers. Avant de disparaître à l'horizon, ils exécutent une série de sauts aériens, comme pour vous dire adieu.

Combien de temps sont-ils restés près du yacht? Impossible à dire, car vous avez l'impression que le temps s'est arrêté. Et, même s'ils sont partis, vous sentez encore leur présence. Le souvenir de cette rencontre est si puissant qu'il vous revient sans cesse, même dans vos rêves, et il rallume chaque fois une petite lueur au fond de votre cœur.

Nous avons toutes deux eu la chance de connaître, chacune de notre côté, cette merveilleuse expérience. Non seulement elle a décuplé notre fascination pour les dauphins, mais elle nous a aussi fait comprendre que les rencontrer dans la nature est un événement tout à fait singulier et émouvant. Nous avons vite découvert que nous n'étions pas seules dans notre cas. De nombreuses personnes qui ont eu des contacts avec ces magnifiques animaux dans leur environnement naturel semblent avoir été touchées de la même façon que nous; toutes se sentent privilégiées de ce que les dauphins leur aient fait l'honneur de leur apparaître.

LES LIENS DE L'AMITIÉ

Traditionnellement, les marins ont toujours considéré la présence de dauphins comme de bon augure. La plupart des pêcheurs s'estimaient chanceux d'être accompagnés par ces animaux durant leur travail. Les Grecs de l'Antiquité pensaient que les dauphins étaient des guides marins qui les aidaient à traverser les eaux tourmentées et à retrouver leur chemin quand ils étaient perdus. L'histoire qui relate la recherche de Sérapis, créature divine de la religion gréco-égyptienne, illustre cette notion.

Selon la légende, Sérapis semble avoir consolidé la dynastie des Lagides, qui a régné sur l'Égypte à partir de 323 av. J.-C. On dit que le dieu inconnu lui-même — étrange synthèse d'Osiris, dieu du monde souterrain, et d'Apis, le taureau sacré de Memphis — est apparu en rêve au roi Ptolémée Ier Sôter et lui a révélé où il pouvait le trouver. Le roi a alors envoyé deux hommes, Soteles et Dionysius, à Sinope, sur la côte nord de la Turquie, afin de trouver Sérapis et de le lui rapporter.

Au cours de leur voyage, un vent terrible a détourné le navire des deux hommes, au-delà de Malea; ils se sont perdus. Comme s'il avait senti leur détresse, un dauphin est apparu près du navire, semblant inviter le capitaine à le suivre. Le dauphin a guidé le vaisseau vers les eaux calmes de Cirrha, où les hommes l'ont remercié de les avoir menés à bon port. De là, ils ont dû retrouver leur route, car Sérapis a été installé au Serapeum d'Alexandrie. Le culte de Sérapis était répandu en Grèce et en Égypte; plus tard, il s'est propagé dans le monde romain. Il est donc possible que, à cette époque, les dauphins aient été considérés par de nombreux peuples comme des messagers et guides divins.

Un dauphin se serait lié d'amitié avec un jeune garçon près de la ville d'Iasos, non loin de Milet, en Carie (aujourd'hui en Turquie); c'est ce que rapportent Pline et Plutarque. Tous deux ont vécu au premier siècle de notre ère. Selon leur récit, le dauphin et le garçon, nommé Hermias, nageaient et jouaient ensemble durant la journée. Hermias montait le dauphin comme un cheval, et ce dernier le transportait partout où le garçon voulait aller. Tous les habitants de Iasos venaient assister au spectacle quotidien. Mais, un jour, une violente tempête a éclaté. Le garçon, ayant perdu l'équilibre, s'est noyé. C'est alors que, selon Plutarque, le dauphin a ramené le corps sur le rivage et s'y est laissé mourir lui aussi, croyant devoir partager une mort dont il se croyait en partie responsable. En sa mémoire, les habitants d'Iasos ont frappé une monnaie représentant un enfant chevauchant un dauphin.

Théophraste, zoologiste et élève d'Aristote, rapporte que des amitiés entre dauphins et garçons, semblables à celle d'Iasos, se sont nouées à Naupacte (golfe de Corinthe), à Amphilocus et à Tarente. Quelque deux cents ans plus tard, le naturaliste romain Pline l'Ancien rapporte deux autres cas dans son *Histoire naturelle*. Le premier a eu lieu sous le règne d'Auguste et porte sur un dauphin vivant dans le lac Lucrin, près de Naples. Même si l'histoire ne le précise pas, il semblerait que le dauphin ait été capturé et tenu en captivité dans ce lac. Vu leur penchant pour les cirques, il ne serait pas surprenant d'apprendre que les Romains exploitaient des delphinariums.

Selon le récit, sur le chemin de l'école à Pouzzoles, le fils d'un homme pauvre avait l'habitude de s'arrêter près d'un lac salé, celui de Bizerte. En criant «Simo, Simo», il arrivait à attirer le dauphin. (Pline explique que les Romains avaient donné aux dauphins le sobriquet de Simo, qui signifie «nez camus» en grec, allusion à la forme du bec des dauphins. Il ajoute que les dauphins répondaient à l'appel de ce nom, qu'ils «préféraient à tout autre».) Après un certain temps, le garçon, ayant perdu toute crainte du dauphin, plongeait dans le lac et chevauchait la bête, qui lui faisait traverser le lac, jusqu'à l'école. Le soir, le dauphin venait chercher l'enfant pour le ramener près de chez lui. Après plusieurs années de ce jeu, une maladie a emporté l'enfant. Mais le dauphin a continué à venir l'attendre chaque jour à sa place habituelle, et a fini par mourir lui aussi, «sans aucun doute de chagrin» selon Pline.

Des années plus tard, un autre dauphin est apparu à la colonie romaine d'Hippone (aujourd'hui en Tunisie), en Afrique. Il mangeait dans la main des colons, se laissant caresser, et il jouait avec les enfants, les portant sur son dos. L'histoire du dauphin d'Hippone est racontée en détail par Pline le Jeune, dans une lettre à son ami, le poète Caninius: «J'ai trouvé un sujet où le fait est vrai, quoiqu'il ait tout l'air d'une fable: il mérite d'être traité par un génie aussi fertile que le tien. J'en ai fait la découverte à table, où chacun contait à l'envi son prodige. L'auteur passe pour très véridique; et, après tout, qu'importe la vérité à un poète? Cependant, c'est un auteur auquel tu ne refuserais pas d'ajouter foi, si tu écrivais l'histoire.»

Compte tenu de cette présentation, nous sommes presque certains que Pline n'a pas exagérément «embelli» l'histoire. Il poursuit sa lettre: «Près de la colonie d'Hippone, en Afrique, sur le bord de la mer, on voit un étang navigable, d'où sort, comme un fleuve, un large canal, tour à tour entraîné dans la mer, et repoussé dans l'étang par le flux et le reflux. Tous les âges viennent y prendre le plaisir de la pêche, de la navigation, du bain, les enfants surtout, qui en ont le goût et le temps. Ils mettent leur gloire et leur courage à s'avancer le plus loin qu'ils peuvent du rivage: celui qui s'en éloigne le plus [...] est le vainqueur. Dans cette sorte de lutte, un enfant plus hardi que ses compagnons s'étant avancé fort loin, un dauphin se présente, le suit, tourne autour de lui, se glisse sous son corps [...] et l'emporte tout tremblant, d'abord en pleine mer; mais bientôt après, il revient à terre, et le rend au rivage et à ses camarades.

«Le bruit s'en répand dans la colonie. On accourt en foule; cet enfant est une merveille qu'on ne peut trop regarder: chacun de l'interroger, de l'écouter, de raconter son aventure. Le lendemain, on assiège le rivage. Tous les yeux sont fixés sur la mer [...] les enfants se mettent à la nage, et parmi eux celui dont je vous parle, mais avec plus de précaution. Le dauphin revient à la même heure, et s'adresse au même enfant. Celui-ci prend la fuite avec les autres. Le dauphin, comme s'il voulait le rappeler et l'attirer, saute, plonge, et fait cent tours différents. Même scène le lendemain, le jour suivant, et plusieurs jours de suite, jusqu'à ce que ces jeunes gens, presque élevés sur la mer, rougissent de leur crainte. Ils s'approchent du dauphin, ils l'appellent, ils jouent avec lui, ils le touchent, et il semble s'offrir à leurs mains. Cette preuve les encourage: l'enfant surtout qui en avait fait le premier essai ose nager près du dauphin et sauter sur son dos. Il est porté et reporté: reconnu, aimé de son compagnon, il l'aime à son tour; ils n'éprouvent plus, ils n'inspirent plus de crainte. La confiance de l'un s'augmente avec la docilité de l'autre. [...] Notre dauphin était accompagné d'un autre (et ceci n'est pas moins merveilleux), qui se contentait de les suivre et de les regarder.

Il ne partageait point ses jeux, il ne souffrait point qu'on l'y mêlât: il le conduisait et le ramenait comme les enfants conduisaient et ramenaient leur camarade.»

Selon Pline, le dauphin s'avançait jusque sur le rivage. Un jour, un certain Octavius Avitus, lieutenant du proconsul, a répandu sur lui des parfums. Pline dit que, à cause de cette vaine superstition, le dauphin est devenu «languissant et triste». Mais à bien y réfléchir, il est possible qu'Octavius Avitus ait simplement voulu sauver le dauphin de la déshydratation et d'un coup de soleil. Malheureusement, toutefois, contrairement au dauphin d'Iasos, celui-ci n'est pas mort pour s'être échoué. Les habitants d'Hippone l'ont tué secrètement, dit-on, parce qu'ils ne pouvaient plus payer les frais occasionnés par le séjour des notables venus dans la ville pour assister au spectacle. Même si les Romains trouvaient le dauphin divertissant, ils ne l'estimaient pas autant que les Grecs, qui auraient considéré comme sacrilège le meurtre d'un animal si noble.

Cette différence d'attitude est évidente dans le récit d'Oppien, poète et philosophe grec, qui vouait aux dauphins beaucoup d'estime. Cette histoire d'une amitié entre un dauphin et un jeune garçon s'est déroulée un siècle environ après celle d'Hippone, dans un port de la petite île de Porosolène, en bordure des côtes d'Asie Mineure. Il est probable que le récit est authentique, car le Grec Pausinias, qui n'est pas connu pour avoir eu une prose flamboyante et imaginative, écrit: «J'ai vu le dauphin obéir aux ordres du garçon et le transporter partout où il voulait aller.» Oppien, dont le récit est plus romancé, laisse entendre qu'un amour plus intense que tout autre existait entre le garçon et le dauphin.

Le dauphin de cette histoire est venu dans le port très jeune, ayant perdu sa mère et le reste de son groupe. Un couple et un jeune garçon s'étaient liés d'amitié avec le jeune dauphin, qu'ils nourrissaient de poisson et à qui ils avaient donné un nom. Le dauphin et le garçon ayant grandi ensemble, une affection indéfectible les unissait. Quand le garçon partait en mer dans sa barque et appelait le dauphin, ce dernier accourait vers lui. Quand le garçon plongeait, le dauphin venait nager près de lui. Oppien écrit: «On aurait dit que, par amour, le dauphin aurait volontiers embrassé et étreint le garçon, tant ils nageaient en étroite harmonie.»

Le dauphin portait le garçon sur son dos et, dit-on, le conduisait selon ses volontés. Même si l'animal était particulièrement attaché à ce garçon, il se montrait chaleureux avec les autres également. Une fois adulte, le dauphin non seulement prenait du poisson pour lui-même, mais il aidait les pêcheurs à en prendre. L'histoire de ce dauphin s'est répandue, et beaucoup d'étrangers, de même que les habitants de la ville, venaient observer les jeux du garçon et de son compagnon.

Comme beaucoup de récits anciens sur les dauphins amicaux, celui-ci a une fin tragique. Si l'on en croit Oppien, voici ce qui s'est passé quand le garçon est mort:

«Comme endeuillé, le dauphin venait près du rivage à la recherche de son compagnon de jeunesse. On aurait cru entendre ses pleurs; le chagrin l'accablait. Jamais plus, même si on l'appelait, il ne prêtait l'oreille aux villageois ni n'acceptait la nourriture qu'on lui offrait. Bientôt, il est parti en mer et n'est plus jamais revenu dans le port. Nul doute que son chagrin était insupportable et qu'il serait volontiers mort comme son compagnon.»

À l'autre bout du monde, les Maoris de Nouvelle-Zélande croyaient que les dauphins, ou *taniwhas*, accompagnaient les canots sur la mer et les guidaient vers leur destination. Ils croyaient aussi que les dauphins se portaient au secours des voyageurs dont le canot se renversait ou faisait naufrage. Le folklore maori raconte une telle amitié dans l'histoire de Ruru, qui, comme châtiment, a été transformé en dauphin. Selon la légende, deux Maoris s'étaient épris de la même jeune fille. L'un d'eux, Ruru, furieux d'avoir été rejeté par elle, l'a précipitée en bas d'une falaise. Son rival, pour se venger, a attaqué Ruru, qui est tombé en bas de la falaise, mais ne s'est pas tué. Pendant qu'il tombait, il a proféré une puissante malédiction, normalement réservée aux chefs maoris. Cette malédiction a sauvé la vie de Ruru, mais elle a malheureusement tué un dauphin qui nageait à l'endroit de sa chute. Quand Ruru a vu les vagues rejeter le dauphin mort sur le rivage, il est allé chercher l'aide du *tohunga*, le prêtre de la tribu, et a offert de faire pénitence pour expier. Le *tohunga* n'a pas entendu la requête de Ruru d'une oreille sympathique. Il a ordonné à Ruru de se réincarner dans le dauphin mort et de passer le reste de l'éternité sur la côte, à saluer chaque canot qui passerait.

Voici une autre histoire, qui s'est passée des siècles plus tard. Un célèbre dauphin, Pelorus Jack, avait pris l'habitude d'accompagner les bateaux à vapeur dans le détroit de Cook, qui séparent les îles du Nord et du Sud de la Nouvelle-Zélande. Quand il est apparu en 1888, on disait qu'il s'agissait d'un «gros poisson blanc». Plus tard, on a vu que c'était un dauphin de Risso (*Grampus griseus*), une espèce au profil carré, sans bec, au doux sourire. Pendant plus de vingt ans, ce dauphin amical est allé à la rencontre des navires et les a accompagnés entre Wellington et Nelson, dans les eaux de Pelorus Sound, d'où son nom. On dit que, chaque fois qu'il entendait les moteurs d'un navire, quelle que soit l'heure du jour ou de la nuit, il abandonnait ses activités pour aller le rejoindre. Il préférait les vapeurs, peut-être à cause de leur bruit distinctif. Il nageait près du vapeur pendant une vingtaine de minutes, parcourant jusqu'à dix kilomètres, avant de s'éloigner en batifolant. Plus le navire voguait vite, plus Pelorus Jack était content, car cela lui permettait de bondir et de jouer dans la vague d'étrave. Il lui arrivait même de s'approcher tellement des paquebots, que les passagers avaient l'impression qu'il se frottait contre la coque.

Au fil des ans, Pelorus Jack a été observé par des centaines de touristes d'outre-mer, qui faisaient la traversée de Nelson rien que pour le rencontrer. Ce dauphin exceptionnel faisait l'objet d'articles dans les journaux; sur les cartes postales, on le décrivait parfois naïvement et à tort comme étant «le seul poisson [*sic*] dans le monde entier à être protégé par une loi». Précisons que, à un moment donné, un passager à bord d'un vapeur avait ouvert le feu sur le dauphin. Son mobile n'était pas clair, mais il semble que l'appât du gain ait joué, parce que, à cette époque, tout musée européen aurait payé la forte somme pour obtenir le corps de l'animal. Heureusement, Pelorus Jack n'avait pas été atteint. À la suite de cette attaque, la population avait demandé que la loi le protège. Au moment où l'ordonnance en Conseil privé a été adoptée, Pelorus Jack accueillait déjà depuis quinze ans, jour après jour, tous les navires qui passaient. Durant les dernières années, il lui arrivait de passer quelques jours sans se montrer et, en 1912, il avait disparu à jamais. La rumeur voulait qu'il soit tombé sous les harpons d'une petite flotte de baleiniers norvégiens dont on savait qu'ils s'étaient ancrés près de Pelorus Sound en avril de cette année-là. D'autres, plus optimistes, ont cru que Pelorus Jack était mort de vieillesse.

Quoi qu'il en soit, Gabriel, le premier dauphin amical de l'histoire moderne, a certainement souffert d'avoir accordé sa confiance aux humains. En 1814, ce tursiops mesurant près de quatre mètres, s'était établi dans les eaux de la Dart, à Stoke, en Angleterre, où il s'était lié d'amitié avec des enfants et des adultes. Mais des organisateurs de spectacles ont eu vent de son existence et ont pensé qu'ils pourraient gagner beaucoup d'argent en l'exhibant au célèbre théâtre Haymarket de Londres. L'ayant pris dans un filet, ils l'ont déposé sur de la paille, dans une charrette, et ont pris la route de Londres, s'arrêtant en cours de route pour le montrer aux curieux. Peu de temps après leur départ, Gabriel est mort lentement et douloureusement, à cause de lésions internes.

Il a fallu plus d'un siècle avant que d'autres rencontres avec des dauphins amicaux ne soient rapportées. En 1945, on a appris qu'une petite Américaine de treize ans, Sally Stone, jouait avec six dauphins sauvages dans le Long Island Sound, près de New York. Huit ans plus tard, à Fish Hoek, près de Cape Town, en Afrique du Sud, une paire de femelles tursiops de l'océan Indien venaient se mêler aux baigneurs, les promenant sur leur dos et les remorquant avec leur nageoire dorsale. Il semblerait qu'elles avaient une préférence pour une jeune fille qu'elles arrivaient à reconnaître dans la foule.

En 1960, sur la côte orientale de l'Écosse, une grosse femelle nommée Charlie (elle avait été nommée avant que l'on connaisse son sexe) a commencé à jouer gaiement avec les bateaux et s'est liée d'une solide amitié avec un certain Hans Cranston. Ensuite, elle a migré vers le sud, au port de pêche d'Eyemouth. En 1976, on a rapporté qu'elle fraternisait avec les plongeurs sous-marins, participant volontiers aux jeux qu'ils inventaient.

Ces dernières années, c'est surtout à Horace Dobbs que l'on doit d'avoir ramené au premier plan ces remarquables relations entre humains et dauphins. Dans son premier livre, *Follow a Wild Dolphin*, Dobbs raconte sa propre rencontre avec un dauphin sauvage nommé Donald (voir plus loin, «Dauphins célèbres»). Les récits anciens des lettrés classiques ont soudainement pris une nouvelle vie quand Donald a emmené sur son dos le jeune fils de Dobbs, Ashley, et lui a fait faire le tour de la baie. À sa publication, en 1977, le livre de Dobbs a suscité un intérêt sans précédent pour les dauphins amicaux; durant les années 1970, beaucoup d'autres cas semblables ont été rapportés de par le monde: Nina en Espagne, Dobbie en Israël, Horace en Nouvelle-Zélande, pour n'en citer que quelques-uns. Tous ces dauphins étaient des tursiops, sauf Sandy, une sténelle tachetée, qui jouait avec les vacanciers dans l'île de San Salvador, au sud-est de Miami.

L'intérêt pour les dauphins amicaux s'est maintenu durant les années 1980 grâce à Percy et à Freddie en Angleterre, à Simo au Pays de Galles, à Jean-Louis en France, à Jojo aux îles Turks et Caicos, et à Fungie en Irlande, pour ne nommer que les dauphins connus du public. Certains dauphins sont devenus de véritables célébrités et ont fait parler d'eux dans des films, des documentaires télévisés, des articles de journaux et de revues. Ceux qui ont nagé en compagnie de ces animaux les considèrent comme des amis. Même s'il existe des ressemblances dans leur comportement respectif avec les humains, chacun a sa personnalité propre. Pour l'illustrer, nous vous présentons le profil de quelques dauphins les plus célèbres, en nous fondant dans la mesure du possible sur nos propres expériences et sur celles des personnes qui les ont rencontrés.

DAUPHINS CÉLÈBRES

Opo

L'histoire d'Opo possède toutes les qualités des récits classiques portant sur des dauphins. Au début de 1955, les propriétaires d'embarcations d'Opononi, bourgade située sur la côte ouest de l'île septentrionale de la Nouvelle-Zélande, ont remarqué une femelle solitaire qui traînait dans la baie de Hokianga. Peu de temps auparavant, un jeune homme s'était vanté d'avoir ouvert le feu en direction d'une famille de dauphins et d'en avoir atteint un. Comme, au moment de sa première apparition, Opo semblait avoir environ un an, il est possible que ce soit sa mère qui ait été tuée. Quand la nouvelle de la présence d'Opo s'est répandue, les pêcheurs ont commencé à la chercher. Apparemment curieuse, Opo se rapprochait d'eux. Quelqu'un a découvert qu'elle aimait se faire caresser avec un aviron ou un balai. Par la suite, elle a commencé à suivre les embarcations vers le quai ou la plage. Dans un article paru dans *Te Ao Hou* («le nouveau monde»), M. Toi, un fermier maori, écrit: «Je rentrais de l'école de Rangi Point vers 18 h 30 [...] quand j'ai entendu un grand floc dans l'eau et vu un tourbillon d'écume. Un gros poisson [*sic*] fonçait vers mon hors-bord [...] à une dizaine de mètres de moi, il a plongé, puis a refait surface de l'autre côté de mon embarcation. Il s'est mis à décrire des cercles autour de moi. Craignant qu'il heurte mon moteur, je me suis approché le plus possible du rivage. Arrivé dans un peu plus d'un mètre de profondeur, je me suis retourné. Il était là, presque un mètre de corps sorti de l'eau, se tenant sur la queue et me regardant [...]»

Avant la fin de l'année, Opo apparaissait presque tous les jours et réagissait toujours au bruit d'un hors-bord. Sa réputation a fini par s'étendre à l'extérieur d'Opononi. Des milliers de visiteurs y ont afflué. On a installé à l'entrée de la ville de grandes pancartes: «Bienvenue à Opononi, mais n'essayez pas de tuer notre Gai Dauphin.» C'était là le surnom que les enfants de l'endroit avaient donné au dauphin. On a même écrit une chanson sur Opo qui a fait fureur à l'époque.

Dans son livre, *Dolphins*, le Néo-Zélandais Anthony Alpers écrit: «Sur cette masse humaine bronzée et grouillante, le gentil dauphin avait un effet bénéfique. Il n'y avait jamais de cas d'ivresse, de bagarres ou de disputes. Chacun était d'une humeur de vacances.»

Il a fallu un certain temps avant que quelqu'un puisse s'approcher très près d'Opo; mais une fois sa confiance gagnée, elle est devenue incroyablement amicale. Elle semblait aimer particulièrement les enfants et nageait vers eux, semblant mendier leurs caresses. Parmi ses jeunes admirateurs, elle recherchait la compagnie de ceux qui étaient doux, fuyant ceux qui étaient brutaux ou bruyants. Sa préférée, Jill Baker, âgée de treize ans, vivait à Opononi et se baignait presque tous les jours. Aussitôt que Jill entrait dans l'eau, Opo quittait tous les autres enfants pour nager près d'elle. «Je pense qu'elle était mon amie parce que j'étais toujours douce avec elle; jamais je ne m'élançais dans sa direction comme le faisaient tant de baigneurs, écrit Jill. Au début, elle n'aimait pas que je la touche; elle s'enfuyait. Mais quand elle a compris que je ne lui ferais pas de mal, elle a commencé à venir près de moi pour que je la caresse. De temps en temps, quand je me trouvais debout dans l'eau, les jambes écartées, elle se glissait sous moi et me transportait sur une courte distance avant de me lâcher. Il lui cst souvent arrivé de me laisser poser de jeunes enfants sur son dos pendant un instant.»

On a rapporté qu'Opo semblait entendre et aimer les rires de la foule. Cependant, quand il y avait trop de baigneurs qui essayaient de la toucher ou de lui tirer la queue, elle se mettait hors d'atteinte et se bornait à frapper l'eau avec sa queue. Jamais elle n'a manifesté sa contrariété plus brutalement.

De parfaits étrangers se racontaient les expériences qu'ils avaient vécues avec Opo. Comme beaucoup de dauphins amicaux, elle semblait abattre les obstacles à l'amitié et faire éclore les plus belles qualités chez les êtres humains. Elle était si aimée dans tout le pays qu'on a cru bon de la protéger par une loi qui interdisait à quiconque de capturer ou de molester un dauphin dans la baie de Hokianga.

Cependant, le jour même où la loi a été adoptée, Opo n'a pas paru au bord du rivage comme elle le faisait tous les jours. Elle avait joué avec les baigneurs la veille, et certains pêcheurs l'avaient aperçue le matin, mais l'après-midi elle ne s'est pas montrée. Un vieux Maori qui ramassait des moules à marée basse l'a trouvée morte, coincée entre des rochers à Koutu Point. Certains ont pensé qu'elle s'était échouée en cherchant du poisson; d'autres ont trouvé sa mort suspecte. Quand la nouvelle de sa mort s'est répandue à Oponoi, tous les habitants ont été attristés. Le corps d'Opo a été enterré à côté du Memorial Hall, et les gens du pays ont couvert sa tombe de fleurs. Des lettres et des télégrammes, surtout d'enfants, sont arrivés de tout le pays, ce qui montre à quel point ce gentil dauphin avait touché de nombreux cœurs.

Nina

En 1972, une femelle tursiops a commencé à accompagner les pêcheurs dans le petit port de La Corogne, sur la côte nord-ouest de l'Espagne. Un jour, un plongeur sous-marin de l'endroit, Luis Salleres, a été tout surpris lorsqu'un dauphin est apparu à ses côtés et l'a regardé ramasser des palourdes au fond de l'eau. Dès ce moment, Nina est devenue une compagne de plongée et, quand leur amitié s'est renforcée, elle a semblé ravie d'être touchée et caressée.

Salleres a un jour invité son ami José Vasquez, passionné par l'océanographie biologique et par le comportement des animaux, à rencontrer Nina. Tandis que Salleres s'était éloigné pour aller chercher dans sa barque une caméra sous-marine, Vasquez a été pris de crampes dans les deux jambes. N'étant pas bon nageur, il a été pris de peur et a agité la main pour appeler Salleres à l'aide. À ce moment, Nina est apparue et, comme si elle comprenait la situation de Vasquez, elle s'est complètement immobilisée près de lui, jusqu'à ce que l'homme la prenne à bras-le-corps.

Cette bête amicale est devenue vraiment célèbre quand Jacques Cousteau l'a filmée et a raconté son histoire dans son livre intitulé *Les Dauphins*. Nina se montrait particulièrement sociable avec tout le monde, laissant les baigneurs la caresser et lui tenir la queue. Les fins de semaine, les rues de La Corogne étaient bondées de visiteurs venus pour la voir; certains dimanches, il y avait bien deux mille personnes dans l'eau.

Les autorités locales, sentant que l'animal faisait la fortune de la ville, ont voulu le protéger en interdisant les filets de pêche et l'utilisation de grenades pour prendre le poisson. Même la Marine nationale espagnole se souciait de sa protection. Malgré toutes ces précautions, des marins ont rapporté un jour que Nina semblait très malade. Cinq semaines plus tard, on la retrouvait morte, échouée sur les rochers. On croit que certains pêcheurs avaient recommencé à utiliser des grenades et que l'une d'elles avait tué Nina. Toute la communauté était en émoi; le conseil a ordonné qu'on élève un monument à la mémoire de l'amie et héroïne nationale disparue.

Donald/Beaky

Ce tursiops mâle charismatique s'est d'abord fait connaître aux plongeurs sous-marins de la côte de Port St. Mary, dans l'île de Man. Ils ont vu qu'un dauphin les épiait au loin quand ils étaient assis dans leur embarcation, ou les surveillait sous l'eau quand ils y travaillaient.

Âgé d'environ seize ans, Donald était selon tous les récits un dauphin espiègle et plein d'entrain, qui adorait s'amuser. Horace Dobbs décrit dans le détail sa vie aventureuse dans *Follow a Wild Dolphin*. Même si Dobbs a nagé plusieurs fois en compagnie de Donald, c'est une femme, Maura Mitchell, qui a été la première à se lier d'amitié avec l'animal. Donald a manifesté une sympathie immédiate pour cette femme douce qui savait s'y prendre avec les animaux; il la laissait le caresser et il restait près d'elle quand elle nageait. De solides liens les unissaient. Maura pouvait dire de quelle humeur était Donald, rien qu'en voyant son expression. S'il s'approchait d'elle lentement, les yeux fermés, c'est qu'il se sentait affectueux et avait besoin de caresses. S'il avait les yeux ouverts et vifs, c'est qu'il voulait jouer: Maura et Donald batifolaient alors ensemble dans l'eau.

Même s'il avait un faible pour Maura, Donald aimait la compagnie d'autres humains, surtout celle de Dobbs et de son fils, Ashley. Un jour qu'Ashley nageait avec un tube respiratoire et une caméra, Donald a commencé à sauter impétueusement un peu partout autour de lui. Puis il s'est élancé tête baissée vers Ashley et, à la grande surprise de Dobbs, a soulevé le garçon de l'eau, pour qu'il puisse monter à califourchon sur son dos, comme dans les dessins qui ornent les pièces de monnaie de la Grèce antique.

Donald adorait jouer et inventait souvent des jeux avec des participants humains. Il aimait interrompre les plongeurs sous-marins dans leur travail. S'il voulait que le jeu se poursuive, il tirait sur les palmes des plongeurs quand ils se hissaient dans leur embarcation. S'il n'y avait personne dans l'eau, Donald cherchait autre chose pour s'amuser. Dans ses moments libres, le sauveteur Norman Crelin pêchait des homards.

Au moment où il tendait la main pour attraper la bouée attachée au filin retenant la série de casiers à homards, Donald attrapait le filin entre ses dents et tirait. Taquiner Spratt, le terrier qui accompagnait son maître dans un petit canot à moteur, était une autre source de plaisir pour le dauphin. En sautant d'un côté de l'embarcation puis de l'autre, Donald avait découvert qu'il pouvait faire aboyer le chien comme un fou. Il prenait même un malin plaisir à éclabousser la pauvre bête.

Donald ne manquait jamais une occasion de s'amuser, comme Dobbs l'a constaté. Un jour que Dobbs faisait de l'aquaplane, Donald, qui nageait à ses côtés, a commencé à lui donner des petits coups de nez sur le bras, puis lui a pris le coude entre ses mâchoires. Dobbs a tenu bon, jusqu'à ce que Donald se glisse sous lui et le repousse de l'aquaplane. Puis il a attrapé la planche entre ses dents et s'est laissé tirer pendant quelques instants. Comme s'il voulait se faire pardonner, Donald a ensuite nagé vers Dobbs et s'est placé sous lui, lui tendant son aileron dorsal. Dobbs s'est accroché au dauphin, qui est parti à toute vitesse.

La vie joyeuse de Donald n'était pas sans danger. En 1972, un tireur a ouvert le feu dans sa direction: deux balles dans la tête, dont l'une a failli atteindre l'œil, et trois autres dans le corps. Le printemps suivant, John Moore et Willie Kneale l'ont retrouvé prisonnier de la boue. Heureusement, ils ont eu accès à une pelleteuse. Ayant réussi à le soulever dans la benne d'acier, ils l'ont remis dans les eaux peu profondes. Donald n'a pas semblé éprouvé outre mesure par cet incident. Une autre fois, quand on approfondissait Port St. Mary, Donald a failli se prendre dans les fils reliant les charges d'explosifs; il a fallu l'entraîner à l'écart par la ruse. En mars 1974, il a disparu; on l'a cru mort.

Quelques mois plus tard, un dauphin amical nommé Dai par les gens du pays est apparu à Martin's Haven, sur la côte du Pembrokeshire, au Pays de Galles. Dobbs y est allé en visite avec Maura Mitchell. Il se rappelle que Donald (car c'était bien lui) s'est tenu à la verticale dans l'eau pendant au moins trente secondes, tout en les regardant. Puis il a plongé et a reparu de l'autre côté de l'embarcation, pour les observer de nouveau. Quand Maura a plongé, Donald l'a accueillie comme une vieille amie retrouvée. Il ne fait aucun doute que le dauphin a reconnu Dobbs et Maura.

Toujours sujet aux accidents, Donald s'est pris la queue dans un câble d'amarrage et est resté prisonnier pendant deux jours. Peter Pearson et son fils Simon ont fini par le trouver. Quand ils sont passés en barque près de Donald, celui-ci a soulevé la queue, comme pour leur expliquer la situation fâcheuse dans laquelle il se trouvait. Après cet incident, le dauphin est reparti.

C'est à Penzance, dans la péninsule de Cornouailles, qu'il s'est ensuite arrêté. Geoff Bold, un mécanicien du poste de sauvetage de Penlee, a été le premier à l'apercevoir, en janvier 1976. Le dauphin le regardait travailler. Comme nous l'avons dit au chapitre premier, l'arrivée du dauphin a complètement changé la vie de Bold, qui souffrait alors d'accès de dépression. Un jour, sans raison apparente, sa dépression s'est dissipée. Même si Donald a fini par s'en aller, chaque fois que Bold se sentait déprimé, il n'avait qu'à penser au dauphin pour se sentir remonté.

Quelque temps après, un dauphin sauvage a fait son apparition à Falmouth. Il semblait fasciné par un certain canot pneumatique autour duquel il passait des heures, comme Donald l'avait fait, à Port St. Mary, à Martin's Haven et à Penzance. Au printemps de 1977, il gagnait le cœur des habitants de la région, mais ce qui lui est arrivé par la suite reste un mystère.

Jean-Louis

En 1976, un pêcheur breton a aperçu dans l'eau un aileron qu'il croyait appartenir à un jean-louis, sobriquet donné au requin bleu par les habitants de la région. Tandis qu'il hissait un casier à homards, il s'est rendu compte qu'il ne s'agissait pas d'un requin, mais d'un dauphin espiègle qui tirait sur le bout du filin. Le pêcheur a appelé l'animal Jean-Louis, ce qui n'allait pas manquer de créer beaucoup de confusion, puisqu'il s'est avéré que le dauphin était une femelle. Bientôt, Jean-Louis était devenue l'amie des pêcheurs de la baie des Trépassés, en Bretagne. Jean-Louis préférait par-dessus tout une certaine crique sauvage, où elle jouait dans les eaux écumeuses et faisait du surf, souvent avec des compagnons humains.

Les femelles solitaires comme Jean-Louis, Nina et Opo se comportent différemment des mâles agressifs et turbulents comme Percy et Freddie (voir plus loin). Jean-Louis préférait généralement les jeux plus doux, plus sensuels, même si elle aimait aussi cabrioler et gambader avec les canoéistes. L'un de ses jeux favoris était le cache-cache; on dit qu'elle adorait imiter les attitudes corporelles de ses compagnons de natation, virevoltant et se contorsionnant d'une façon sensuelle qui n'était pas sans rappeler un ballet nautique. Il lui arrivait aussi de nager à toute vitesse dans le sillage d'un canot pneumatique, placée juste sous l'arbre d'hélice, pour ensuite dépasser le canot et sauter devant.

Jean-Louis a souvent manifesté un vif intérêt sexuel pour un grand nombre des plongeurs mâles qu'elle a rencontrés, en se frottant entre leurs jambes. François Pelletier, cinéaste et photographe sous-marin, s'est lié d'une amitié particulière avec elle. Nageant tout près de lui, elle semblait lui faire des avances sexuelles et, pour l'inciter à jouer, elle se plaçait le nez près de son masque, s'éloignait, puis hochait la tête. Horace Dobbs a fait la remarque que Jean-Louis se comportait comme une flirteuse: «Non seulement elle arrivait à ses fins, mais elle le faisait avec beaucoup plus de subtilité que Donald. J'ai beaucoup essayé de me rapprocher de Jean-Louis, mais elle ne me permettait rien de plus qu'un bref contact, même quand nous jouions à des jeux compliqués.»

Jean-Louis manifestait un vif intérêt pour le son et la musique. Dobbs avait installé un xylophone sous-marin qui a amusé le dauphin pendant un petit temps. Les bruits métalliques à haute fréquence produits par les ancres et les chaînes ravissaient davantage Jean-Louis. Le réalisateur Peter Gillbe, qui, avec Dobbs, a tourné un film sur Jean-Louis pour la chaîne de télévision britannique Channel Four, a été profondément marqué par sa rencontre avec ce dauphin. Son film, *A Closer Encounter*, a été vu par près d'un million de spectateurs et a suscité beaucoup d'intérêt pour la natation en compagnie de dauphins sauvages amicaux. On ne sait pas trop ce qu'est devenue Jean-Louis. D'aucuns disent qu'elle se trouve toujours dans la région, tandis que d'autres croient qu'elle est partie ailleurs.

Jojo

Aperçu pour la première fois en 1980 par des pêcheurs et des plongeurs près des côtes de Providentiales (Provo) dans les Antilles britanniques, Jojo est devenu une véritable célébrité. Pour une raison que l'on ignore, il a choisi de rester dans les eaux protégées de Provo, où ses rencontres régulières avec des humains ont commencé en 1982. Ric O'Barry a émis l'hypothèse selon laquelle Jojo serait peut-être en réalité Liberty, un dauphin captif qu'il avait relâché près des Bahamas en 1972, mais rien ne le prouve.

Une amitié étonnante est née entre Jojo et un Californien, Dean Bernal. Jojo est devenu son compagnon presque permanent: il nage à la même vitesse que Bernal et, quand celui-ci plonge au fond, il plonge avec lui. Ils explorent ensemble le fond de la mer. Dean y ramasse des coquillages et d'autres objets, tandis que Jojo l'observe. Souvent, Jojo lui apporte des petits «cadeaux»: lunettes soleil, argent, coquillages et colliers brisés, glanés au fond.

Jojo ne s'intéresse pas seulement aux passe-temps tranquilles. Il a le sens de la bravade et aime l'aventure. Il harcèle les requins, qui souvent le mordent en retour; un jour, il a même chassé un requin marteau de trois mètres qui s'était trop approché du plongeur Jacques Mayol et de son équipe. Avec son nez, Jojo a repoussé le requin sur au moins 40 mètres et a réussi à l'empêcher de revenir menacer les plongeurs, malgré ses nombreuses tentatives.

Jojo entraîne souvent Bernal dans ses jeux dangereux. Pour s'amuser, Jojo fonce sur des requins, les coince au fond de la mer, puis les rassemble et les dirige vers Bernal, souvent vers ses bras, comme s'il lui offrait un jouet. Jojo lui «offre» parfois des poissons fort dangereux. Malgré les apparences, par ces cadeaux, il semble que Jojo manifeste son affection et son amitié.

Jojo s'amuse avec d'autres humains, mais il est fidèle à Bernal et abandonnera tous les autres pour le rejoindre. Bernal a remarqué que le dauphin porte une affection toute particulière aux enfants. On l'a vu prendre un enfant entre ses mâchoires et lui caresser le ventre avec sa langue. L'un de ses compagnons les plus inattendus est un labrador fauve nommé Toffee, qui appartient à Tim Ainsley, propriétaire d'un catamaran. Quand Toffee voit Jojo, il plonge et nage pour le rejoindre, en poussant des cris de joie. Le dauphin taquine le chien: il nage en dessous de lui et lui mordille les pattes. Ils sont heureux quand ils sont ensemble.

Même s'il est généralement doux et sensible, Jojo n'est cependant pas passif et il usera de représailles si on le provoque. Si quelqu'un lui donne la chasse, il réagira par un puissant coup de queue, susceptible d'assommer l'importun. S'il se sent encerclé, il foncera pour se libérer. Un jour, Jojo s'est «battu» avec un New-Yorkais qui essayait de l'attraper. Jojo lui ayant donné un coup sur la tête, l'homme a essayé de lui décocher une droite sur le nez. Jojo s'est alors contenté d'ouvrir la gueule et de serrer les dents sur le poing du malheureux, qui en a perdu sa bague en or sertie de diamants. Plus tard, Jojo a retrouvé la bague qu'il a rapportée à Bernal.

Explorateur né, Jojo aime se promener autour des îles. Bernal utilise un dispositif d'appel que le dauphin peut entendre de très loin. L'appareil sert à attirer Jojo pour l'éloigner des situations dangereuses, car il est, comme Donald, sujet aux accidents. Comme il s'est établi dans une zone touristique, la plupart des dangers qu'il court sont généralement le fait des êtres humains. Par exemple, Jojo aime sauter et virevolter dans le sillage des embarcations motorisées. Mais cette habitude incite certains plaisanciers à trop s'approcher de lui. En juillet 1989, au moment où il remontait à la surface pour respirer, il s'est fait passer dessus par une embarcation et a subi de graves blessures. L'hélice lui a causé de profondes coupures qui lui ont presque atteint l'œil. Quelques mois plus tard, un objet pointu lui a blessé l'œil droit.

En juin 1990, Jojo a disparu. Il s'était pris dans les mailles d'un filet à tortue, installé dans le bras de mer de Pine Cay. Prisonnier pendant deux ou trois jours, il a lutté pour ne pas succomber à la chaleur du soleil et ne pas se noyer. Quand on l'a retrouvé, sa peau était gravement irritée et brûlée par le soleil. De profondes lacérations dues au filet marquaient sa queue et ses nageoires.

Ce qui inquiète le plus Bernal, c'est que les probabilités de survie de Jojo diminuent avec chaque nouvelle rencontre. Il a été piqué, cogné, heurté par des skieurs et par des embarcations, et pris dans des filets. Combien de fois encore survivra-t-il à de tels accidents? Pour le protéger, on a mis sur pied le Jojo Dolphin Project, dont le but est de nous en apprendre davantage sur les mœurs du dauphin et sur la communication entre les espèces. Sur la recommandation de la commission de la fonction publique, Bernal a été nommé gardien des parcs nationaux et, à ce titre, il assure la protection de Jojo. Missie, Silver et Rocky, dauphins du projet Into the Blue, viennent de rejoindre Jojo, qui semble très heureux avec ses nouveaux compagnons.

Percy

Percy, un tursiops mâle, est apparu pour la première fois en 1982, à Portreath, en Cornouailles (Royaume-Uni), près de Godrevy Island. On le trouvait souvent dans l'un de ses repaires favoris, Gull Rock, où il pêchait et cabriolait. On a d'abord cru qu'il s'agissait de Donald, mais Horace Dobbs a confirmé que c'était un «nouveau» dauphin amical. Mesurant entre trois et quatre mètres, Percy était plus petit que Donald et portait des cicatrices et des marques différentes. Dobbs l'a nommé Portreath Percy, ou Percy tout court, nom qui lui est resté.

C'est Bob Holborn, propriétaire d'une auberge de l'endroit, qui a découvert Percy et qui s'est lié d'amitié avec lui. Percy, qui avait l'habitude de suivre à distance le canot pneumatique de Holborn, s'est montré de plus en plus curieux. Holborn a fini par le rejoindre dans l'eau, flottant paisiblement sur le dos, attendant que le dauphin s'approche, créant graduellement une atmosphère de confiance.

«Il est venu vers moi, raconte Holborn, a ouvert la gueule et l'a promenée sur mon corps, des pieds à la tête. Une fois sa curiosité satisfaite, il a posé sa tête sur ma poitrine et je l'ai caressé.» Percy a capté l'attention de beaucoup de plongeurs, qui sont venus de loin pour nager avec lui. Le dauphin était aussi curieux d'eux qu'eux de lui. Pendant trois étés, il s'est amusé à l'entrée du port, où il aimait accompagner les embarcations qui arrivaient ou qui partaient. Ceux qui ont observé son comportement ont commenté son sens de l'humour, son amour du jeu et la joie qu'il prenait à jouer avec les pêcheurs. Voici une histoire qui illustre bien son caractère comique. Deux pêcheurs étaient ancrés dans la baie, où ils ramassaient leurs casiers à homards. Avant de remonter leur dernier casier, ils ont décidé de faire une pause repas. Ils ont sorti leurs sandwiches et se sont mis à manger, tandis que Percy les observait avec une impatience croissante. Après un certain temps, Percy a plongé au fond et a ramassé le casier lui-même. Puis, il est remonté à la surface, a frappé la coque de l'embarcation pour attirer l'attention des pêcheurs et leur a tendu le casier! Percy aimait aussi jouer à la poursuite, «courant» derrière les plongeurs et les baigneurs. Dans l'un de ses jeux préférés, il soulevait malicieusement l'ancre des embarcations qu'il arrivait ainsi à déplacer.

Comme tous les dauphins sauvages, Percy vivait sous la menace constante des bateaux de pêche, des filets et de la pollution. En août 1983, les gens du pays l'ont aperçu en train d'exécuter de singulières pirouettes en arrière dans un fort courant, et semblant se cogner la tête contre l'eau. En se rapprochant de lui, ils ont vu qu'un hameçon toujours accroché à une ligne s'était pris dans son œil gauche. Malheureusement, personne ne pouvait l'aider et il a fallu un certain temps avant que l'hameçon se détache de lui-même.

Percy, comme la plupart des dauphins mâles solitaires, était aussi très actif sur le plan sexuel, exposant souvent son pénis et le frottant contre les nageurs. Chez les dauphins, toutefois, il ne s'agit pas là d'un comportement exclusivement sexuel. C'est aussi un signe d'amitié, de confiance et d'acceptation, même si ce signe dérangeait certains nageurs qui interprétaient mal son langage corporel.

En été 1984, la cétologiste Christina Lockyer mena une étude sur les habitudes de natation de Percy, sur ses interactions avec les humains et sur son territoire. Dans son rapport, elle décrit plusieurs comportements comparables à ceux de Donald et d'autres dauphins solitaires: Percy remorquait des embarcations, fourrait son nez contre l'arbre d'hélice et s'intéressait vivement aux activités des pêcheurs. Elle a une fois vu Percy délibérément emmêler le filin des casiers à homards de Bob Holborn. Quand Holborn plongeait pour le démêler, Percy l'aidait pour qu'il ne soit pas obligé de le couper, ce qui montre bien que le dauphin est capable de résoudre des problèmes et qu'il a de la mémoire.

Percy avait souvent un comportement singulier. Il semblerait qu'on l'ait vu un jour nager sur le dos et uriner sur la poupe d'un bateau, ce qui a surpris les passagers. Plusieurs illustrations semblables de son «sens de l'humour» ont été rapportées par la cétologiste. Elle a consigné ses changements d'humeur, son activité sexuelle et ses habitudes de comportement, et découvert que c'était le printemps et l'automne qu'ils étaient les plus intenses. Elle a aussi remarqué que les marques de dents que Percy portait indiquaient qu'il était sans doute en contact avec d'autres dauphins et que, par conséquent, il n'était pas vraiment un dauphin solitaire.

Vers la fin de 1984, Percy a fait sa dernière apparition et a rencontré pour la dernière fois Tricia Kirkman, une femme qui avait aussi été l'amie d'un autre dauphin, Simo (voir plus loin). Cette rencontre a été observée par Horace Dobbs, qui a remarqué qu'en présence de Tricia Percy il se montrait très doux et très sensible. Selon lui, Percy laissait Tricia lui poser les mains sur la tête quand elle voulait flotter en toute sécurité. Ensuite, il la remorquait doucement en décrivant des cercles autour de son canot pneumatique. Malheureusement, depuis cette rencontre, personne n'a revu Percy. Nul ne sait où il est parti.

Fungie

Fungie, aussi connu sous le nom de Dorad ou Tarquin, est devenu une superstar et a fait l'objet de nombreux ouvrages et films, les plus célèbres étant le livre de

Heathcote Williams, *Falling for a Dolphin*, et le film de Kim Kindersley, *The Dolphin's Gift*.

Durant l'hiver 1983, des pêcheurs ont remarqué une présence inusitée à Dingle Harbour, sur la côte sud-ouest de l'Irlande. Certains avaient aperçu un aileron dans les parages de leur bateau, tandis que d'autres racontaient qu'un requin les avait suivis, bien que les requins ne viennent jamais si près des bateaux. On a vite compris qu'il ne s'agissait pas d'un requin, mais d'un dauphin.

Un jour que le marché allemand du hareng s'était effondré et que les pêcheurs rejetaient leur prise à la mer, le dauphin s'est déplacé à toute vitesse dans le banc de harengs, les faisant voler dans les airs; certains atterrissaient même sur le pont du bateau. Durant les quelques jours suivants, les équipages de tous les bateaux ont rapporté qu'un dauphin les accompagnait dans leur expédition, parfois même jusqu'à Crow Rock, avant de faire demi-tour et de rentrer. Fungie était curieux et enjoué; il lui arrivait souvent de s'élancer dans les airs, près d'un bateau, pour voir ce qui s'y passait. Souvent, les pêcheurs entendaient comme un tapotement à l'arrière du bateau. C'était Fungie qui donnait un coup de nez sur chaque pale de l'hélice. Parfois, il sautait par-dessus l'embarcation, ce qui terrorisait les passagers.

En avril, des nageurs l'ont vu à Beebawn (Binn Bann) Strand, près de Dingle et Slaidin. Les deux premières années qu'il a passées à Dingle se sont écoulées paisiblement. John O'Connor a été l'un des premiers à essayer de se rapprocher de Fungie. Le dauphin venait à trois mètres de l'homme, s'arrêtait et le fixait du regard. «Si je faisais un geste, dit O'Connor, Fungie était saisi. Parfois, il semblait trembler d'excitation nerveuse.» Leur première rencontre a donc été tendue, pour l'homme comme pour l'animal. «Au moment même où j'étais sur le point de tout laisser tomber, son attitude a changé. À partir de ce moment-là, chaque fois que j'allais plonger, il était là, dans mon dos, à m'observer, agissant parfois comme une vraie peste.» Même après la création d'un climat de confiance, Fungie s'approchait d'abord avec prudence, ne se laissant caresser qu'après avoir reconnu le plongeur.

Le dauphin a prouvé qu'il peut distinguer les personnes qu'il connaît des étrangers. O'Connor fait remarquer ceci: «Il se montre plus curieux avec les plongeurs qu'il ne connaît pas, plus prudent aussi, retournant près du plongeur qu'il connaît depuis le plus longtemps, pour se faire rassurer, avant de permettre à l'inconnu de le toucher brièvement.» Fungie s'amuse beaucoup à jouer des tours aux nouveaux visiteurs. S'approchant d'eux par l'arrière, il les touche du nez sur l'épaule ou à l'aisselle, semblant prendre plaisir à leur expression de surprise quand ils se retournent et se trouvent face à face avec lui. Et, si quelqu'un l'ignore délibérément, il fera tout ce qu'il peut pour attirer son attention. Souvent, il arrivera à toute vitesse derrière la personne, fera une pirouette puis, se trouvant face à face avec elle, tapotera son masque du bout du nez. Si on le repousse, il se mettra en colère et, par exemple, tirera sur les palmes du plongeur jusqu'à ce qu'il attire son attention.

L'une des amitiés de Fungie les mieux connues est celle qu'il a tissée avec une jeune femme de dix-neuf ans, Siobhan Daly. Elle rapporte que Fungie peut lire ses pensées et ses émotions, qu'il sent quand elle a peur, quand elle est heureuse ou quand elle est en colère. «Peu de temps après notre première rencontre, tandis que nous jouions, il m'a sauté par-dessus la tête et a atterri trop près de moi. J'ai crié de peur. Il s'est mis à côté de moi et m'a "échographiée" avec son sonar. Il est devenu tout doux. Par la suite, il refusait de faire des sauts quand je me trouvais dans l'eau. Il avait senti qu'il m'avait effrayée; après, il n'a pas sauté pendant des mois.»

Dans *Falling for a Dolphin*, le poète Heathcote Williams décrit la grâce aquatique de Fungie et l'intensité de sa présence:

> Le dauphin descend,
> Nageant près de vous, plein d'entrain,
> Et vous le poursuivez.
> Il tourbillonne et ondule,
> Formant des hiéroglyphes en trois dimensions
> Dans l'onde, son milieu,
> Puis vous lance un regard.
> Un chapelet de bulles s'égrène de son évent,
> Pendant qu'il parle.
> Vous ne trouvez pas de mots pour lui répondre;
> Immergé dans son élément,
> Vous savez moins que rien.

Fungie a apparemment beaucoup changé ces dernières années. Ceux qui ont nagé avec lui naguère disent qu'il recherche moins la compagnie humaine et qu'il est difficile d'attirer son attention du fait qu'il dispose d'un vaste choix de compagnons. Des visiteurs viennent de partout au monde pour le voir. Les habitants de l'endroit disent que les gens viennent en pèlerinage, comme à Lourdes, dans l'espoir de vivre une expérience «divine». Le nombre de touristes et de bateaux a considérablement augmenté; Fungie est constamment assailli de visiteurs, de distractions et de jouets. Les projets de construction d'une marina et de maisons de vacances menacent son environnement. Fungie pourrait bientôt fuir Dingle, à la recherche d'un milieu plus tranquille et plus retiré, où il pourrait être plus sélectif dans le choix des gens avec qui il a des contacts.

Simo

Au printemps 1984, un jeune dauphin mâle est apparu dans le port de pêche gallois de Solva, sur la côte du Pembrokeshire. Les gens du pays l'ont nommé Simo. Ce nom, comme nous l'avons vu, vient d'un mot grec signifiant «nez camus» et qui était un sobriquet courant pour les dauphins dans l'Antiquité. Simo attirait l'attention des pêcheurs intrigués par sa curiosité, surtout pour les activités sous-marines. Simo s'intéressait beaucoup aux plongeurs, qu'il suivait sous l'eau, comme s'il épiait leurs moindres faits et gestes. Ses passe-temps favoris consistaient à pousser des canots ou à renverser les personnes qui se faisaient bronzer sur des matelas pneumatiques. Il semblait tirer un malin plaisir de ces activités. Il aimait aussi nager près des bateaux de pêche, bondissant et cabriolant dans leur sillage. En fait, il se distinguait par son caractère grégaire, son exubérance et ses bouffonneries. L'habitude qu'il avait prise de mordiller les baigneurs avec ses dents coniques et pointues en effrayait plusieurs. Souvent, il s'approchait d'un baigneur par l'arrière, se mettait à la verticale, puis le frappait de son bec, faisant tomber son masque et son tube respiratoire, avant de se laisser couler au fond.

Le fait qu'il était très actif sur le plan sexuel et qu'il frottait son pénis en érection contre les baigneurs perturbait souvent bon nombre de ceux qui recherchaient sa compagnie. Simo aimait franchement qu'on lui accorde beaucoup d'attention et qu'on gratte la base de ses pectorales. Souvent, pour manifester son affection, il posait doucement la tête sur les épaules d'un baigneur et lui offrait ses nageoires pectorales ou son aileron, afin qu'il s'y agrippe et se laisse remorquer dans l'eau.

Quand il en avait le choix, Simo préférait la compagnie féminine et a amorcé de nombreuses relations serrées avec des femmes. Il enchantait à tel point l'une de ses grandes amies, Anne Marks, que celle-ci tenait un journal dans lequel elle consignait religieusement toutes les activités de l'animal. Il permettait qu'elle lui caresse la tête, le bec et les yeux, et lui présentait son abdomen, signe certain de confiance. Simo s'est aussi lié d'amitié avec Clare Sendall. Elle rapporte qu'il se fourrait le nez dans le creux de son épaule et lui offrait sa nageoire pectorale pour qu'elle se laisse remorquer. Il plongeait profondément, puis remontait inopinément, atterrissant presque sur elle. Parfois, il lui lançait des bulles d'air sous l'eau; Clare Sendall croit qu'il s'agissait là d'une forme de communication. Tricia Kirkman était aussi très attachée à Simo. Même si elle ne savait pas nager, elle se sentait toujours à l'aise en sa présence. Kirkman, souffrant d'une mauvaise circulation sanguine, avait dû recourir à un traitement aux électrochocs pour dilater les vaisseaux de ses pieds. Un jour qu'elle flottait en compagnie de Simo, elle a ressenti comme un picotement dans la main droite. Une fois sortie de l'eau, ayant l'impression d'avoir les mains chaudes, elle s'est demandé si Simo ne posséderait pas un quelconque pouvoir de guérison.

Durant l'été 1985, encouragée par le Dr Horace Dobbs, Kirkman a passé beaucoup de temps avec Simo et s'est profondément attachée à lui. En réaction à son amour, le dauphin a adopté avec elle un comportement visiblement protecteur et possessif. Quand elle se trouvait dans l'eau, il ne la quittait pas une seconde et lui consacrait toute son attention. Un jour, il a même chassé une dizaine de baigneurs, en mordant deux et en frappant un autre sur la tête, apparemment pour avoir Tricia à lui tout seul. Était-ce là un signe de jalousie de la part du dauphin? Simo préférait-il les relations seul à seule?

Vers la fin de cet été-là, Anne Marks a remarqué que Simo se comportait bizarrement. Il semblait léthargique et indifférent. Au lieu de mener ses activités énergiques habituelles, il flânait, apathique. Plutôt que de poursuivre les bateaux de pêche, par exemple, il semblait chercher l'énergie nécessaire pour remonter à la surface et y respirer. Un jour, on l'a vu remonter à la surface près d'un bateau, ouvrir la gueule, puis se laisser couler. Après cet incident, Anne Marks n'a jamais revu Simo. Les habitants du pays espèrent qu'il est allé rejoindre la bande de dauphins qui vit un peu plus au nord de la côte, mais nul ne sait ce qu'il est advenu de lui.

Freddie

Freddie, un dauphin mâle adulte, est apparu pour la première fois il y a cinq ans, près du port de Amble, sur la morne côte de Northumberland, au Royaume-Uni. Au début, il se méfiait des bateaux et des humains; mais, avec le temps, il est devenu plus hardi et plus curieux. En 1989, un incident a marqué un point tournant dans sa vie. Virginia Farrow, adepte des dauphins, a démêlé une ligne de pêche qui s'était enroulée autour des nageoires de l'animal. Cet acte de bonté envers lui a semblé lui donner confiance dans le genre humain. Aujourd'hui enjoué, grégaire et charismatique, Freddie aime l'attention et la compagnie. Aussitôt que quelqu'un plonge dans l'eau, il vient à ses côtés, pour l'examiner et entrer en contact avec lui. On sait que Freddie offre son aileron à ceux qu'il aime et les remorque doucement. Il lui arrive aussi de traîner des personnes en leur prenant doucement le bras entre ses dents, comme le fait un chien.

Gordon Easton, capitaine d'un bateau de sauvetage, emmène presque tous les jours des visiteurs en mer pour leur montrer Freddie. Easton, très attaché au dauphin, veille à son bien-être. Souhaitant protéger le dauphin contre les visiteurs trop enthousiastes, il juge que pas plus de deux personnes à la fois ne devraient entrer dans l'eau.

Liz Sandeman, qui a nagé avec Freddie à plusieurs occasions, raconte ce qu'elle sait de lui: «Il aime beaucoup se faire toucher et caresser. Il est très tactile. Même s'il est parfois turbulent, il lui arrive aussi d'être tranquille et pensif. Je suppose que les dauphins, comme nous, sont sujets aux changements d'humeur.» Margaux Dodds, qui a aussi nagé avec Freddie, relate un incident qui révèle que le dauphin est capable de prévoir comment telle ou telle personne réagira à son comportement: «Il est arrivé derrière moi, a posé sa tête sur le sommet de la mienne et m'a emmenée au fond avec lui. Il m'était impossible de lui résister. Mais je crois qu'il l'a fait parce que nous avions passé beaucoup de temps ensemble, à construire une relation d'amitié. De toute évidence, il savait que je lui faisais confiance et que, même si j'étais effrayée, son geste ne me perturberait pas.» Beaucoup d'autres personnes qui ont nagé avec Freddie ont fait le même commentaire: il semble pouvoir évaluer les êtres humains avec beaucoup de facilité.

Dauphin tactile, Freddie a souvent été vu en train d'accrocher le genou d'un baigneur avec son pénis. Certains ont avancé qu'il s'agit là d'une manifestation de frustration sexuelle; par conséquent, les histoires alarmantes laissant entendre que Freddie est dangereux et qu'on devrait le fuir n'ont pas manqué. Cependant, il semble peu probable qu'un dauphin qui manifeste un tel intérêt pour la compagnie des hommes et tire un si grand plaisir de ses rencontres avec eux cherche jamais à leur faire du mal s'il n'est pas délibérément provoqué.

Malheureusement, la trop grande célébrité de Freddie le met en danger. Le nombre croissant de visiteurs, ainsi que le bruit et le danger du jet-ski et du canot automobile le menacent, lui et son environnement. En automne 1991, il a été gravement blessé par une vedette de la police, qui aurait pu le tuer net. Il a subi douze lacérations, on ne savait pas s'il allait survivre. (L'eau de Amble est si polluée que ses blessures auraient pu facilement s'infecter.) On voit souvent Freddie flâner autour de la sortie d'égout située près du port, ce qui représente une autre menace grave pour sa santé. Même s'il aime la compagnie humaine, on craint maintenant que la curiosité des hommes ne cause sa perte, qu'il dépérisse du fait que trop de gens tentent l'expérience d'une rencontre avec lui, bien entendu, s'il survit aux périls environnementaux.

TERMES D'AFFECTION

Pourquoi, alors que la plupart des dauphins fuient aussitôt qu'un être humain entre dans l'eau, ces dauphins-là manifestent-ils un comportement si amical envers nous? Pouvons-nous vraiment prétendre qu'ils préfèrent notre compagnie à celle de leurs congénères?

Les cétologistes ont formulé leurs propres théories là-dessus. Dans *Follow a Wild Dolphin*, Horace Dobbs, débordant d'imagination, suppose que ces dauphins ont été envoyés en mission pour en apprendre davantage sur nous, afin de survivre. S'imaginant être Donald, il écrit: «Nous devons savoir ce qui motive la tendance à l'autodestruction des êtres humains. Autrement dit, il nous faut connaître les vibrations de leur esprit. Quand mon mentor m'envoie en mission, il sait que je serai parti longtemps, parce que, pour accomplir cette mission, je dois m'isoler complètement de tout contact avec les vibrations de dauphin.»

Abordant le sujet d'un point de vue plus scientifique que celui de Dobbs, le Dr Peter Evans pose en principe que les dauphins «amicaux» ont été exclus de leur groupe social, pour une raison ou une autre. «Il se peut, écrit-il, qu'il s'agisse d'un vieux dauphin qui ne peut plus suivre le groupe ou y jouer son rôle, ou encore d'un jeune dauphin trop agressif. Le dauphin exclu essaie peut-être de rassembler un nouveau groupe ou de se joindre à un autre groupe déjà formé. En cas d'échec, il reste seul. Les dauphins solitaires sont généralement des mâles et le plus souvent des tursiops. Du fait qu'ils appartiennent à une espèce vivant près des côtes, il est alors probable qu'ils entreront en contact avec des êtres humains, surtout s'ils s'installent en permanence dans un endroit en particulier. Curieux de nature, ils manifestent de l'intérêt pour les nageurs et souvent se comportent avec eux d'une manière amicale et enjouée.»

D'autres ont avancé que les dauphins amicaux sont peut-être seuls parce que leur famille ou leurs compagnons ont péri dans les filets des pêcheurs ou se sont échoués sur les rochers. Étant des animaux sociaux qui ont besoin de former des associations, les dauphins considèrent sans doute les humains comme des compagnons de rechange. Les habitants de Amble, par exemple, ont trouvé une femelle échouée sur la plage, à peu près au moment où Freddie est apparu dans le port. Certains spéculent: la morte était peut-être sa compagne; il se comporterait «amoureusement» avec beaucoup de baigneurs, surtout des femmes, parce que sa compagne lui manque.

Dans *Encounters with Whales and Dolphins*, Wade Doak relate un incident analogue qui s'est produit en 1983. Selon les habitants de Chira, île du Pacifique située près du Costa Rica, un dauphin solitaire a accompagné un bateau qui rentrait au village, son compagnon ayant été tué par l'un des pêcheurs. Se liant d'amitié avec les jeunes et avec les vieux, le dauphin apparaissait généralement aussitôt que des baigneurs entraient dans l'eau. Il semblait aimer particulièrement les enfants, qu'il poussait dans leurs petits canots sculptés dans le bois. Il les suivait jusque sur la plage; souvent, il fallait le pousser pour qu'il retourne dans la mer. Ce dauphin avait une confiance telle dans les humains qu'il les laissait le soulever et le prendre dans leurs bras pendant de courts moments. Quand il souhaitait retourner dans l'eau, il se laissait glisser de leurs bras. Sa confiance en la bonté humaine a été cruellement trahie. En novembre de la même année, un pêcheur, Raphael Conteras, a trouvé le dauphin empêtré dans ses filets, attendant calmement qu'on le libère. Mais, au lieu de le libérer, le pêcheur l'a découpé à la machette et en a rapporté les morceaux aux villageois horrifiés. On raconte que, une semaine plus tard, Raphael, s'étant mis au fond de son bateau pour se protéger d'un orage, a été frappé par la foudre.

Pour ce qui est de la théorie selon laquelle les dauphins amicaux auraient été séparés de leurs compagnons naturels, notons que, dans le récit relaté plus haut dans le présent chapitre, on pensait que le jeune dauphin entré jadis dans le port de Porosolène avait perdu sa mère.

Quoi qu'il en soit, les dauphins amicaux d'aujourd'hui, comme ceux de l'Antiquité, semblent souvent attirés par les enfants, peut-être parce qu'ils préfèrent le ton aigu de leur voix et leur nature enjouée. En outre, les enfants sont généralement plus intuitifs et sensibles que les adultes, et moins manipulateurs aussi, ce qui expliquerait pourquoi les dauphins aiment leur compagnie.

Les personnes qui passent beaucoup de temps avec des dauphins amicaux disent invariablement qu'ils sont enclins au favoritisme: tandis qu'ils sont attirés par certaines personnes, ils éprouvent une aversion immédiate pour d'autres. Graham Timmins, qui a déménagé à Dingle pour se rapprocher de Fungie et y mettre sur pied son propre centre de recherche et de conservation, le Seventh Wave, déclare: «L'une des aptitudes les plus impressionnantes du dauphin, c'est sa capacité de distinguer les personnes entre elles. Un jour, j'ai nagé avec Fungie et trois autres personnes. Le dauphin manifestait une telle préférence pour Carina que nous avions demandé à celle-ci de rester dans le bateau, pour que nous puissions recevoir nous aussi un peu d'attention de la part de Fungie. Cela a marché jusqu'à ce que Carina commence à laisser tremper par-dessus bord le bout de ses palmes. Immédiatement, le dauphin est retourné au bateau, attendant qu'elle entre dans l'eau de nouveau. Il a même pris entre ses dents le bout des palmes de la jeune femme et a tiré dessus. Nous avons donc cessé de «trafiquer» la situation et avons laissé Fungie avoir ce qu'il désirait.

«Une autre fois, j'ai nagé avec un autre des "chouchoux" de Fungie, la muraliste Lief Bruylant. Celle-ci nageait à sa façon habituelle, sur le côté, les jambes et les bras repliés, et décrivait des cercles, ce qui ravissait toujours Fungie. Mais, étrangement, il semblait l'ignorer, jouant tranquillement avec moi et quelques amis. Au bout d'une dizaine de minutes, il l'a soudainement reconnue. Il s'est dirigé en droite ligne vers elle, pour ensuite décrire de vigoureux cercles autour d'elle et l'imiter, exactement comme il l'avait fait les fois précédentes. Peut-être le dauphin reconnaît-il des traits caractéristiques dans notre façon de nager et de faire des mouvements dans l'eau, et que c'est ainsi que Fungie reconnaît ses compagnons préférés.»

Il arrive que les dauphins manifestent bien plus qu'une simple préférence et qu'ils créent un lien particulièrement solide avec certaines personnes. À Cabana del Sol, lieu de villégiature cubain, Juan, un dauphin mâle, vit en captivité. Tout laisse croire qu'il est «amoureux» d'une jeune femme de dix-huit ans, Leah Lemieux. Juan vit avec deux femelles et un autre mâle, dans un enclos marin très spacieux. La relation de Leah avec Juan a commencé il y a trois ans, quand elle a demandé la permission de nager avec les dauphins. Dès le départ, Juan a été attiré par elle et, depuis, une relation privilégiée s'est établie entre eux. Quand Leah se trouve près de Juan, celui-ci ignore les deux femelles. Si Leah ne lui rend pas visite, il devient apathique et refuse d'exécuter ses numéros. Il lui arrive même de refuser le poisson que lui offre son dresseur; seule Leah peut le convaincre de se nourrir. Un jour que Juan observait Leah, quelqu'un a offert une rose à la jeune femme. Quand Leah est entrée dans l'eau, Juan s'est immédiatement approché d'elle. Il s'est ensuite éloigné, pour revenir avec une feuille, qu'il a posée doucement sur l'épaule de Leah. Ce cas est particulièrement intéressant parce que, même s'il est vrai que les dauphins amicaux sont souvent solitaires, l'attachement de Juan pour Leah fait mentir les tenants de la théorie selon laquelle les dauphins se contentent de la compagnie humaine faute d'avoir celle de leurs semblables.

Groupes de dauphins amicaux

Considéré par certains comme l'une des merveilles du monde, le lieu dit Monkey Mia est peut-être le seul endroit sur terre où l'homme peut rencontrer des familles de dauphins sauvages et amicaux dans des eaux peu profondes et sans danger. Situé à quelque 800 kilomètres au nord de Perth, en Australie occidentale, dans une région appelée Shark Bay, Monkey Mia — *mia* est un mot aborigène signifiant «foyer» — est un endroit éloigné de tout, où le seul signe de civilisation est un parc caravanier fréquenté par des pêcheurs zélés et des observateurs de dauphins.

Personne ne sait vraiment ce qui initialement a attiré les dauphins dans les eaux chaudes peu profondes de Monkey Mia. Selon l'une des explications proposées, une jeune fille passant ses vacances dans la baie, durant les années 1960, aurait attiré en eau peu profonde un dauphin que les pêcheurs avaient surnommé Old Charlie. Elle se serait liée d'amitié avec lui, qui venait la voir tous les jours. Il se peut que les autres dauphins aient été attirés par les poissons que rejetaient les pêcheurs à partir de la jetée de bois. Selon une autre explication, le lien dauphin-homme remonterait bien plus loin que cela, jusqu'à l'époque où les aborigènes des côtes pêchaient en parfaite harmonie avec les dauphins, phénomène qui subsiste dans certaines régions de l'Australie.

C'est un explorateur sous-marin, Ben Cropp, qui a été le premier à rapporter ce qui se passe à Monkey Mia. En 1978, tandis qu'il faisait de la voile, il a cherché à se protéger d'une tempête en se réfugiant dans la baie de Monkey Mia. Pendant qu'il s'y rendait, plusieurs dauphins nageaient près de l'étrave, ce à quoi il était habitué. Mais il a été étonné de voir un groupe de dauphins entourer des pêcheurs qui les faisaient profiter du poisson qu'ils rejetaient. Ancien propriétaire d'un delphinarium, Cropp était abasourdi par les interactions dont il était témoin. Lui et son compagnon ont plongé dans l'eau et commencé à jouer avec les dauphins, qui ont vite répondu à leur invitation. En captivité, il aurait fallu jusqu'à six mois pour en arriver à ce type de rapport avec ces animaux; pourtant, à Monkey Mia, les dauphins choisissaient librement de rencontrer des humains et de leur accorder leur confiance.

En 1976, Hazel et Wilf Mason sont devenus propriétaires du parc caravanier, et ils ont commencé à consigner dans un registre les allées et venues des dauphins. Les Mason ont remarqué que les dauphins de Monkey Mia aimaient particulièrement les enfants et leur accordaient une attention toute spéciale. Normalement, les dauphins accueillent les personnes qui entrent dans l'eau en sortant la tête de l'eau. Si on leur présente un poisson, ils ouvrent la gueule pour l'avaler. Souvent, ils rendent cette faveur en lançant aux badauds un hareng ou des algues. Ils laissent parfois des étrangers les toucher et les caresser, mais il leur arrive aussi de s'éloigner si des gens tentent trop hardiment de les toucher. Au début, le groupe ne comprenait pas plus de huit dauphins amicaux; aujourd'hui, on en dénombre environ deux cents qui vivent dans la région. Parmi les dauphins les plus connus, on compte Holey Fin, reconnaissable à son aileron troué et abîmé; sa fille, Holly; Crooked Fin; Puck; Nickie; Goldie; BB; Joy; et Beautiful. Un gardien veille à temps plein au bien-être des dauphins, s'assurant qu'on ne les maltraite pas. Les critiques, toutefois, s'opposent à ce que le public nourrisse ces animaux. Voici ce que la cétologiste américaine Ann Spurgeon, qui a passé beaucoup de temps avec les dauphins de Monkey Mia, rapportait, en 1981, dans le *Whale Watcher Journal*: «Nous regardions souvent des dauphins dans les yeux; la qualité du regard qu'ils nous renvoyaient ne ressemblait à celle du regard d'aucun autre animal que nous avons connu [...] Si l'espèce humaine manifeste plus de douceur, d'ouverture et de compassion envers les autres formes de vie, il est possible que Monkey Mia devienne un modèle pour le futur, une communication volontaire qui enrichit et inspire hommes et animaux.»

À part le phénomène de Monkey Mia, durant tout l'été 1991 un trio de dauphins sauvages a entretenu des contacts avec les nageurs, près de la côte nord-ouest de l'Irlande. Même si ces dauphins étaient loin d'être aussi confiants que Fungie, pour des dauphins sauvages, ils se montraient remarquablement curieux et amicaux.

À L'ÉCOUTE DES DAUPHINS SAUVAGES

Tandis que des dauphins amicaux se montrent particulièrement ouverts et confiants avec des êtres humains, il arrive que des bandes entières de dauphins sauvages laissent des humains se mêler à eux, si les conditions sont propices.

C'est le Néo-Zélandais Wade Doak qui a fait œuvre de pionnier dans ce domaine. Diplômé en linguistique, depuis longtemps passionné par la plongée et l'exploration sous-marines, Doak déclare que sa fascination pour les dauphins découle d'un événement qui s'est produit en 1971. Il se trouvait à quelque 20 mètres de profondeur, près des îles Poor Knights, quand tout à coup la mer est devenue noire: c'était une bande de dauphins qui l'observaient attentivement. Quatre ans plus tard, pendant qu'il faisait de la voile avec sa femme, Janet, il a rencontré un groupe de dauphins qui exécutaient des tonneaux et des virevoltes. Cette fois-là, les Doak ont plongé dans la mer. Alors que les dauphins sauvages, comme nous l'avons dit plus tôt, s'enfuient généralement quand quelqu'un entre dans l'eau, ceux-là sont restés à proximité du couple. Dès ce moment, Wade Doak a cherché à comprendre les mystères du comportement des dauphins dans la nature.

Dans les années 1970, deux incidents qui se sont produits dans son propre pays, la Nouvelle-Zélande, sont venus aiguiser sa curiosité à propos de l'interaction homme-dauphin.

D'abord, on a rapporté qu'un dauphin commun nageait dans l'estuaire du Ngunguru. Il s'agissait d'une jeune femelle, qui a plus tard été connue sous le nom d'Elsa. Aux enfants qui l'appelaient du rivage, Elsa réagissait en s'approchant d'eux, dans les eaux peu profondes de la côte. Comme Doak le rapporte dans son ouvrage, *Encounters with Whales and Dolphins*, la confiance totale et l'abandon passif que manifestait Elsa étaient tout à fait remarquables.

Ensuite, un autre dauphin solitaire a fait son apparition, cette fois-là à Hawke Bay, et s'est installé près d'une balise marine, attirant l'attention de tous par ses bonds spectaculaires. Nommé Horace (en hommage à Horace Dobbs), le dauphin a bientôt établi une véritable relation avec les habitants du pays, cabriolant à côté de tous les bateaux qui quittaient Napier Harbour ou y entraient. Horace semblait être particulièrement espiègle: il s'amusait à déplacer le gouvernail des yachts qui traversaient le bras de mer pour les faire changer de cap. Il arrivait souvent que les plaisanciers se rendent compte que leur dérive et leur gouvernail étaient étrangement immobilisés après que Horace s'était trouvé dans les parages. Horace s'est d'abord montré amical avec un plongeur, Quentin Bennet. Mais à mesure que sa confiance grandissait, il s'est mis à jouer avec d'autres nageurs. Frank Robson, qui a donné au dauphin le nom de Horace, se souvient que celui-ci s'est plusieurs fois porté au secours de nageurs qui, s'étant aventurés trop loin, se débattaient pour ne pas couler. Horace les ramenait alors près du rivage.

Wade et Janet Doak ont mis sur pied le projet Interlock, pour rassembler les récits de rencontres humain-dauphin, afin d'y repérer des modèles de communication ou d'interaction. Loin de se laisser décourager par les expériences relatées par Jacques

Cousteau, au cours desquelles les dauphins s'enfuyaient aussitôt que des plongeurs entraient dans l'eau, les Doak ont tenté de rétablir le contact avec les dauphins communs des îles Poor Knights, près de leur résidence de Whangarei. Pour ne pas se faire remarquer, Janet Doak enfilait une combinaison de plongée spécialement dessinée pour qu'elle donne l'impression d'être un dauphin. Janet raconte que, lorsqu'elle est entrée dans l'eau, une vingtaine de dauphins curieux sont venus décrire des cercles autour d'elle. Après une quinzaine de minutes, ils sont tous repartis, sauf trois. Janet les a nommés Average White, Small Scar et Sideband, noms faisant référence à leur couleur et à leurs marques. Finalement, seul Sideband est resté près d'elle (il portait une bande blanche verticale sur le côté gauche, derrière l'aileron). Sideband était si curieux qu'il s'est approché à environ un mètre de Janet; il la suivait quand elle plongeait et quand elle remontait aussi. Quand elle a essayé de l'imiter en nageant à la manière d'un dauphin, il a réagi en lançant sa queue vers le haut et sa tête vers le bas, comme si, à son tour, il l'imitait.

Après cette rencontre réussie, les Doak ont continué à chercher d'autres moyens d'établir un climat de confiance mutuelle et de communication. Quand ils voguaient à la rencontre de dauphins, ils ont commencé à faire jouer certains types de musique. Ils ont découvert que le son de la flûte et des clochettes semblait attirer leur attention. Ces sons permettaient également aux dauphins de reconnaître «acoustiquement» le catamaran des Doak.

Pour habituer les dauphins à leur présence dans l'eau, les Doak s'étendaient sur l'avant des coques ou dans des hamacs suspendus entre les traverses. Quand les dauphins s'approchaient, les Doak prenaient garde de faire des mouvements brusques ou soudains. Ils s'efforçaient également de ne pas toucher ces animaux avant qu'un climat de confiance ait été créé. Bientôt, les bizarres combinaisons de plongée sont devenues inutiles, car les dauphins se sentaient à l'aise en présence du couple, qui a par la suite eu des rencontres particulièrement intimes avec ces animaux pourtant si indépendants.

Les Doak croient, d'après leurs expériences, que les dauphins font des gestes significatifs à l'endroit des humains durant leurs interactions avec ceux-ci: ils bondissent hors de l'eau quand l'embarcation s'en va; ils éclaboussent délibérément les passagers de l'embarcation après avoir échangé un regard avec eux; ils sifflent ou émettent des sons en réponse à un appel. Si le dauphin nage par à-coups dans une certaine direction, c'est peut-être qu'il essaie de guider un plongeur vers un objet ou un compagnon perdu, ou bien qu'il aide un yacht à contourner un obstacle sous-marin. La défécation peut être un signe d'excitation ou un témoignage d'acceptation. Le contact physique, toutefois, est le geste suprême de confiance et d'amitié.

encontrer des dauphins dans leur milieu naturel peut être une expérience émouvante
magique.

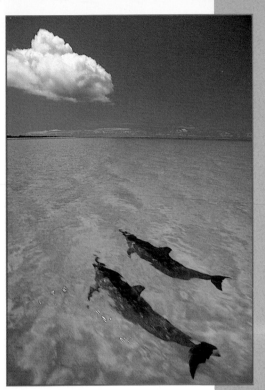

Dauphins fileurs (Stenella longirostris), *au large des îles
Sous-le-Vent, Hawaii.*

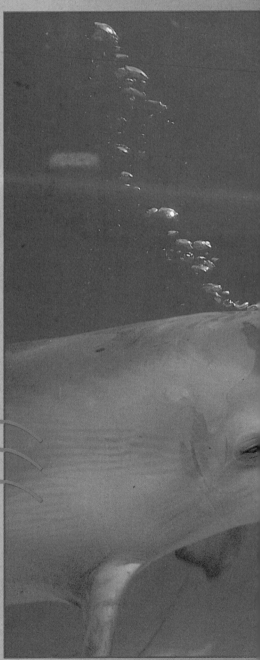

Les rencontres avec des dauphins sauvages solitaires captivent l'imagination de l'homme depuis des siècles. Ici, un dauphin tursiops caresse la main d'une plongeuse.

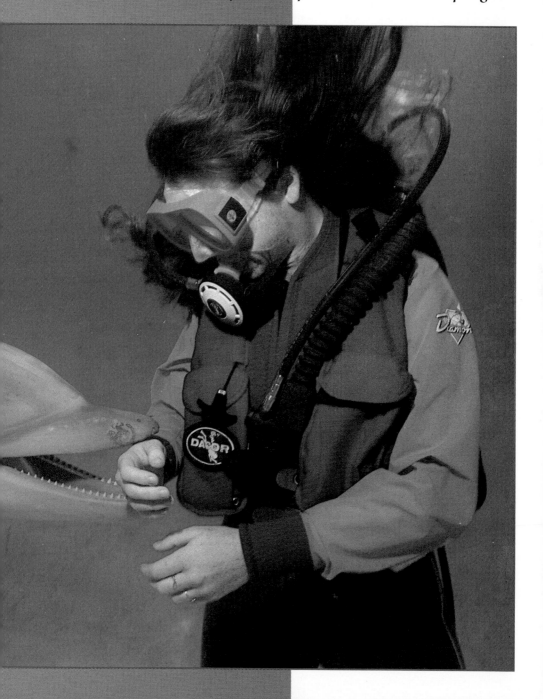

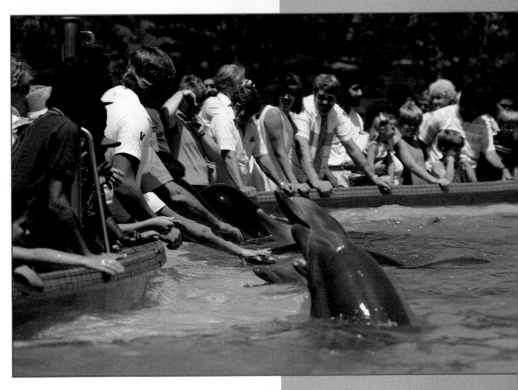

L'aspect désolant de la captivité: des dauphins gardés dans un petit bassin au Seaworld de San Diego, en Californie.

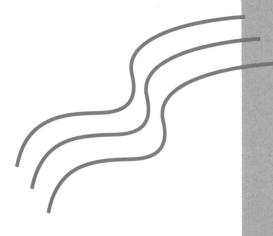

Traditionnellement, les dauphins ont toujours coopéré avec les pêcheurs et sont considérés comme un symbole de chance.

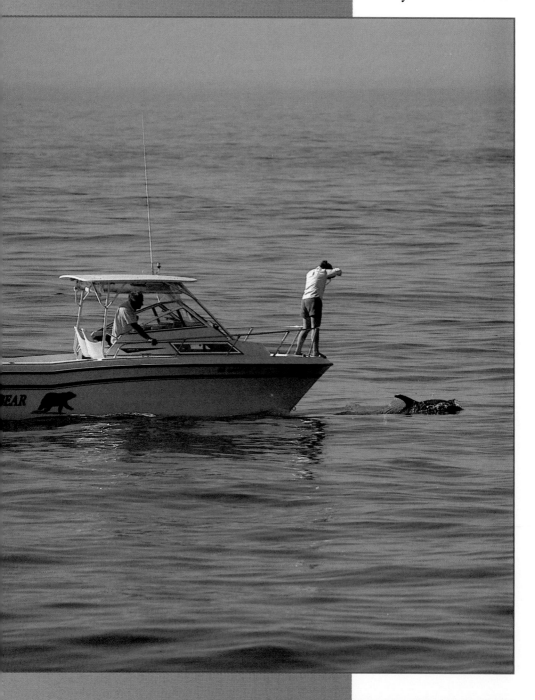

À Monkey Mia, en Australie occidentale, des familles de dauphins sauvages viennent jouer avec les humains depuis les années 1960.

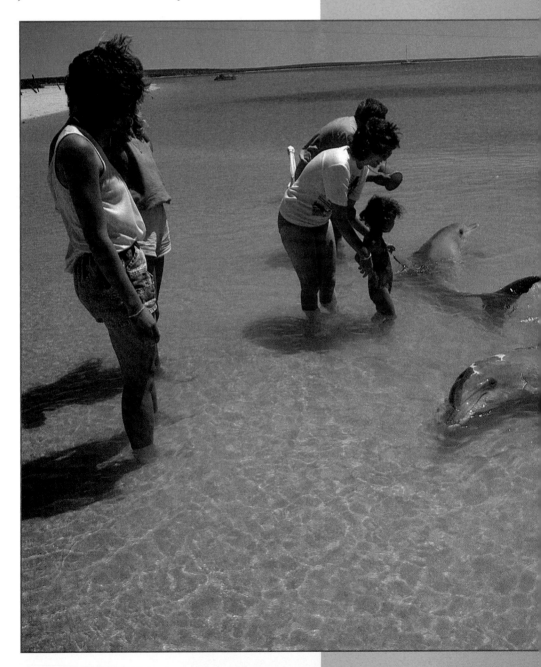

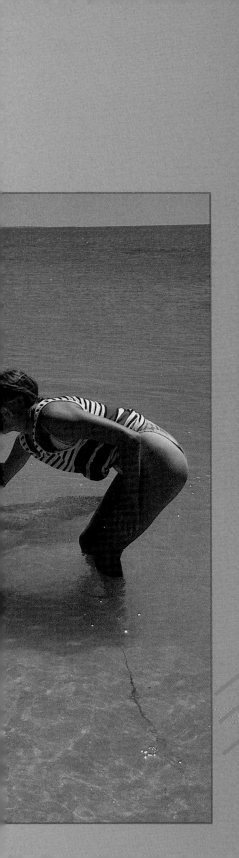

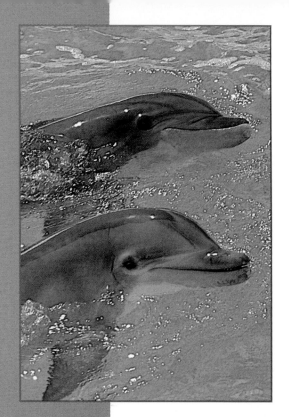

Après avoir été gardés en captivité au delphinarium de Brighton pendant presque toute leur vie, Missie et Silver sont maintenant libres. Ils ont été réadaptés et relâchés grâce au projet «Into the Blue».

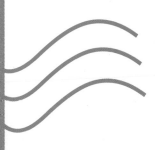

L'homme et le dauphin se témoignent une curiosité réciproque. Depuis l'Antiquité, le récits faisant état d'une amitié entre dauphins et jeunes garçons abondent. Pourtan on commence à peine à en comprendre la pertinence et l'authenticité.

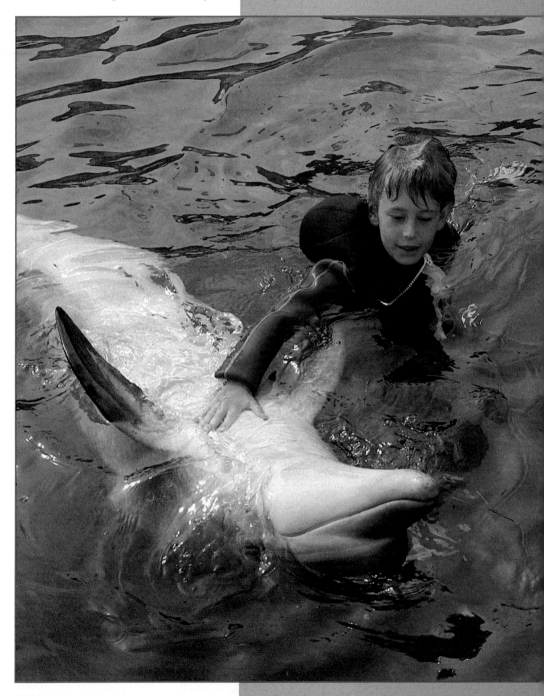

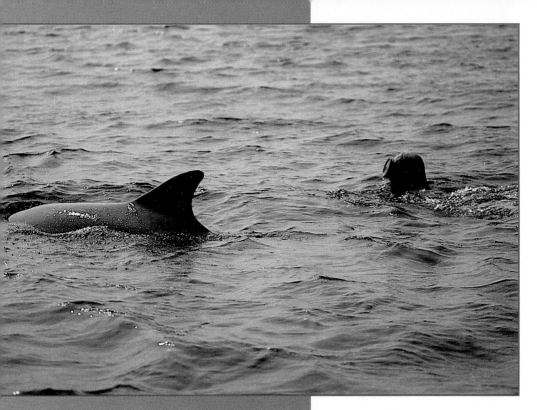

ngie, le dauphin tursiops résidant de Dingle, en Irlande, batifole avec un camarade humain.

Plongeuse et dauphin nageant en parfait synchronisme.

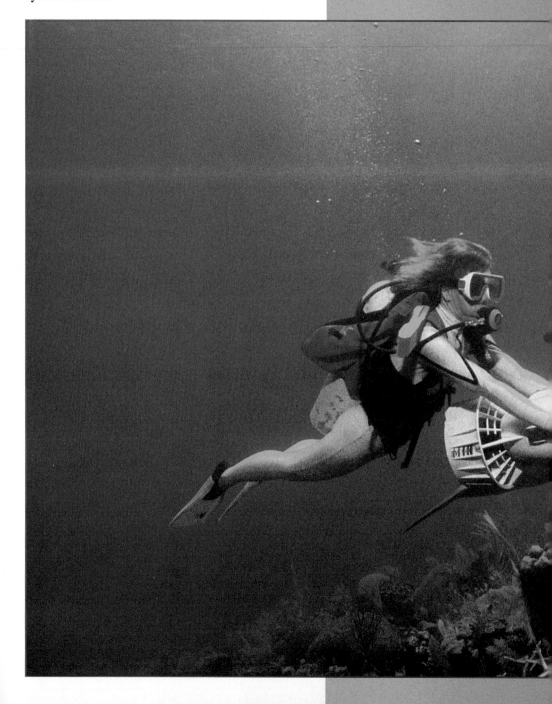

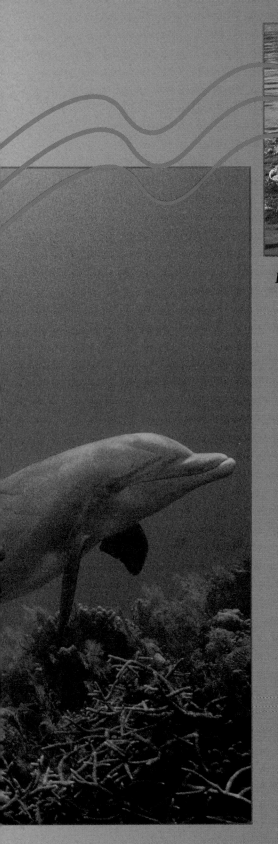

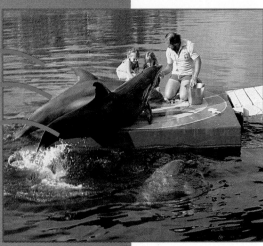

Dauphins en captivité au Theater of the Sea, à Islamora, en Floride.

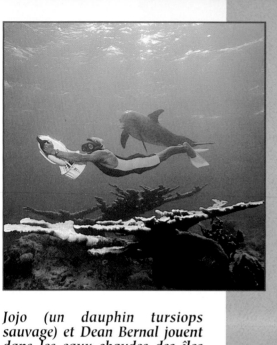

Jojo (un dauphin tursiops sauvage) et Dean Bernal jouent dans les eaux chaudes des îles Turks et Caicos.

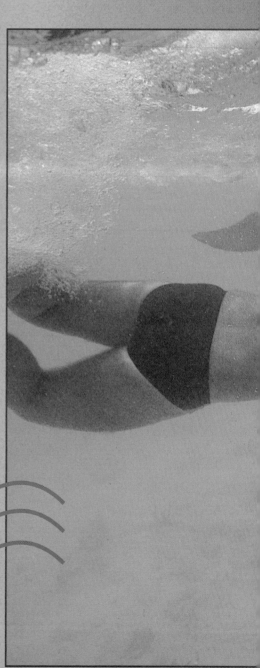

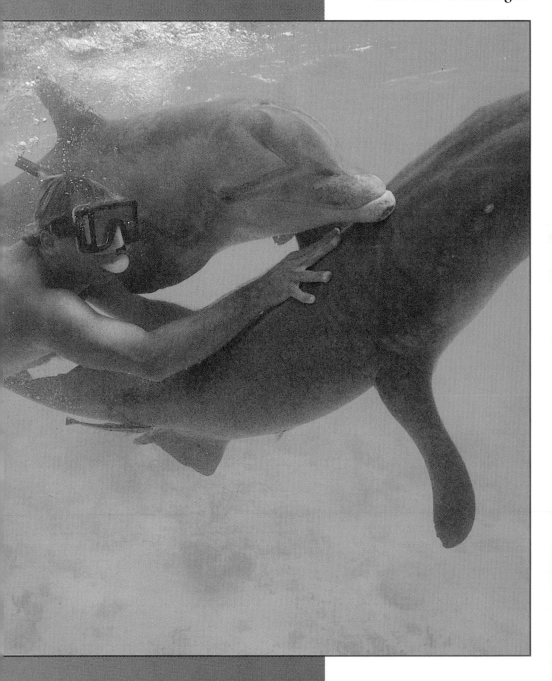

Jojo et Dean Bernal s'amusent à lutter avec un laimargue.

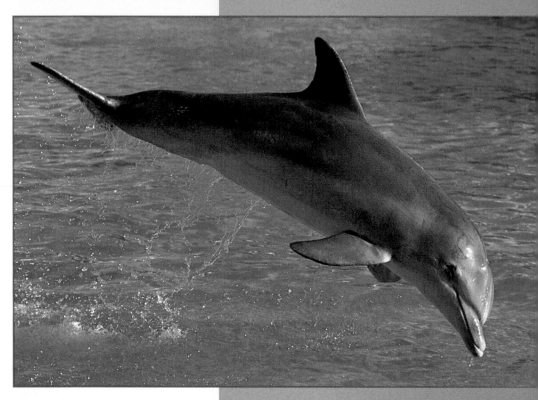

Dauphin tursiops sauvage.

Des milliers de dauphins meurent chaque année à cause des techniques de pêche modernes. Ici, un dauphin blanc et bleu est pris dans un filet dérivant, au large des Açores.

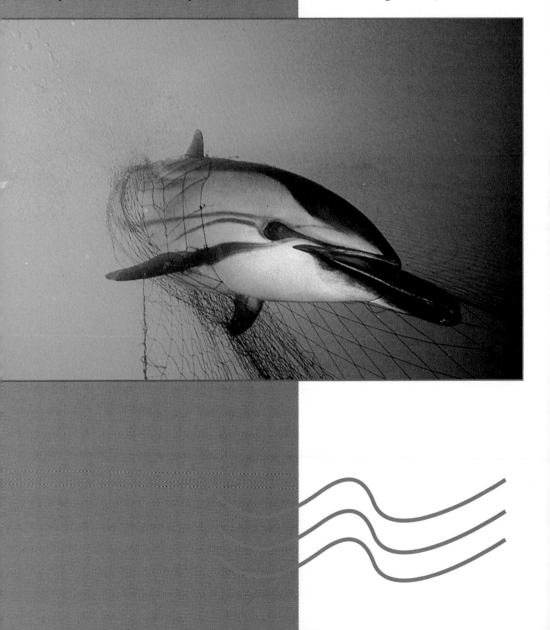

Dans le nord-est de l'Atlantique, des pêcheurs hissent à bord un dauphin qui s'e...
pris dans leur filet dériva...

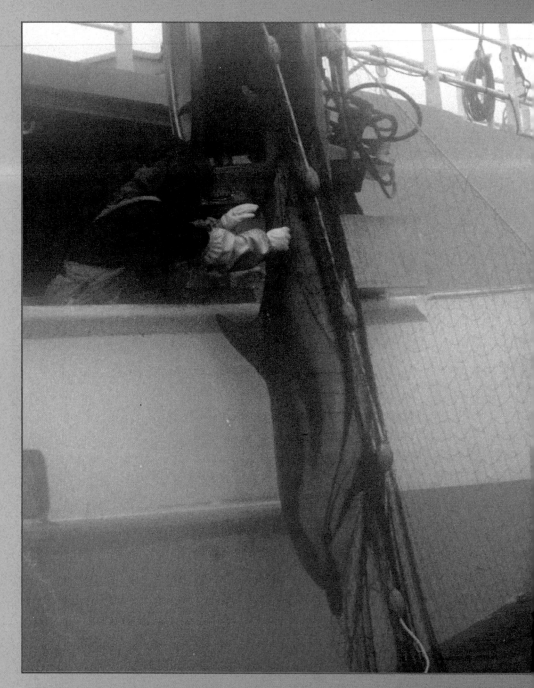

Comme les dauphins sont passés maîtres dans l'art du métissage, il se peut qu'ils fassent la cour aux êtres humains. Il ne fait aucun doute que les dauphins peuvent distinguer l'homme de la femme, même quand tous deux sont revêtus d'une combinaison de plongée. Du fait que le dauphin se sert de son pénis comme d'un organe tactile, ce qui pour lui n'est qu'un comportement enjoué peut être pris à tort pour des avances sexuelles. Cependant, on a rapporté des cas où des dauphins mâles solitaires ont tenté des rapprochements sexuels avec des humains. Durant le prélude amoureux, le dauphin vous prend parfois le bras ou la palme dans sa bouche. S'il est d'humeur plus turbulente, il pourrait bien foncer sur vous tête première, ce que vous prendriez peut-être, mais à tort, pour de l'agressivité. On a également rapporté des cas où un dauphin avait attiré ou remorqué une femme vers le large, comme s'il tentait de l'enlever, ce qui devait être plutôt déconcertant pour elle.

Une chose est certaine: les dauphins s'intéressent beaucoup plus aux plongeurs occupés à une activité sous l'eau — ne serait-ce que la cueillette de coquillages — que par ceux qui flottent passivement. Les nageurs en bonne forme physique qui arrivent à plonger au fond de l'eau et à remonter à la surface à la manière des dauphins semblent être ceux qui captivent le plus longtemps leur intérêt. Souvent, les dauphins curieux glissent aux côtés de ces personnes, imitant leurs attitudes corporelles et leurs mouvements, un peu comme s'ils les acceptaient en tant que membres de leur espèce.

Le travail de pionnier des Doak a servi d'exemple à tous ceux qui souhaitent «épier» les dauphins. Nous avons tous quelque chose à apprendre de leur approche consistant à établir une relation privilégiée avec ces animaux curieux et pourtant timides et sensibles. Les Doak n'en démordent pas: le respect mutuel et une attitude d'ouverture sont les éléments essentiels de l'«étiquette» pour ce qui est d'entrer en contact avec les dauphins sauvages ou amicaux. Wade Doak est d'avis que le seul obstacle véritable, c'est le caractère dominateur et manipulateur de l'homme envers la nature. «Je pensais qu'il était évident que l'homme ne doit pas s'imposer à ces animaux, dit-il. Il faut leur donner le temps d'apprendre à nous connaître avant de s'attendre que se produise une interaction de qualité.»

RÈGLES DE CONDUITE POUR LA NATATION AVEC DES DAUPHINS

Nous ne devons jamais oublier que même les dauphins amicaux ne sont pas des animaux apprivoisés. Ce sont des créatures sauvages, susceptibles de se comporter parfois de façon impétueuse et imprévisible. Pour établir une bonne relation avec un dauphin, il importe d'être sensible à ses humeurs et à son comportement. Tous ceux qui ont eu la chance de nager avec des dauphins sauvages auraient intérêt à observer les quelques règles suivantes, pour leur propre sécurité et pour celle des dauphins.

1. Dans l'eau, déplacez-vous de la façon la plus gracieuse et la plus rythmique possible, en tenant les mains croisées derrière le dos. Tendre le bras peut être considéré comme une menace par le dauphin qui ne vous connaît pas. Ce n'est que lorsque vous aurez établi un climat de confiance avec le dauphin que vous pourrez tenter de tendre le bras vers lui sans trop le perturber.

2. Enlevez bagues et autres bijoux avant d'entrer dans l'eau. Les objets pointus risquent de couper la peau du dauphin, ce qui l'expose à des infections.

3. Ne touchez jamais un dauphin près de l'évent. C'est un peu comme si quelqu'un mettait la main sur votre nez. Le dauphin pourrait se montrer agressif. Un jour, Jojo a donné un vif coup de queue à une femme qui avait essayé de fourrer le doigt dans son évent.

4. On conseille aux femmes qui ont leurs règles de ne pas nager avec des dauphins, car cet état peut les exciter sur le plan sexuel. Même les bonnes nageuses risquent de trouver déplaisant de se faire poursuivre par un dauphin amoureux, si doux et si gentil soit-il. Dean Bernal avise tous ceux qui voudraient nager avec Jojo de ne pas flotter sur le dos, car cela excite le dauphin sur le plan sexuel; Jojo risque alors de se sentir frustré et de se mettre en colère. Ce conseil pourrait valoir pour tous les dauphins. Les claquements de mâchoires et les coups de queue violents sont des signes qui ne mentent pas: le dauphin est agité ou irrité. Quand le dauphin semble devenir trop agité, il serait prudent que vous sortiez de l'eau.

5. Ne gênez pas les déplacements du dauphin et ne le poursuivez pas. Ce comportement risque d'être perçu comme une menace et de provoquer chez lui une réaction défensive. Soyez patient. Attendez que le dauphin vienne à vous. On conseille aussi de ne jamais être plus de deux à la fois à nager près du dauphin. Si le dauphin accorde toute son attention à quelqu'un d'autre que vous, n'essayez pas de le distraire pour l'attirer vers vous: il est probable qu'il s'éloignerait tout simplement des deux nageurs.

6. Ne nagez pas quand vous êtes malade. À part le danger évident que vous courez, vous risquez de propager votre maladie au dauphin, vulnérable aux maladies humaines, surtout à celles qui affectent les voies respiratoires supérieures.

7. Si vous prenez des photos sous-marines, n'utilisez pas de flash. Les yeux du dauphin sont sensibles.

8. Les dauphins amicaux ont souvent des aversions et des penchants particuliers, de même que des humeurs variées. Apprenez à connaître leur personnalité en vous renseignant auprès des personnes qui passent beaucoup de temps avec eux. Cela vous aidera à établir une meilleure relation.

9. Ne vous montrez jamais manipulateur avec un dauphin. Ils n'existent pas pour exécuter des numéros pour vous. Établissez un climat de confiance et soyez ouvert à tout ce qui peut survenir.

PROGRAMMES DE RENCONTRES AVEC DES DAUPHINS SAUVAGES

Wild Dolphin Project
Grande Bahama, îles Bahamas

Denise Herzing, psychologue behavioriste, dirige ce projet qui est à l'avant-garde de la recherche sur le comportement et le mode de communication des dauphins sauvages. Chaque semaine, on permet à six personnes d'accompagner les chercheurs sur le catamaran de 20 mètres qui sert de poste d'observation flottant. Les rencontres ont surtout lieu avec une bande de quelque 50 sténelles tachetées, habituées à la présence humaine. Ce projet fonctionne de mai à septembre.

Adresse postale: Wild Dolphin Project, 21 Hepburn Avenue, Suite 20, Jupiter, Florida, USA.

Project Dolphin
Grande Bahama, îles Bahamas

Ce projet est dirigé par Claude Charest et Terry Berryn, membres du groupe Oceanic Society Expeditions, de San Francisco. (Voir l'adresse à la dernière page du présent chapitre.) Sur leur goélette de plus de 20 mètres, la *Jennifer Marie*, ils ont huit places pour des bénévoles payants, qui les aideront dans leurs recherches. Le voyage dure huit jours. Le travail de Charest et Berryn porte principalement sur les sténelles tachetées et les dauphins tursiops sauvages. Ces chercheurs veillent à ce que les bénévoles ne perturbent en aucune façon le comportement naturel des animaux. Le projet commence en novembre et décembre, puis fonctionne de mai à septembre.

Dolphin Watch
Key West, Floride

Le «capitaine» Ron Canning offre des excursions d'une journée sur son catamaran, permettant d'observer une bande d'une trentaine de tursiops sauvages, près de la côte de Key West. Canning se garde bien d'exploiter les dauphins sauvages et se montre prudent pour ce qui est de laisser plonger ses passagers qui voudraient nager avec des dauphins. Même si Canning n'est engagé dans aucun projet de recherche établi, il connaît bien les dauphins et leur intérêt lui tient à cœur. Il est préférable d'aller à Key West entre mai et juillet, période où la mer est le plus calme.

Adresse postale: Dolphin Watch, PO Box 4821, Key West, Florida 33041, USA.

PROGRAMMES COMMERCIAUX DE NATATION AVEC DES DAUPHINS

En réponse au nombre de plus en plus grand de personnes qui voudraient nager avec des dauphins, plusieurs centres ont été mis sur pied dans le but de créer de telles rencontres dans un environnement contrôlé. Ayant participé à tous les programmes de natation qui existent actuellement, sauf à un, nous croyons que les interactions qu'ils rendent possibles sont dénuées de la magie des rencontres avec les dauphins dans leur milieu naturel.

La raison en est simple. Les dauphins sauvages sont libres d'interagir avec les humains selon leur bon plaisir, tandis que les dauphins utilisés dans les programmes de natation ne le sont pas. Même si les dauphins que nous avons vus sont gardés dans de spacieux enclos d'eau de mer, souvent situés près de l'océan, leur comportement n'en est pas moins contraint. À intervalles réguliers durant la journée, ils sont obligés d'interagir avec un certain nombre de personnes, pendant un temps limité. Pour que tous les visiteurs soient contents, on a entraîné les dauphins à sauter par-dessus la tête des visiteurs, à mettre le bec sur leur joue, à se coucher sur le côté pour que ceux-ci puissent les caresser et à leur offrir leur aileron dorsal pour les remorquer, tout cela en échange d'une récompense. Cela signifie que le dauphin ne s'intéresse pas vraiment au visiteur, mais qu'il répond simplement à un ordre; durant toute l'interaction, son attention est rivée sur le dresseur et sur son panier de poissons.

En cette époque où la loi du moindre effort règne plus que jamais, ces programmes de natation ne manquent pas d'attrait. Ils sont la solution parfaite pour ceux qui n'ont pas la patience ni l'inclination de passer des heures dans une embarcation en pleine mer à attendre que des dauphins apparaissent. Et nul ne peut nier qu'il est particulièrement agréable d'entrer en si étroit contact avec ces extraordinaires animaux. Le cétologiste Kenneth Norris déclare: «Il n'existe pas d'expérience plus intense que le contact direct que permettent ces programmes.» Il pose en principe que, du fait que ces rencontres nous font mieux connaître la nature du dauphin, elles nous inspirent le désir de protéger les dauphins sauvages: «Ces remarquables animaux tirent donc profit de notre émerveillement et de nos soins.»

Benjamin White fils, fondateur de la brigade de sauvetage des dauphins mise sur pied par la Sea Shepherd Conservation Society, est d'accord sur un point: nager avec les dauphins peut constituer une «expérience transcendantale». Toutefois, il s'oppose à ce que l'on «mette en marché» ces rencontres sous prétexte qu'elles sont commodes. Il soutient que les dauphins qui participent aux programmes de natation ne se comportent pas d'une façon naturelle, obligés qu'ils sont de se laisser toucher par les visiteurs. Dans la nature, il est rare que les dauphins s'approchent à ce point des humains.

Benjamin White insiste: «Si nous aimons vraiment ces animaux et les respectons, nous devrions les rencontrer à leurs propres conditions.»

À part le fait que les dauphins soient retenus dans des enclos, la critique que l'on formule le plus souvent à propos de ces programmes de natation, c'est que, du point de vue du dauphin, il est stressant de rencontrer un si grand nombre de personnes chaque jour. Après tout, les dauphins sauvages ne consentent à cette invasion de leur espace vital que lorsqu'un solide climat de confiance a été établi. Ric O'Barry, défenseur de l'environnement et ancien dresseur, pense que le dauphin doit se sentir comme nous nous sentirions si nous étions enfermés dans une petite pièce avec un certain nombre de personnes toutes désireuses d'obtenir quelque chose de nous. Il se souvient d'un cas particulièrement troublant, rapporté par l'un de ses collègues qui surveillent les programmes de natation: on a permis à un homme soûl, qui pesait bien 140 kilos, d'entrer (non sans peine) dans le petit enclos d'un dauphin, simplement parce qu'il avait versé les 50 dollars que coûtait la rencontre.

Toutefois, la plus grande inquiétude de Ric O'Barry, qui a déjà travaillé avec Flipper, c'est qu'un dauphin épuisé se mette en colère et blesse quelqu'un: «Malgré leur éternel sourire et contrairement aux histoires racontant l'amour infatigable de leurs congénères sauvages pour la race humaine, la patience des dauphins en captivité a une limite; quand celle-ci est atteinte, ils frappent durement.»

De plus, il faut tenir compte du risque que nous transmettions des maladies aux dauphins captifs. Thomas Dohl, biologiste et chercheur du Long Marine Laboratory de l'Université de Californie à Santa Cruz, fait remarquer que les dauphins sont particulièrement vulnérables aux infections des voies respiratoires supérieures causées par les virus des rhumes et des grippes. Ils peuvent alors avoir une pneumonie, susceptible de leur être fatale. Même si de nombreux spécialistes partagent ses craintes, dont le cétologiste Hal Markowitz, nous ne disposons en ce moment d'aucune preuve concluante à ce sujet.

Le National Marine Fisheries Service (NMFS), organisme qui, aux États-Unis, délivre et renouvelle les permis pour les programmes de natation, a tenu compte de ces inquiétudes. Aujourd'hui, tous les programmes de natation américains fonctionnent sur une base expérimentale et font l'objet de contrôles rigoureux. Le NMFS a élaboré certaines règles qui fixent des limites aux interactions:

a) Le dauphin travaille pendant un maximum de deux heures, suivies de deux heures de repos.
b) Pas plus de deux personnes ne peuvent nager en même temps avec un dauphin.
c) Le dauphin doit disposer d'une issue pour le cas où il choisirait de mettre fin à l'interaction.

d) Les participants potentiels doivent remplir un bref questionnaire sur leur état de santé. Quiconque souffre d'une maladie respiratoire ou prend des médicaments supprimant la fonction immunitaire sont rejetés.

e) Les bébés ne devraient pas participer aux programmes.

f) Les participants doivent se doucher à l'eau et au savon avant et après la séance.

Les centres que nous avons visités semblent respecter la plupart de ces règles. À notre avis, cependant, ces rencontres sont dénuées de la spontanéité et de l'exaltation de celles que nous avons vécues lorsque nous avons nagé avec des dauphins sauvages amicaux. Les rencontres avec des dauphins captifs suscitent-elles un respect pour les dauphins qui justifierait cette captivité? Nous en doutons. Ce dont nous ne doutons pas, c'est que ces programmes de natation sont une véritable mine d'or. La plupart des centres demandent jusqu'à 60 dollars pour une séance qui dure de vingt à trente minutes. Nous osons à peine imaginer que, bientôt, des entrepreneurs pourraient lancer des programmes de natation avec des dauphins dans certains hôtels et stations de vacances, rien que pour augmenter la clientèle.

Ce qui nous inquiète, c'est que ces programmes, même s'ils sont entre bonnes mains, servent à perpétuer une attitude de domination et de manipulation de la nature qui est à l'origine même de nos problèmes environnementaux actuels. Mais, comme chacun a droit à son opinion, nous vous fournissons une brève description des programmes de natation ainsi que nos impressions sur chacun d'eux.

Theater of the Sea
Islamorado, Floride

Le Dolphin Adventure Program constitue l'attraction principale de ce parc marin où sont exposés dauphins, otaries, requins, tortues, raies et une multitude d'autres animaux marins. Les sept dauphins vivent dans un lagon artificiel dont la superficie atteindrait près de deux hectares et qui serait alimenté d'eau de mer. Cependant, durant notre visite, cinq des sept dauphins étaient confinés dans de petits enclos. La natation se pratique dans un endroit à peine plus vaste. Le programme débute par un séminaire de trente minutes sur les dauphins, puis les nageurs passent trente minutes dans l'eau. Six personnes nageaient avec deux dauphins. Les séances sont dirigées par un dresseur qui, au moyen de signes de la main et de poissons récompenses, incite les dauphins à interagir de diverses façons avec les nageurs. Le règlement interdit aux mauvais nageurs, aux femmes enceintes et aux enfants de moins de treize ans de participer au programme.

Dolphins Plus
Key Largo, Floride

Ce centre est dirigé par la famille Borguss, très expérimentée dans le dressage des dauphins pour les spectacles. Il y a quelques années, les Borguss ont décidé d'adopter une autre approche et de placer leurs dauphins dans un profond canal artificiel qui se jette dans l'océan et qui est divisé en plusieurs enclos. Ce centre a été l'un des premiers à lancer la thérapie par les dauphins, sous la supervision du Dr Betsy Smith. Le programme de natation est indépendant. Il commence par une séance d'information d'une heure et demie, donnée par un biologiste de la vie aquatique, qui traite des divers aspects du comportement du dauphin, de son intelligence, de son mode de communication et de son anatomie. On montre ensuite aux participants un vidéo sur la façon de se comporter dans l'eau avec les dauphins et sur ce qu'ils peuvent espérer retirer de l'expérience. À notre avis, ces éléments du programme sont valables et très informatifs.

La natation proprement dite dure trente minutes. Deux séances ont lieu à la fois; seulement quatre personnes entrent dans l'eau, avec quatre dauphins. En théorie, un contact individuel est donc possible. Mais, durant notre visite, deux des dauphins étaient trop absorbés par leurs propres jeux pour remarquer la présence de visiteurs. Les deux autres dauphins s'intéressaient à nous et nous avons vécu des moments touchants. Fait intéressant à noter, ces animaux prêtaient une attention particulière à une certaine femme qui, nous l'avons appris plus tard, se rend régulièrement au centre. Il était évident que les dauphins la connaissaient et préféraient sa compagnie à celle de purs étrangers. Deux hommes se sont plaints du fait que les dauphins avec qui ils nageaient les ignoraient complètement. Nous avons apprécié que le personnel garde l'œil sur les nageurs et que les interactions ne soient pas provoquées. En d'autres mots, on n'incite pas les dauphins à s'intéresser au visiteur en leur offrant des poissons récompenses. Les installations sont propres et bien organisées, mais nous croyons que les enclos sont trop petits. Même si le centre prétend que tous ses dauphins vivent en semi-captivité et qu'ils peuvent s'en aller s'ils le veulent, nous n'avons rien vu qui nous laisse croire qu'ils pourraient nager jusqu'à l'océan.

Dolphin Research Center
Marathon Shores, Floride

Cet établissement est situé près d'un lagon qui fait face à l'océan. Le lagon est divisé en enclos, certains étant beaucoup plus spacieux que d'autres. Près d'une vingtaine de dauphins y résident, mais leur nombre varie: le centre prête des dauphins pour des spectacles télévisés ou filmés (ils ont tenu la vedette dans *Le Grand Bleu*) et accueille ceux que les delphinariums y envoient se reposer. En tant qu'invités du Dr David Nathanson, nous avons pu observer la séance de thérapie, mais il nous a été impossible de participer au programme habituel de natation.

Le programme dure une heure et demie. Il comprend une séance d'orientation, une période de natation pouvant durer jusqu'à une demi-heure, ainsi qu'un atelier et une discussion.

Le centre dirige aussi Dolphinlab, un programme de formation de sept jours: comportement du dauphin, recherche sur son langage, biologie et dressage.

L'atmosphère y est agréable, mais les quartiers réservés aux dauphins nous ont semblé miteux et délabrés.

Dolphin Quest
The Hyatt Regency Hotel, Waïkoloa, Hawaii

Ce programme est dirigé par deux vétérinaires, Rae Stone et Jay Sweeney. Six dauphins vivent dans un lagon de quelque 3000 mètres carrés, alimenté par la mer. Trente invités seulement peuvent participer aux séances de natation de trente minutes avec les dauphins. Comme la liste d'attente comporte plus de 2500 noms, les noms des participants sont tirés au sort. La séance d'information, qui porte sur le comportement, la vie sociale et la physiologie du dauphin, est suivie d'un bref exposé sur l'étiquette à observer dans l'eau, avec le dauphin. Les interactions ne sont pas provoquées par l'utilisation de poissons récompenses, et le remorquage par l'aileron est interdit. Le lagon comprend une zone libre où le dauphin peut se retirer pour s'éloigner des nageurs. Cependant, le personnel se sert d'un filet pour forcer les dauphins qui y restent «trop longtemps» à revenir dans le lagon principal, avec les participants. Selon un vétérinaire indépendant, deux dauphins du centre sont morts empoisonnés par du poisson corallien.

The Dolphin Experience
Port Lucaya, Grande Bahama

The Dolphin Experience, qui fait partie de l'Underwater Explorers Society (UNEXSO), était en train de déménager quand nous nous y sommes rendues. Tant mieux, parce que les installations originales comprenaient un petit enclos situé au milieu d'une marina bondée et visiblement polluée. Mais, comme nous l'a fait remarquer Mike Schultz, propriétaire et dresseur principal, le nouveau lagon de près de quatre hectares, joint au canal artificiel reliant la marina à la mer, est le plus vaste du genre. Pour utiliser l'endroit au maximum, l'organisation a fait venir trois nouveaux dauphins — Scarab, Cocoon et Echo — qui ont tenu la vedette dans le film *Cocoon*.

The Dolphin Experience prétend exploiter un programme de semi-captivité, car les dauphins sont emmenés chaque jour en pleine mer, quand le temps le permet. Mike Schultz prétend aussi que les dauphins peuvent s'échapper s'ils le souhaitent, puisque les clôtures sont assez basses pour qu'ils sautent par-dessus. Selon les habitants de l'endroit, il arrive que les animaux s'échappent, mais aucun effort n'est ménagé pour les capturer de nouveau.

Plusieurs options sont offertes aux visiteurs qui souhaitent rencontrer des dauphins. Le programme habituel de natation est mené par les dresseurs, qui font une brève présentation avant de laisser les participants entrer dans l'eau. Les séances sont bien organisées. Obéissant aux ordres des dresseurs, les dauphins remorquent les participants, se contorsionnent et bondissent hors de l'eau, au-dessus des têtes, avant d'agiter la queue pour «dire au revoir». On permet aux enfants, même aux bambins, de participer. Un bébé qui criait à pleins poumons nous a semblé terrifié par sa rencontre avec un dauphin, ce que ses parents n'ont pas manqué de capter sur vidéo! Le règlement semble relâché, mais il ne faut pas oublier que les Bahamas échappent à la réglementation américaine.

Une autre sorte de rencontre particulièrement tentante est offerte: une excursion sur les récifs, en pleine mer, avec deux des dauphins. Les plongeurs expérimentés s'agenouillent au fond de la mer tandis que les dauphins décrivent des cercles autour d'eux: les nageurs munis d'un tube respiratoire peuvent observer la scène près de la surface. Ici aussi, les interactions sont provoquées par des poissons récompenses. En de rares occasions, ces dauphins semi-captifs sont rejoints par des sténelles tachetées sauvages qui ont l'air d'être intriguées par ce qui se passe. La rumeur veut qu'elles aient tenté de «kidnapper» ces dauphins, mais on ne sait pas si elle est fondée.

VACANCES AVEC DES DAUPHINS

Bernadette et Barry Norris, M.V. Francis, Sheppards Marina, Gibraltar. Excursions quotidiennes à la rencontre des dauphins.

Dolphin Swim, PO Box 8653, Santa Fe, New Mexico 87504. Rebecca Fitzgeralds propose des excursions en bateau de une ou deux semaines, pour observer les dauphins sauvages et nager avec eux aux Bahamas.

Friends of the Sea, PO Box 2190, Enfield, Connecticut. Excursions d'observation des sténelles tachetées aux Bahamas.

Jacques Plettener, Los Aros, 1 n° 13.38640, Los Christianos, Ténériffe. Organise des excursions pour observer les dauphins dans la Méditerranée.

Kaikoura Tours Ltd., PO Box 89, Kaikoura, New Zealand. Excursions de trois heures permettant d'observer les dauphins d'Hector, les baleines, les phoques et les oiseaux de la région. Deux excursions par jour.

Oceanic Society Expeditions, Fort Mason Center, Building E, San Francisco, California 94123. Vacances en Amérique du Nord ou du Sud, dans le Pacifique et dans les Caraïbes, dans le but d'observer les dauphins.

Richard Fairbairns, Sea Life Cruises, Quinism, Dervaig, Isle of Mull, Argyll PA75 6QL, U.K.

Tim Ainsley, Beluga, Box 385, Providentiales, Turks and Caicos, British West Indies. Organise des excursions pour voir Jojo et pour observer les dauphins sauvages près de ces îles.

Western Isles Sailing Exploration Company, Prospect House, Hollands Road, Haverhill, Suffolk CB9 8PJ, U.K. Vacances en mer consacrées à l'observation des dauphins, incluant des vacances à Ténériffe.

CHAPITRE 9
CAPTIVITÉ

INTRODUCTION

La captivité d'animaux sauvages a toujours soulevé d'importantes questions d'éthique, dont voici la plus fondamentale: Quel droit avons-nous d'arracher ces animaux libres à leur habitat naturel et de les donner en spectacle, pour satisfaire notre curiosité et pour nous divertir? Il ne faut pas s'étonner du fait que les dauphins, qui ont toujours symbolisé la liberté, soient désormais au centre du débat sur la captivité.

Grâce à leur charmant sourire et à leur nature enjouée et amicale, ils sont devenus l'attraction principale des delphinariums, des «marinelands» et des océanariums. Ceux qui tentent de justifier la captivité des dauphins prétendent que ces animaux font la joie de millions d'êtres humains et seraient en fait les ambassadeurs de leur espèce. Ce n'est qu'en voyant les dauphins en chair et en os que l'on peut vraiment les apprécier et éprouver le besoin de les protéger dans la nature.

Cependant, d'un point de vue personnel, nous croyons fermement que confiner ces animaux — nés pour vivre en pleine mer — dans de petits enclos ou dans des bassins de béton, c'est fondamentalement mal et cela va à l'encontre des lois de la nature.

DANS LE PASSÉ

Même s'il est possible que les Romains aient capturé des dauphins et les aient confinés dans des lacs (voir l'histoire du dauphin de Pouzzoles, au chapitre 8), ce n'est que depuis une cinquantaine d'années que les delphinariums sont devenus un phénomène mondial. C. H. Townsend, conservateur de l'aquarium de New York, a été le premier à penser qu'exhiber des dauphins pourrait attirer les foules. Les cinq tursiops «pionniers», capturés en Caroline du Nord, sont arrivés à l'aquarium le 12 novembre 1913, après un voyage de trois jours. On dit que Townsend jubilait: jamais dans les douze ans d'existence de l'aquarium une exposition n'avait connu si grand succès. Mais l'exaltation a été de courte durée, puisque, vingt et un mois plus tard, tous les dauphins étaient morts, la plupart de pneumonie.

À la fin des années 1930, on a pu observer un regain d'intérêt pour la capture de dauphins sauvages en vue de les montrer au public et de mener des recherches scientifiques. En 1938, à l'ouverture du Marine Studios de Floride, les foules se bousculaient pour voir de plus près le spectacle offert par les magnifiques dauphins. Au début, ceux-ci se contentaient de faire le tour du bassin; occasionnellement, ils sautaient hors de l'eau pour attraper le poisson qu'on leur jetait. C'est par accident que l'on a découvert qu'ils pouvaient exécuter des numéros amusants.

Un soir, Cecil M. Walker, chargé de l'entretien des pompes du purificateur d'eau, a vu un dauphin pousser une plume de pélican à la surface de l'eau. Walker a saisi la plume pour la relancer ensuite dans l'eau, sur quoi le dauphin est allé la chercher. Ensuite, l'homme a refait la même chose, d'abord avec un ballon, puis avec une chambre à air de bicyclette, de petites pierres et divers autres objets. D'autres dauphins se sont joints au jeu, qui a évolué jusqu'à devenir le spectacle que l'on connaît aujourd'hui.

Ce n'est toutefois que vers le début des années 1950, quand le dresseur d'otaries Adolph Frohn a été chargé par Marine Studios de «dresser des dauphins», que les spectacles professionnels ont commencé réellement. Les dauphins savants de Frohn étaient si extraordinaires que, en plus du public habituel, des hommes de science de réputation internationale venaient en foule pour observer les animaux à l'œuvre. Le célèbre zoologiste Heini Hediger a été impressionné par un dauphin particulièrement doué, au point d'écrire dans un article scientifique sur la psychologie animale: «Flippy n'était pas un poisson. On hésitait même à se demander s'il s'agissait en fait d'un animal quand il vous regardait de côté, l'œil espiègle, à moins d'un mètre de vous.» Voilà qui illustre bien l'ignorance des experts de ce temps-là à propos des dauphins.

Marine Studios se vantait de posséder 11 dauphins, tenus dans un bassin mesurant à peine 22,5 mètres de côté et 3,6 mètres de profondeur. Depuis le premier établissement de Marine Studios, les delphinariums ont poussé comme des champignons durant toutes les années 1960 et 1970. *Flipper*, l'émission de télévision si populaire auprès des enfants, a été à l'origine de l'intérêt accru porté aux dauphins. On y présentait le dauphin comme étant le meilleur ami de l'homme (en l'occurrence de l'enfant), un compagnon fidèle toujours prêt à voler au secours de son ami. Ce magnifique dauphin était si populaire qu'il est probable que, un jour ou l'autre, tous les entrepreneurs du pays se sont dit: «Ah! Si seulement nous avions notre Flipper...»

En réalité, six dauphins jouaient chacun à son tour le rôle de Flipper. Le premier Flipper était en fait une femelle nommée Mitzi, issue de la Santini Porpoise School (aujourd'hui le Dolphin Research Center) de Floride. Ses successeurs ont été Susie, Kathy, Patty, Squirt et Scottie, qui appartenaient tous au Miami Seaquarium. Richard O'Barry a été de ceux qui prenaient soin des dauphins et qui les dressaient. Dans son livre, *Behind the Dolphin Smile*, il déclare que le seul moyen de leur faire exécuter leurs numéros, c'était de les récompenser avec du poisson. «Le plus puissant incitatif, c'est la faim, écrit-il. Si les dauphins n'ont pas faim, il est impossible de leur apprendre quoi que ce soit.» Il arrivait que même un poisson ne suffise pas à inciter le dauphin à exécuter certains numéros. O'Barry raconte que le réalisateur, Ricou Browning, voulait que Flipper passe à travers une caverne sous-marine dans l'une des scènes de l'émission. Les dauphins, selon O'Barry, ont une peur instinctive de nager sous un objet, sans doute parce qu'ils craignent d'être pris au piège et de ne pas pouvoir remonter à la surface pour respirer. Avant de nager vers la caverne, O'Barry a attendu que Kathy ait faim et soit disposée à faire ce qu'on lui demandait. Kathy l'a suivi. O'Barry a tendu le bras vers l'ouverture de la caverne, pour lui donner le signal de le suivre, mais elle n'a pas réagi. O'Barry est entré dans la caverne et a essayé de l'attirer en lui montrant un poisson. Kathy ne bronchait pas. Finalement, il a dû lui passer le bras autour du corps et la pousser de force. Kathy tremblait de peur. Elle n'a jamais surmonté cette peur, mais le réalisateur a pu tourner la scène qu'il voulait.

La représentation que Hollywood a donnée du dauphin s'est enracinée et répandue dans l'imaginaire collectif. Le fait que Flipper était un dauphin mythique capable d'exécuter des numéros impossibles pour les dauphins ordinaires n'avait aucune importance. Aujourd'hui encore, on représente ces animaux comme des étoiles du spectacle désireuses de nous amuser.

Il a fallu quelques années à O'Barry pour arriver à la conclusion qu'il était mauvais de perpétuer ce mythe. Pour lui, le point tournant a été sa visite au Miami Seaquarium, où il a vu Kathy, couvertes d'ampoules, qui languissait dans son lagon. Il a sauté dans l'eau pour être près d'elle; elle est morte dans ses bras. Selon lui, elle est morte d'une «captivite» aiguë. Susie aussi est morte. Elle a attrapé une pneumonie dans un cirque itinérant d'Europe, à qui elle avait été vendue comme étant «le premier Flipper».

Risquant d'être excommuniés par l'industrie des delphinariums, beaucoup de dresseurs, de même que ceux à qui le bien-être des animaux tient à cœur, ont récemment mené une campagne de sensibilisation au sort des dauphins gardés en captivité. Selon eux, l'idée voulant que ces animaux filent le parfait bonheur dans leur «cage dorée» est une illusion astucieuse. Si l'on compare la façon de vivre des dauphins captifs à celle des dauphins en liberté, il est clair que ces activistes ont de solides arguments en leur faveur.

LA VIE EN CAPTIVITÉ

Certains dauphins naissent en captivité, mais la plupart sont capturés dans la nature. Des équipes de chasseurs professionnels partent en expédition, à la recherche de dauphins, soit pour les delphinariums, soit pour les chercheurs scientifiques.

Ric O'Barry a fait partie d'un très grand nombre de ces expéditions dans la baie de Biscayne, quand il travaillait pour le Miami Seaquarium, dans les années 1960. Il raconte comment les dauphins s'approchaient innocemment du bateau et nageaient sur la vague d'étrave. Ils ne se rendaient compte du danger qu'au moment où le filet était jeté. Une fois encerclés, les dauphins, pris de panique, nageaient dans tous les sens. «Ceux dont nous ne voulions pas — les mâles, les vieilles femelles et celles qui portaient des cicatrices — étaient relâchés. Nous en sommes arrivés à capturer des dauphins régulièrement.»

Certains dauphins, surtout les femelles gravides et les petits encore allaités, étaient mortellement blessés durant la capture. D'autres mouraient du choc occasionné par l'événement. Dans son rapport d'enquête publié en 1975, W. A. Walker estime que deux tursiops sur cinq sont morts durant une tentative de capture, dans les eaux de la Californie méridionale, entre 1966 et 1973.

Doug Cartlidge dressait des dauphins depuis plus de dix ans quand il a participé pour le Seaworld australien à l'une de ces chasses, près de la Grande Barrière de corail. «Nous cherchions un jeune dauphin mâle parfait pour participer à un spectacle. Ayant aperçu un trio de dauphins, nous les avons suivis dans un estuaire. Après les avoir acculés dans un coin, nous avons jeté notre filet et sommes entrés dans l'eau. Le premier dauphin pris était un vieux mâle trop gros pour le spectacle, que nous avons relâché. Le second, une grosse femelle, avait le corps plein de cicatrices. Il a fallu la rejeter aussi. Le troisième était un jeune mâle à la peau parfaite, exactement ce que nous cherchions. Nous l'avons donc gardé dans le filet. J'ai jeté un coup d'œil par-dessus mon épaule: les deux autres dauphins n'étaient pas partis; couchés sur le côté, ils nous observaient. Je me suis senti mal à l'aise, mais j'avais un travail à faire. Nous avons placé le jeune dauphin sur une civière et l'avons ramené au bateau. Une fois à bord, il nous fallait faire vite: nous l'avons couvert de lanoline pour prévenir la déshydratation et l'avons arrosé d'eau. Au moment de partir, nous avons remarqué que les deux autres dauphins se trouvaient près du bateau. Ils nous avaient sans doute suivis.

«Puis j'ai compris: nous venions de leur arracher leur petit.» À partir de ce moment-là, Doug a su qu'il ne pourrait plus jamais faire ce genre de travail la conscience tranquille.

Arracher un dauphin à sa famille et à ses compagnons perturbe la structure sociale de la bande. Puisque les dauphins tissent entre eux des liens solides, la capture doit être particulièrement traumatisante pour la proie comme pour ceux que le dauphin laisse derrière lui.

Des études récentes menées par le Center for Post Traumatic Stress Disorder américain indiquent que les victimes humaines et animales de traumatismes graves subissent une modification chimique permanente du cerveau, qui déclenche des montées d'adrénaline, des crises de panique, des dépressions et un engourdissement physique et émotif. La documentation scientifique sur la capture des dauphins nous apprend que le fait d'arracher un dauphin sauvage à son groupe social et à son habitat est un événement traumatisant dont l'intensité se compare à celle des événements ayant entraîné une modification chimique permanente dont il est question dans les études citées. Le stress de la capture pourrait donc avoir des effets permanents sur ces animaux si sensibles.

Dans son rapport sur les causes de décès des dauphins captifs, Karen L. Steurer laisse entendre que le nombre élevé de décès durant les deux premières années de captivité pourrait être relié au choc de la capture: «Si le stress de la vie en captivité est un facteur de mortalité, il s'ensuit que certaines formes de stress n'apparaissent qu'après une longue période.»

Les limites imposées aux chasseurs de dauphins sauvages sont lâches. Au début, chaque chasseur pouvait capturer autant de dauphins qu'il le voulait. Même les animaux rares n'étaient pas protégés, et les delphinariums n'avaient aucun scrupule à les exhiber. O'Barry raconte comment il a participé à la capture en Caroline du Sud du seul dauphin albinos connu au monde. C'était Carolina Snowball, une femelle mesurant près de deux mètres, à la peau d'un blanc parfait, aux yeux et à la gueule roses, et aux dents noires. Les chasseurs l'ont poursuivie pendant dix mois avant de l'attraper, elle et son petit nommé Sonny Boy. Même si son dresseur était le tristement célèbre Adolph Frohn, elle s'est révélée intraitable et n'a pu apprendre qu'un seul numéro. Mais elle était l'attraction principale du Seaquarium; elle attirait des millions de visiteurs venus du monde entier. Trois ans après sa capture, elle a contracté une infection à la base de la queue. Elle a commencé à nager bizarrement. Un jour, sous le regard horrifié des touristes, elle a foncé dans un grand mur de vitre. Le bruit a été terrible. Elle est morte peu après.

Aux États-Unis, entre 1938 et 1980, on a capturé pas moins de 1500 dauphins vivants. Au plus fort de la demande des delphinariums, durant les années 1960, il n'y avait pratiquement aucune surveillance et aucun registre du nombre de dauphins capturés.

Aujourd'hui, cependant, les États-Unis sont l'un des rares pays à avoir adopté une loi sur le harcèlement et la capture des dauphins. La *Marine Mammal Protection Act*, adoptée par le Congrès américain en octobre 1972, exige que l'on obtienne un permis avant la capture. Les demandes sont évaluées par le National Marine Fisheries Service, qui délivre les permis. Malheureusement, beaucoup d'autres pays n'imposent pas de limites à la capture des dauphins dans leurs eaux territoriales. Au cours des dix dernières années, le Japon à lui seul a capturé plus de 500 dauphins pour les parcs d'attractions; on sacrifie encore beaucoup de dauphins pour notre seul divertissement. En 1980, par exemple, une tentative de capture faite par le International Dolphin Show (un commerce de dauphins dirigé par un entrepreneur suisse, Bruno Liendhart), près des îles Penghu de Taiwan, a provoqué la mort de 60 dauphins.

Même si ce scandale a été étouffé, d'autres ont soulevé l'indignation publique. Le sort de Lemo et Nemo, deux des dauphins de Liendhart, a attiré l'attention de la presse britannique: les deux bêtes avaient été abandonnées dans la piscine de l'hôtel Méridien du Caire. Quand les secours sont arrivés, ils étaient sur le point de mourir de faim et profondément traumatisés. Doug Cartlidge, commandité par Zoocheck, société vouée à la protection des animaux, s'est rendu au Caire pour prendre soin des deux dauphins. Plus tard, David Taylor, vétérinaire de réputation internationale, l'y a rejoint. Grâce à un ordre du tribunal, on a pu envoyer par avion Lemo et Nemo au Marineland d'Antibes, pour qu'ils s'y rétablissent. Malheureusement, du fait qu'ils demeurent la propriété de Liendhart, leur cas n'est pas encore réglé.

Une nouvelle vie commence

Les dauphins qui entament une nouvelle vie en captivité doivent se demander ce qui leur arrive. Arrachés à la mer, placés sur une civière, ils connaissent pour la première fois les effets de la pesanteur. Pour ceux qu'on a gavés de sédatifs afin de les empêcher de paniquer, l'épisode de la capture doit ressembler à un cauchemar. Après un long voyage, souvent en avion, le dauphin arrive finalement dans sa nouvelle demeure. S'il est chanceux, ce sera un lagon d'eau de mer. Mais il est plus probable qu'il s'agira d'un grand bassin de béton ressemblant à une piscine géante. Voici ce qu'écrit dans *The Rose-Tinted Menagerie*, William Johnson, consultant en protection animale auprès de la Fondation Bellerive du prince Agha Khan: «Dès la capture, on doit garder en vie chaque dauphin en lui faisant des injections de vitamines synthétiques, d'antibiotiques généraux, de fongicides et d'hormones. Sans cela, il ne vivrait pas plus de quelques jours, succombant à des infections ou à l'action de parasites, tant le stress ravage son immunité naturelle.»

Leur famille et leurs amis leur manquant, ces dauphins trouveront peut-être un certain réconfort dans la compagnie des quelques congénères qui partagent leur morne milieu. Où sont donc passés l'océan et ses sons familiers, les marées au rythme rassurant, les bancs de poissons?

Même si on rapporte souvent que des dauphins réconfortent et soutiennent physiquement d'autres dauphins en détresse (voir l'histoire de Pauline, au chapitre 5), beaucoup d'anciens dresseurs déclarent que les dauphins qui subissent le stress de la captivité peuvent manifester une méchanceté tout à fait atypique. Les vieux dauphins, surtout les mâles, bousculent les plus jeunes. «Dans la nature, explique Doug Cartlidge, le jeune dauphin qui veut en apaiser un autre s'éloigne tout simplement de lui. Dans un bassin, toutefois, il n'a nulle part où aller se cacher, et l'agresseur le poursuit. Le dauphin agressif croira que le jeune animal a choisi de l'affronter et il l'attaquera.» Même s'il se produit certainement des affrontements dans la nature, en captivité, le dauphin soumis est désavantagé. Il se fait souvent mordre par les plus vieux ou les plus forts, ou il subit leurs coups. Les dauphins captifs se mettent aussi en colère contre leur dresseur et leur gardien. Ils font claquer leurs mâchoires et se dirigent à toute vitesse sur leur dresseur, comme s'ils allaient le heurter, mais changent de direction à la dernière minute. Même les dauphins sauvages amicaux irrités par des nageurs se comportent de cette façon.

Le nouveau venu finira par se faire une place parmi les autres dauphins captifs. De nouvelles amitiés naissent, qui brisent la solitude. On peut toutefois se demander si les dauphins retenus dans des bassins de béton finissent jamais par vraiment s'acclimater à leur nouvel environnement. Grâce à la richesse de sa faune, la mer est une source infinie de stimulation pour ces animaux curieux et intelligents. Dans la nature, les dauphins passent le plus clair de leur temps à chasser le poisson, activité qui semble leur apporter un plaisir immense. En captivité, les repas — du poisson décongelé — sont limités; finis les beaux jours où le dauphin pouvait manger à satiété.

En fait, le dauphin captif est enrégimenté dans tous les aspects de sa vie. L'eau dans laquelle il nage, si elle n'est pas pompée directement de la mer, est salée artificiellement et contient des désinfectants chimiques. Le chlore servant à enrayer les bactéries blanchit la peau de l'animal et lui pique les yeux, ce qui explique pourquoi le dauphin captif donne l'impression de grimacer à cause du soleil. On s'inquiète aussi de la toxicité potentielle des substances formées par la réaction du chlore avec les matières organiques provenant des excréments et de l'urine du dauphin.

Spectacle

Dans l'industrie du delphinarium, on croit généralement que le dressage et l'exécution de numéros sont bénéfiques au dauphin. À première vue, il semble aimer se donner en spectacle. Tandis qu'il bondit dans les airs et virevolte, il donne l'impression de s'amuser. Cependant, l'idée selon laquelle il se donne en spectacle par amour pour son dresseur ou pour nous divertir est une illusion astucieusement créée.

Pour le dauphin privé de toute stimulation, l'apprentissage et l'exécution de numéros peuvent aider à tromper l'ennui. Les dresseurs recourent à une technique de renforcement positif: le dauphin qui exécute tel ou tel numéro reçoit un poisson en récompense. Les dauphins ont alors tendance à associer certains gestes de la main à certains numéros. (Mais comme les dauphins exécutent souvent toute une série de mouvements différents susceptibles de leur rapporter un poisson, les dresseurs disent souvent qu'il est difficile de déterminer qui enseigne à qui.)

Pour que les dauphins aient envie d'exécuter leurs numéros durant un spectacle, on les affame. Après chaque numéro, ils reçoivent un poisson. Les dauphins qui déçoivent leur dresseur en ne s'exécutant pas sont «punis»: on confisque leur récompense. Pour se défendre, les dresseurs prétendent que l'on ne peut pas forcer un dauphin à exécuter un numéro. Mais il est certain que la faim est un incitatif majeur.

Dans un journal tenu au delphinarium de Brighton durant l'année 1984 sont consignées les performances de Missie (alors connue sous le nom de Baby), de Silver et de Poppy. On y voit bien comment on incite un dauphin récalcitrant à obéir.

11 février. Baby ne s'intéresse pas aux spectacles. Avons réduit sa ration alimentaire à $3^{1/4}$ lb.

12 février. Baby a refusé de participer aux deux premiers spectacles. A manifesté un peu d'intérêt pour le spectacle de 14 h 15: a joué aux quilles et a cherché un cerceau, mais rien de plus. A mangé le poisson qu'on lui a donné en récompense. Ne semble pas malade. Ou Silver l'empêche de travailler, ou elle nous fait marcher. Nous verrons ce qui se passera demain quand elle aura faim. Ne lui avons pas donné de poisson, rien que des vitamines.

13 février. Baby a refusé de participer aux spectacles. 3 lb.

14 février. Refuse toujours de travailler. 4 lb.

15 février. Mange bien. Un peu maigre. 3 lb.

16 février. A finalement recommencé à travailler: sauts, cerceaux, pirouettes, quilles, brossage de dents, baisers, dos crawlé. $4^{3/4}$ lb.

17 février. Se méfie encore beaucoup de Poppy et de Silver, mais joue un peu, dans l'espoir d'obtenir du poisson, à cause de ce qui lui est arrivé. $2^{1/2}$ lb.

18 février. Manifeste enfin des signes d'amélioration. Elle est un peu maigre, mais c'est normal, puisque sa ration alimentaire a été réduite. 4 lb.

19 février. A exécuté tous les numéros demandés. Je pense qu'elle est dressée!

Quand on sait qu'un dauphin en captivité devrait recevoir chaque jour de 20 à 25 livres de poisson, pas étonnant que Missie ait fini par céder à son dresseur.

Malheureusement, il ne semble pas s'agir là d'un cas isolé. Beaucoup d'anciens dresseurs reconnaissent avoir affamé les dauphins récalcitrants. Amy Brady, qui en 1987 a travaillé pendant huit mois à l'Ocean World de Fort Lauderdale, en Floride, déclare qu'un dauphin nommé Shadow y est mort cette année-là, durant ce que le personnel a appelé le «juillet noir»: on avait donné des instructions au chef dresseur pour qu'il ne nourrisse pas ce dauphin qui refusait de sortir de son enclos.

Étant des animaux intelligents, la plupart des dauphins en captivité résistent peu et exécutent leurs numéros sur demande. Seuls les dauphins les plus courageux, semble-t-il, refusent de coopérer. Pour être justes, disons que la plupart des dresseurs que nous avons rencontrés semblent aimer sincèrement les dauphins dont ils ont la garde et ne souhaitent nullement les affamer. Mais des pressions sont exercées sur les dresseurs et sur les dauphins pour que les spectacles soient bons. Après tout, les delphinariums sont des entreprises à but lucratif, et les dauphins y sont gardés pour notre divertissement.

Chaque jour, les foules accourent pour voir le «Flipper's Beach Party» au Miami Seaquarium. Encore représenté comme un héros, Flipper vient sauver une jeune femme prisonnière d'une maison en flammes, en éteignant le faux incendie au moyen d'une lance d'arrosage. Pour que la fête commence, il allume la radio avec son nez, puis danse avec son amie en bikini. Tout cela semble bien innocent. Pourtant, ce genre de spectacle donne une représentation déformée de la vie et du comportement naturels du dauphin, ce qui discrédite l'argument selon lequel ce genre de spectacles nous font aimer les dauphins sauvages. Ces spectacles nous donnent plutôt l'impression que ces animaux sont des personnages de Disney qui portent des lunettes de soleil, chantent *Happy Birthday*, remorquent leurs «amis» dans des canots pneumatiques et font «au revoir» en agitant la queue.

Pour se défendre, les dresseurs prétendent que ces numéros ne sont que le prolongement du «comportement naturel» du dauphin. Il est vrai que les dauphins sauvages agitent leurs nageoires et bondissent dans les airs. Dans les spectacles, cependant, on donne un sens faux à ces comportements. Dans la nature, le dauphin sauvage qui, la gueule ouverte, agite la tête et émet une série de grincements est généralement furieux, car ce sont là des signes évidents d'une attaque imminente. Pourtant, dans les spectacles, on essaie de nous faire croire que le dauphin «hoche la tête pour dire oui». En outre, bon nombre de numéros ne sont pas du tout naturels. Aucun dauphin sauvage ne se déplace à reculons sur la queue ni ne s'échoue hors de l'eau. À notre avis, les mouvements gauches et saccadés de cette marche sur la queue — que l'on représente comme étant du «breakdancing»! — ne donnent pas une représentation juste de la grâce, de la fluidité et de la beauté du dauphin en mouvement. Et pourtant ces spectacles suscitent toujours des applaudissements enthousiastes. Pourquoi?

William Johnson laisse entendre que la forte demande de tels spectacles est le reflet d'une société malade. Selon lui, garder des animaux en captivité et les forcer à exécuter des numéros pour notre divertissement est une forme grossière d'exploitation. Nous avons hérité des Romains la croyance selon laquelle les autres êtres qui peuplent la terre existent pour notre plaisir. C'est à l'époque des Romains que l'anthropocentrisme a pris racine. De sa position de supériorité, l'homme estimait qu'il avait le droit de traiter tous les animaux comme s'ils étaient ses jouets. Les Romains adoraient le cirque, où l'on obtenait d'éléphants, de tigres et d'ours qu'ils se tiennent debout et dansent, afin d'avoir l'air humain. Même si nous nous targuons d'être plus civilisés qu'à cette époque, il reste que, durant les années 1970, des dauphins participaient aux spectacles d'effeuillage du Moulin Rouge, à Paris.

L'anthropocentrisme, selon Johnson, pourrait être défini comme un état humain latent qui ne se manifeste que dans un contexte de rapacité, de matérialisme, d'étroitesse d'esprit et de profonde insécurité. Tout comme elle a causé la chute de la civilisation romaine, la conviction d'avoir le droit d'exploiter, de dominer et de contrôler la nature est en grande partie à l'origine de notre crise écologique actuelle.

Au cœur même de ce problème, se trouve l'aversion de l'humanité pour le chaos et l'anarchie, ce que Erich Fromm appelait la «peur de la liberté». Pourtant, si nous continuons à nous révolter contre les prétendus caprices de la Nature, pas plus que les dauphins que nous emprisonnons, nous ne nous sentirons jamais vraiment en paix.

Signes de tristesse

Les delphinariums dépeignent leurs habitants comme des animaux équilibrés et heureux; le sont-ils vraiment? Parmi les personnes à qui le sort des animaux tient à cœur, nombreux sont ceux qui en doutent.

«Le sourire attachant du dauphin est son plus grand désavantage, déclare Ric O'Barry. Il pourrait être malheureux comme les pierres et personne ne le saurait.» Nous avons de bonnes raisons de croire que les dauphins en captivité souffrent de stress aigu. Même si ces animaux aiment la compagnie humaine, quand nous sommes en groupe, ils se sentent menacés. En mai 1989, cinquante jours après l'ouverture du National Aquarium de Baltimore, aux États-Unis, trois dauphins sont tombés malades: plus de 1000 personnes à l'heure les dévisageaient et criaient devant eux. «Nous avons examiné tout ce qui, à notre avis, pouvait être source de stress pour ces dauphins, comme la configuration du bassin, la température, les regards du public, l'intensité de l'éclairage et le bruit des pompes», dit Michael Stoskopf, professeur à la faculté de médecine de l'Université Johns Hopkins. «Nous avons découvert que le vrai problème, c'était le public. Les dauphins ne disposaient pas d'un espace leur permettant de s'éloigner de la foule. Pour tenter de le faire, ils ne pouvaient que se rassembler à l'endroit où le bruit des pompes était le plus fort, et ils étaient plus malheureux que jamais.» On a alors envoyé les trois dauphins au Dolphin Research Center de Grassy Key, en Floride; en six mois, ils se sont rétablis.

À notre avis, le pire sort qui puisse échoir aux dauphins, c'est d'être placés dans un bassin où les visiteurs peuvent les toucher. Ces bassins sont petits et peu profonds, pour que les gens puissent s'approcher suffisamment des dauphins pour les caresser. Ces animaux se trouvent souvent entourés de personnes qui sollicitent leur attention. Parfois, les visiteurs peuvent même nourrir les dauphins. L'un des spectacles les plus attristants, nous l'avons vu à Ocean World, à Fort Lauderdale. Polly, une femelle à l'aileron déformé, se laisser flotter, apathique, dans un bassin pas plus grand qu'une piscine moyenne. Elle y avait passé vingt-quatre ans de sa vie. Le lendemain, nous avons appris sa mort.

Des études récentes menées aux États-Unis indiquent qu'un nombre extrêmement élevé de dauphins captifs sont victimes de maladies reliées au stress, comme les crises cardiaques et les ulcères d'estomac. Dès 1963, au premier symposium international de recherche sur les cétacés, le Dr Kenneth Norris disait que «le stress est le problème de santé le plus grave auquel nous ayons à faire face avec les cétacés en captivité, surtout avec ceux qui subissent un dressage intensif».

Après avoir étudié le comportement et l'intelligence des dauphins vivant en liberté et en captivité, Giorgio Pilleri, directeur de l'institut d'anatomie cérébrale de l'Université de Berne, croit que les dauphins captifs sont sujets à une déformation psychologique. La perte de leur liberté et la destruction de leur structure sociale mènent au désespoir, aux comportements suicidaires, à une agressivité anormale et à un intense sentiment de claustrophobie, symptômes semblables à ceux que présentent les êtres humains en isolement dans les prisons. Jacques Cousteau est arrivé aux mêmes conclusions quand ses propres dauphins, tenus en captivité pour des études, ont tenté de se suicider. Ses dauphins se précipitaient tête première contre la paroi du bassin, jusqu'à ce que mort s'ensuive. Profondément attristé par cette expérience, Cousteau a déclaré: «Aucun bassin, aucune piscine, si spacieux qu'il soit, ne peut reproduire les conditions de la mer. Et aucun dauphin qui l'habite ne peut être considéré comme normal.»

Même les dauphins gardés dans des enclos d'eau salée en bordure de l'océan peuvent présenter des signes de tristesse. «Pauvre Juan», écrit Leah Lemieux, qui rend souvent visite aux dauphins qui vivent dans un lagon, à la station de vacances cubaine de Cabana del Sol. «Il se tient toujours près de la clôture en filet; parfois, il soulève le corps hors de l'eau, comme s'il essayait de sauter vers sa liberté et émet des bruits qui expriment sa frustration. Il lui arrive aussi de s'acharner à tirer sur le filet.»

La tristesse des dauphins peut aussi se traduire par des difficultés de reproduction. Durant les vingt ans qu'elle a passés au delphinarium de Brighton, au Royaume-Uni, Missie a été gravide six fois. Deux de ses petits étaient morts-nés; deux autres ont vécu moins d'un mois; un autre, nommé Souki, est mort à l'âge de trois ans; et son dernier bébé, Minnie, a vécu cinq mois. En examinant les statistiques des delphinariums américains, Karen Steurer a constaté que, dans plus de la moitié des naissances en captivité, les petits dauphins étaient morts-nés. Bien entendu, dans la nature, tous les petits ne survivent pas non plus. Cependant, la recherche nous apprend que leurs chances de survie sont beaucoup plus élevées quand le tissu social du groupe de dauphins est intact.

Ce que la captivité a sans doute de plus attristant, c'est que les dauphins qui vivent dans ces conditions meurent toujours prématurément. Dans la nature, les mâles vivent jusque dans la trentaine et les femelles atteignent souvent plus de quarante ans. En se basant sur un recensement de 1976, deux chercheurs, L. H. Cornell et E. D. Asper, ont calculé que la vie moyenne du tursiops vivant en captivité est de 5,4 ans. Des 199 dauphins morts en captivité dans les delphinariums américains entre 1975 et 1987, quatre seulement sont morts de vieillesse. La pneumonie est la cause la plus fréquente de décès chez le dauphin captif; elle est causée par une infection de l'appareil respiratoire de l'animal. Le stress et d'autres facteurs affaiblissent son système immunitaire, ce qui le rend plus vulnérable à la maladie. Certains experts de la faune aquatique pensent que le dauphin est menacé par les virus de rhumes et de grippes dont l'homme est porteur.

Malgré leurs mauvaises conditions de vie, les dauphins captifs dans la vingtaine témoignent de l'adaptabilité remarquable et de la solidité psychologique de leur espèce, pour laquelle la vie en captivité est fort différente de la vie en liberté. Pourtant, comme nous allons le voir, même après des années de cette existence artificielle, il semble que certains dauphins ne perdent jamais leurs instincts naturels et peuvent se réadapter à la vie dans la nature sauvage.

INTO THE BLUE: RÉADAPTATION DES DAUPHINS CAPTIFS

Après la mort de Kathy (voir page 157), Ric O'Barry a voulu absolument faire relâcher les dauphins captifs et empêcher que l'on en capture d'autres. Sa première tentative de libération d'un dauphin — sujet d'une recherche scientifique du Lerner Marine Laboratory de Bimini — a été un échec lamentable. À la faveur de la nuit, O'Barry s'était faufilé dans l'enclos du dauphin et l'avait ouvert, espérant que le dauphin serait ravi et nagerait jusqu'à la mer. Mais Charlie Brown ne bronchait pas, malgré les encouragements de son sauveur. Pris en flagrant délit, O'Barry a été accusé de tentative de vol et s'est retrouvé au poste de police.

Il est devenu évident pour lui que les dauphins vivant en captivité craignent de retourner dans leur environnement naturel, ce qui ne devrait pas nous étonner. Même s'ils sont malheureux, ils se sont habitués à la réclusion et ils ont besoin des humains pour se nourrir. Les relâcher en s'attendant qu'ils se débrouillent serait plutôt naïf. Ces dauphins doivent d'abord suivre un programme de réadaptation qui leur apprendra, entre autres choses, à attraper des poissons vivants.

En 1970, O'Barry a mis sur pied le Dolphin Project. Grâce à un don de Stephen Stills (de la formation Crosby, Stills and Nash), il a acheté deux dauphins à Milton Santini: une femelle, Florida, et un mâle, Liberty. Après avoir réussi à leur apprendre à se nourrir eux-mêmes, O'Barry les a envoyés par avion à Eleuthera, dans les Bahamas. Relâchés, les deux dauphins sont partis en mer. À l'époque, le projet a fait l'objet de critiques, parce que l'on n'a pas suivi leur trace; on ignore aujourd'hui encore leur destin.

Une autre occasion de réadaptation s'est présentée quand John Lilly a décidé de rendre ses dauphins captifs à la nature. Joe et Rosie avaient été arrachés au golfe du Mexique en 1980 pour participer à un ambitieux projet de recherche en communication lancé par la femme de Lilly, Toni. Après sept ans d'expériences et de résultats mitigés, le projet de recherche a été abandonné, et le sort des dauphins est devenu incertain. En attendant qu'une décision soit prise, Joe et Rosie vivaient au Dolphin Research Center de Floride. Entre-temps, Alan Slifka, président du conseil d'administration du Big Apple Circus, et trois autres personnes, dont Virginia Coyle, ont créé ORCA (Oceanic Research Communication Alliance). Ils ont reçu un permis du National Marine Fisheries Service pour piloter un programme destiné à déterminer comment les dauphins captifs devraient être réadaptés et remis en liberté.

Joe et Rosie — gravide à ce moment-là — étaient les candidats idéals. Ric O'Barry et une biologiste spécialiste des baleines, Abigail Ailing, ont reçu pour mission de «dé-dresser» les deux dauphins. O'Barry se souvient que Joe avait l'air très fier de lui la première fois qu'il a attrapé un poisson vivant. Du fait que les ondes émises par le sonar du dauphin pour trouver sa nourriture rebondissent sur les parois de béton d'un bassin, l'animal a sans doute l'impression de se trouver dans une salle des miroirs. C'est pourquoi les dauphins vivant en captivité ont tendance à cesser d'utiliser ce système raffiné. En outre, il faut un certain temps avant que le sonar se remette à fonctionner efficacement.

Un peu plus tard, Joe et Rosie ont perdu de leur intérêt pour leurs compagnons humains et ont commencé à passer plus de temps près de la clôture séparant leur enclos de la mer. Pour une raison que l'on ignore, les dauphins ne sautent pas par-dessus les clôtures, même s'ils veulent s'enfuir. C'est pourquoi, quand ils ont semblé être prêts à reprendre leur liberté, après un marquage à froid sur les deux côtés de leur aileron qui permettrait de les reconnaître facilement — un cercle pour Rosie, une flèche pour Joe —, on les a transportés dans une petite crique protégée au Wassaw Island National Wildlife Refuge de Georgina Island, où on les a relâchés. En été 1989, les pêcheurs de crevettes et autres marins faisant partie du réseau de surveillance ORCA ont aperçu au moins neuf fois Joe et Rosie qui nageaient en compagnie de dauphins sauvages et rapporté que Rosie semblait accompagnée de son petit. En 1990, avec les conseils du cétologiste Randall Wells, on a relâché deux autres dauphins captifs, Echo et Misha.

La libération la plus spectaculaire à ce jour a eu lieu en automne 1991, dans les eaux claires et bleues des îles Turks et Caicos. Trois dauphins de Grande-Bretagne — Rocky, Missie et Silver — étaient les candidats du projet de réadaptation Into the Blue. Ce projet avait été mis sur pied par Zoocheck, organisme de protection des animaux, appuyé par la Fondation Bellerive du prince Aga Khan et commandité par le journal *Mail on Sunday*. Into the Blue était un projet unique à bien des égards: les trois dauphins avaient passé presque toute leur vie en captivité et on doutait qu'ils puissent jamais être rendus à la nature. Rocky, un mâle de vingt-trois ans, a été le premier à arriver au lagon protégé d'une trentaine d'hectares appartenant à P.R.I.D.E., groupe local de conservation voué à la protection des récifs et des îles contre la dégradation et l'exploitation.

Rocky était candidat à la liberté depuis que les propriétaires du Morecambe Marineland avaient décidé de fermer le delphinarium au lieu d'effectuer les rénovations qu'une nouvelle loi était sur le point de leur imposer. Pendant quelque temps, le sort de Rocky est demeuré incertain, car ses propriétaires se demandaient s'il valait mieux relâcher le dauphin captif depuis dix-neuf ans ou le vendre à un autre delphinarium. L'équipe du projet Into the Blue, dirigée par l'ex-dresseur Doug Cartlidge et par Lucy Maiden de Zoocheck, s'est montrée persuasive: Rocky allait faire figure de pionnier parmi les dauphins. Mais la suite des événements n'a pas été sans rebondissements. La veille du départ de Rocky, on l'a transporté au Dolphin Centre de Flamingoland, dans le Yorkshire. Finalement, il a fallu obtenir une injonction du tribunal pour que Rocky puisse entreprendre son voyage vers les Caraïbes. Rocky n'a pas été perturbé par son vol transatlantique. Quelques minutes après son arrivée, il était placé dans un enclos d'attente du lagon; il s'est aussitôt mis à nager, et il a demandé qu'on le nourrisse.

À la même époque, Sea Life Centres, propriétaires du delphinarium de Brighton, ont pris la décision de confier Missie et Silver aux spécialistes du projet Into the Blue. Deux mois plus tard, les deux dauphins commençaient une nouvelle vie. Leur arrivée au lagon a dû leur sembler merveilleuse. Cela faisait vingt-deux ans que Missie n'avait pas nagé dans la mer, qu'elle n'avait pas senti les vagues sur son corps, qu'elle n'avait pas entendu les bruits de la mer, qu'elle n'avait pas vu la lumière du soleil et le reflet des étoiles.

Au bout de quelques jours, les trois dauphins nageaient à l'unisson. Ils bondissaient dans les eaux cristallines, savourant de toute évidence les grands espaces de leur foyer temporaire. Durant les cinq mois suivants, ils ont participé à un exercice de réadaptation. Il fallait les «déprogrammer» pour qu'ils cessent d'exécuter des numéros dans l'espoir d'être nourris et leur réapprendre à attraper eux-mêmes du poisson.

Avec l'approbation de vétérinaires experts, les trois dauphins ont été emmenés dans une île éloignée de West Caicos, pour y être relâchés. William Travers, directeur de Zoocheck, rapporte que ces dauphins ont été aperçus plusieurs fois ce jour-là par les pêcheurs de l'endroit. «Silver a fait des centaines de kilomètres et passe du temps en compagnie de Jojo, le dauphin amical de l'endroit. Rocky et Missie sont restés ensemble, et on les a vus nager avec des dauphins sauvages. Jusqu'à présent, les trois dauphins ont toujours été aperçus à l'intérieur du récif qui forme une réserve naturelle et qui est donc un lieu idéal pour relâcher les dauphins réadaptés. À cet endroit, la mer n'est pas polluée et on ne pêche pas le thon; les dauphins ne pourraient pas être plus en sécurité.»

À une certaine époque, les dauphins qui avaient vécu si longtemps en captivité devaient finir leurs jours dans de petits bassins. Aujourd'hui, on peut les réadapter, même si ce n'est pas toujours possible, surtout dans le cas de ceux qui sont nés en captivité. Mais, en fin de compte, c'est à nous qu'il revient de décider si oui ou non ces dauphins auront la chance de retrouver leur liberté. Car, comme le fait remarquer William Travers, quiconque visite un delphinarium impose en fait une vie de captivité aux dauphins.

L'AVENIR

Même ceux qui ne voient rien de mal au fait de garder des dauphins en captivité reconnaissent que les conditions de leur confinement sont souvent inacceptables. Les delphinariums sont tous différents; il faut donc éviter les généralisations. Tandis que certains gardent leurs dauphins dans de vastes lagons d'eau de mer, d'autres les confinent dans des bassins de béton exigus.

En 1985, dans un rapport sur les delphinariums britanniques commandé par le ministère de l'Environnement, le Dr Margaret Klinowska du Marine Mammal Unit de l'Université Cambridge déclare que, de la façon dont ils sont construits, les bassins à dauphins n'ont rien de commun avec l'habitat naturel de ces animaux; tout y est axé sur les spectacles qu'ils doivent donner. Il est donc difficile au public d'imaginer le dauphin dans son environnement naturel. Parmi ses nombreuses recommandations destinées à améliorer les conditions de captivité, le Dr Klinowska définit les dimensions minimales d'un bassin, en se basant sur les normes adoptées aux États-Unis. Ces normes sont devenues loi en 1993, et, au moment d'écrire le présent ouvrage, aucun delphinarium britannique ne s'y conforme. Les critères de captivité varient d'un pays à l'autre. En Alberta, par exemple, trois dauphins sont exhibés dans un petit réservoir, au beau milieu du centre commercial West Edmonton Mall, rien que pour amuser les clients.

Ceux qui s'opposent à la captivité des dauphins sont d'avis que la simple construction de bassins plus vastes ne changera pas grand-chose à la qualité de vie de l'animal. «Dans la nature, les dauphins nagent parfois jusqu'à 80 kilomètres et plongent à près de 30 mètres de profondeur. Aucun bassin ne peut reproduire les conditions auxquelles les dauphins sauvages sont habitués, déclare Ric O'Barry. Ces animaux ont le droit de nager en ligne droite dans l'océan aussi loin qu'ils le souhaitent.»

Une solution possible à ce problème a été proposée à la conférence «Whales Alive» de la Commission baleinière internationale, organisée à Boston, en 1983. Les cétologistes y ont recommandé que les delphinariums soient graduellement remplacés par des réserves marines situées près des côtes. Même si elles étaient séparées de la pleine mer par une clôture, ces réserves permettraient aux dauphins d'aller et de venir à leur guise. Ainsi, ils pourraient choisir d'entrer ou non en contact avec les humains. La seule expérience qu'en retirerait le public serait d'observer l'interaction naturelle et spontanée des dauphins entre eux. Dans ces circonstances, en renonçant à notre envie de contrôler et de dominer ces animaux, un lien d'amitié authentique pourrait peut-être se développer.

CHAPITRE 10

LES DAUPHINS DE LA GUERRE

INTRODUCTION

Imaginez un instant les eaux troubles de Cam Ranh, au Viêt-nam. Un dauphin s'élance à toute vitesse sur un homme-grenouille vietnamien et le transperce de la lance qui a été attachée à son bec. Rendons-nous maintenant dans le golfe Persique. Des dauphins plongent en équipe au fond de l'océan et, au moyen de leur système d'écholocation, dénichent les torpilles perdues et détectent les mines ennemies. Ce ne sont pas là des scènes du film de Mike Nichols basé sur le roman de Robert Merle, Un Animal doué de raison, *ni d'une émission de science-fiction. C'est la réalité des dauphins de guerre, entraînés par la Marine américaine à exécuter des missions.*

L'homme exploite depuis toujours les animaux et se sert d'eux pour faire la guerre à ses semblables. Les chevaux, les éléphants et même les chiens ont été enrôlés dans les forces armées quand l'homme a eu besoin d'eux. Mais les dauphins sont exploités d'une façon particulièrement ingrate. La Marine américaine et la Marine russe se sont dotées de dauphins kamikazes qui, chargés d'explosifs, partent à la recherche de mines et de vaisseaux ennemis pour les détruire. On peut se demander à quelle fin. C'est là sûrement l'une des manifestations les plus sadiques de l'inhumanité de l'homme envers l'homme, et envers le dauphin.

DANS LA MARINE

Les travaux de ce genre ont commencé bien innocemment vers la fin des années 1950, par des recherches sur l'hydrodynamique du dauphin et sur son sonar. On examinait le dauphin et lui faisait subir mille épreuves afin de découvrir comment il pouvait nager si vite pendant si longtemps, dans l'espoir que la Marine américaine pourrait tirer parti de ses prouesses aquatiques pour améliorer ses propres vaisseaux. Intriguée par les capacités d'écholocation et d'émission d'ultrasons du dauphin, la Marine a aussi mené toutes sortes d'expériences dans le but de déterminer si on ne pourrait pas l'entraîner à trouver et à rapporter des objets «égarés» au fond de la mer. Ainsi, ces animaux pourraient remplacer le matériel électronique coûteux et les plongeurs humains. Ken Norris, cétologiste respecté de tous, a participé à certains des premiers projets de recherche de la Marine américaine, avant que ses visées ne deviennent sinistres. Norris affirme que l'intention initiale de la Marine avait été de se servir du dauphin comme modèle pour mettre au point une torpille hydrodynamique qui se déplacerait dans l'eau aussi facilement que l'animal, et de construire un sonar aussi raffiné que le sien. Aujourd'hui, Norris s'oppose à l'exploitation du dauphin à des fins guerrières.

Au début des années 1960, les travaux sur le mode de communication des dauphins menés par John Lilly et par d'autres hommes de science ont suscité l'intérêt de la Marine américaine: l'intelligence du dauphin n'était surpassée que par celle de l'homme et il avait la capacité d'apprendre rapidement et facilement à exécuter des tâches. La curiosité a alors poussé la Marine à lancer une recherche «secrète» sur le dauphin. Mais le secret a été vite éventé. En 1963, à la International Convention for the Study of Cetaceans, le Dr L. Harrison, de la Société zoologique de Londres, s'est dit consterné par l'idée que les cétacés pourraient être exploités de cette façon: «Il semble que certains soient prêts à prostituer leurs travaux de biologie sur les cétacés et à engager ces animaux dans les conflits humains internationaux, en faisant d'eux des gendarmes sous-marins qui protégeraient les bases navales contre les hommes-grenouilles et qui joueraient le rôle de sous-marins non habités.»

À cette époque, la CIA était entrée en contact avec l'ex-dresseur de dauphins Ric O'Barry et lui avait demandé de mettre au point un programme de recherche sur les dauphins destiné à les transformer en «armes de guerre». O'Barry était alors dresseur à l'émission télévisée *Flipper*, où l'on avait déjà utilisé dans un scénario l'idée de dauphins qui, après avoir appris à sauter à travers des cerceaux et à exécuter d'autres numéros innocents, apprenaient à fixer des mines à la coque des navires ennemis. Mais, pour O'Barry, c'était là pure fiction, et il n'a voulu jouer aucun rôle dans ce qu'il considérait comme une insulte diabolique à l'homme et au dauphin.

La Marine ne s'est pas laissé décourager par ce refus et a lancé son programme sans la participation de Ric O'Barry. On a dressé des dauphins et on s'est servi d'eux au cours de la guerre du Viêt-nam et de la guerre du Golfe. En fait, de 1960 à 1989, la Marine américaine a utilisé 240 dauphins. L'une de ses recrues les plus célèbres, Notty, un dauphin à flancs blancs du Pacifique, avait été transférée d'un delphinarium de Los Angeles au Naval Ordnance Center de China Lake, en Californie. L'objectif était d'étudier l'appareil sensoriel du dauphin, son sonar et sa physiologie de plongée afin de mettre au point du matériel naval plus avancé. L'enceinte du centre étant trop petite pour permettre des expériences en grande profondeur, Notty a été envoyée à l'Office of Naval Research de Point

Mugu, en Californie. Entre-temps, la Marine s'était procuré d'autres dauphins qu'elle avait soumis à une batterie d'épreuves, pour en apprendre davantage sur le sonar de l'animal, sur son appareil sensoriel et sur son ergonomie aquatique. La plupart de ces recherches ne portaient que sur l'étude des techniques et de la vitesse de natation; mais le but ultime du projet de Point Mugu était d'entraîner les dauphins à aller chercher des objets et cela, à des fins plutôt sinistres. Le dresseur Blair Irvine, qui a travaillé pour la Marine de 1965 à 1969, se servait de signaux acoustiques pour donner des ordres, et de poisson pour récompenser les dauphins. Il semblerait que les animaux aient été en mesure d'aller chercher des mines efficacement et rapidement: «Les plongeurs de la Marine mettaient une demi-heure à trouver une mine et à y attacher une ligne. Nous avons prouvé que les dauphins pouvaient en trouver plusieurs et beaucoup plus rapidement que cela.» Bien entendu, on peut affirmer que ce genre de recherche pourrait sauver bien des vies; mais il n'en demeure pas moins que les dauphins ne sont pas libres de s'engager ou non dans de telles activités.

Tuf Guy, aussi appelé Tuffy, est l'un des dauphins qui a capté l'attention des médias à cette époque. Il a été utilisé dans le projet Sealab II à La Jolla, en Californie. À la base sous-marine, Tuffy avait été entraîné à transporter des outils et à transmettre des messages entre la surface et le fond de la mer. Il pouvait accomplir des tâches physiquement impossibles pour les humains, sans souffrir des effets néfastes que subissent les plongeurs qui doivent descendre à de grandes profondeurs et remonter à la surface.

À la fin des années 1960, à cause de la guerre du Viêt-nam, la Marine s'est intéressée à des recherches plus sinistres. Selon Blair Irvine, le gouvernement américain avait proposé de déployer des dauphins dans les eaux boueuses de Cam Ranh. Les dresseurs entraînaient les dauphins dans le but de doter la Marine d'un système antinageurs destiné à protéger les navires contre les plongeurs ennemis et d'un système de détection des mines cachées. James Fitzgerald, fabricant de matériel à ultrasons, se trouvait alors à l'avant-garde de cette recherche. Il prétend que les expériences ont prouvé que les dauphins étaient quasiment infaillibles. Selon lui, on les avait entraînés à arracher le détendeur de la bouche des plongeurs ennemis ou à le pousser jusqu'à la surface et à déclencher un signal d'alarme: «Entre l'homme et le dauphin, la lutte était inégale.» En 1985, Ken Woodal, ancien membre de SEAL (le détachement mer, air, terre de la Marine américaine), a révélé au cours d'une entrevue qu'il avait travaillé au Viêt-nam avec trois dauphins entraînés à fixer des mines sur les quais ennemis.

L'intérêt porté aux dauphins guerriers ne s'est pas dissipé avec la fin de la guerre du Viêt-nam. En 1987, la Marine a envoyé par avion dans le golfe Persique six dauphins tursiops du Pacifique, où ils ont servi à la surveillance sous-marine ainsi qu'à la détection des mines et des missiles. Même si ces opérations étaient ultrasecrètes à l'époque, les dirigeants de la Marine reconnaissent aujourd'hui que des dauphins ont participé à la guerre du Viêt-nam et à la guerre du Golfe.

Ultrasecret

Les chercheurs espions avancent aujourd'hui que la Marine américaine possède au moins 130 dauphins et un certain nombre d'autres mammifères marins à ses bases principales de Hawaii, San Diego et Key West. Les dauphins sont capturés par Marine Mammal Productions Inc. de Gulfport, au Mississippi, l'une des plus importantes entreprises du genre, et transportés à Seaco Inc., à San Diego, où ils reçoivent un entraînement élémentaire. On les envoie ensuite dans d'autres bases navales pour un entraînement intensif. La tâche principale de ces dauphins consiste à retrouver des objets tombés par-dessus bord ainsi qu'à trouver et à récupérer des torpilles perdues. Mais on dit qu'ils ont aussi été entraînés pour des missions kamikazes, au cours desquelles ils se lancent contre les navires ennemis, le corps chargé d'explosifs. Cependant, les preuves à l'appui de cette rumeur sont minces, et les porte-parole de la Marine déclarent que ce serait là un gaspillage de temps et d'argent car l'achat et le dressage des dauphins coûtent très cher. Certains ont prétendu que des armes avaient été conçues pour n'être utilisées que par des dauphins. Selon Rick Trout, ancien dresseur qui a travaillé à contrat pour la Marine américaine de 1985 à 1989, on a conçu une arme à feu en forme de cône qui s'adapte au bec du dauphin. Attaché au cône, un contenant de mousse pourrait renfermer un mécanisme à ressort qui projette une balle de calibre 45 au contact du bec de l'animal avec sa cible. Cependant, Trout doute que les dauphins exécutent ce qui est attendu d'eux. Au cours d'un essai dans le golfe Persique en 1987, le dauphin qu'il dressait n'a jamais réussi à atteindre le plongeur cible. Trout déclare: «Le dauphin se contentait de poser le menton sur l'épaule du plongeur.»

Quoi qu'il en soit, l'idée d'utiliser des dauphins pour accomplir ce genre de mission est à tout le moins troublante. Où cette recherche va-t-elle s'arrêter? Les delphinologues disent que la Marine concentre maintenant ses recherches sur l'incroyable capacité d'écholocation du dauphin pour détecter les missiles nucléaires à longue portée. En outre, on craint de plus en plus que les Russes, qui exploitent les dauphins à des fins guerrières, se servent de ces animaux pour contre-attaquer les États-Unis. (Bien entendu, pour chaque arme que crée l'homme, ses ennemis doivent en mettre au point une autre qui la combatte.) Tout cela a mené la Marine américaine à chercher des moyens de brouiller le sonar des dauphins «ennemis», afin de se protéger. Aussi farfelu que cela paraisse, on craint que le déploiement de dauphins à des fins militaires s'accentue. On possède des preuves qui montrent que de grandes sommes d'argent sont affectées par les militaires à la recherche marine.

Sam LaBudde, défenseur de l'environnement, célèbre pour ses articles révélateurs sur l'industrie de la pêche au thon, fait remarquer que cette exploitation tactique des dauphins pourrait mettre en danger les populations de dauphins sauvages, même si certains trouvent que ses craintes relèvent de la paranoïa. «Ce genre d'opération pourrait mener au massacre aveugle des dauphins. Si la Russie et les États-Unis se servent tous deux de ces animaux à des fins militaires, tout dauphin qui se trouverait par malheur dans une région d'activité navale risquerait de se faire tuer, car qui saurait pour qui il travaille.» Même des officiers de la Marine ont abordé le dilemme que présente le déploiement de dauphins utilisés comme armes. En 1981, le lieutenant-commandant Douglas Burnett écrivait: «Au cours d'un affrontement, les deux camps devront penser que les dauphins pourraient être des armes ou des dispositifs d'espionnage ennemis. Dans certains cas, il faudra peut-être détruire les dauphins ou autres mammifères marins présentant une menace semblable [...] Pour protéger la navigation, il pourrait sembler opportun d'empoisonner la mer afin d'éliminer toute possibilité d'attaque de la part des dauphins, ce qui, du même coup, éliminerait une bonne partie de la faune et de la flore marine de la région.»

Se servir des dauphins à des fins militaires crée aussi d'autres problèmes. La Marine a reconnu que certains de ses dauphins captifs se sont échappés. On peut donc se demander quel comportement dangereux un tel fuyard pourrait manifester s'il rencontrait un baigneur ou un plongeur innocent. Nous tremblons à la pensée des conséquences tragiques qu'une telle rencontre pourrait avoir.

Dauphins sentinelles

Plus récemment, la Marine américaine a proposé un projet qui verrait les dauphins servir de sentinelles à sa base de Bangor, dans l'état de Washington. Seize tursiops de l'Atlantique garderaient la flotte de sous-marins nucléaires *Trident*. Ces dauphins seraient tenus dans des enclos d'un peu plus de deux mètres carrés, situation claustrophobique pour des animaux habitués à la liberté infinie de l'océan. L'un des aspects les plus terribles de la proposition, c'est que ces dauphins seraient arrachés aux eaux tièdes de leur habitat naturel dans le golfe du Mexique, pour être transportés dans les eaux glaciales de la côte nord-ouest du Pacifique. Dans le territoire naturel du tursiops, la température est de 10 à 28 degrés Celsius, ce qui est beaucoup plus chaud que celle de Hood Canal, à Bangor. Au cours d'une tentative analogue, un dauphin nommé Nalo est mort en captivité, onze jours après avoir été retiré des eaux de Hawaii et transporté à Puget Sound. Le projet de la Marine a donc suscité un tollé de protestations en Amérique; les amateurs de dauphins du monde entier ont appris que de tels projets étaient en gestation. En 1989, une quinzaine de groupes voués à la protection des animaux et de l'environnement ont poursuivi la Marine en justice en avançant que le déploiement de dauphins à la base de Bangor violerait plusieurs lois fédérales. Heureusement, leur action a été une «victoire importante», selon Ric O'Barry. En mai 1990, un tribunal fédéral a décidé que la Marine devrait désormais obtenir une autorisation avant de capturer des dauphins et qu'elle devrait effectuer une étude des répercussions sur l'environnement avant d'exploiter les dauphins de quelque façon que ce soit. «Au moins, nous pourrons ainsi surveiller ce que fait la Marine, dit O'Barry. Pour la première fois, elle doit se conformer comme tout le monde aux dispositions de la loi de 1972 sur la protection des mammifères marins.» O'Barry fait aussi remarquer que l'idée d'utiliser des dauphins comme sentinelles est ridicule. Il a mis la Marine au défi: il pourrait passer à côté de n'importe lequel de ses dauphins sentinelles et avoir accès à un sous-marin. «C'est si simple, explique-t-il. Je n'aurais qu'à prendre avec moi un extincteur d'incendie et le décharger en m'approchant des dauphins. L'extincteur ferait un bruit étrange sous l'eau, et quiconque connaît un tant soit peu les dauphins sait très bien que les bruits étranges les effraient. Si je peux le faire, n'importe quel saboteur peut le faire aussi.» Malheureusement, la Marine n'a pas relevé le défi.

Ce n'est pas seulement du caractère éthique de l'exploitation des dauphins comme instruments de guerre qu'il s'agit. Beaucoup de gens croient que les animaux en captivité sont cruellement maltraités. Rick Trout, consterné par les mauvais traitements infligés par la Marine aux dauphins captifs, a rendu publiques ses allégations, même s'il s'exposait à des poursuites pour divulgation de secrets. Il avance que non seulement certains dresseurs recourent à la privation de nourriture, à l'isolement et au musellement, mais qu'ils se servent aussi de châtiments physiques et d'agressions pour dresser les dauphins. Même si la Marine Mammal Commission a enquêté sur les allégations de Trout et d'autres employés de la Marine, elle n'a pas reconnu l'existence de la plupart des problèmes soulevés. Cependant, la Commission a recommandé l'interruption des captures, jusqu'à ce que des soins vétérinaires adéquats soient fournis et que de nouvelles directives en matière de nutrition soient mises au point.

Malheureusement, le rapport de la Commission ne mentionne pas le taux élevé de mortalité chez les dauphins de la Marine. Selon les propres statistiques de la Marine américaine, 63 de ses 138 dauphins sont morts en captivité, soit un taux de mortalité de 45 p. 100. Les rapports d'autopsie révèlent des causes de décès variées: gastro-entérite, non-adaptation, pneumonie, ulcères gastriques, défaillance rénale. Les experts croient que beaucoup de ces maladies sont dues au stress, ce qui indique que les dauphins vivent dans des conditions néfastes pour leur santé.

Comme beaucoup d'autres dresseurs qui ont travaillé avec la Marine, Trout estime que les 30 millions qu'elle a consacrés à ses programmes faisant appel à des dauphins sous le gouvernement de Reagan ont été pur gaspillage: «Les animaux sont censés protéger des choses, mais ils n'y sont pas préparés. Les militaires qu'ils protègent ne survivraient pas [...] Je ne crois pas que ces projets soient moralement acceptables et je ne crois pas qu'ils soient efficaces.» Les dauphins sont des animaux indépendants et imprévisibles; ils ne font pas de bonnes sentinelles, parce qu'ils perdent vite tout intérêt pour les tâches ennuyeuses. Ils ont tendance à oublier le «devoir» et peuvent se montrer désobéissants et contrariants. Ric O'Barry le confirme: «Le dauphin n'est pas comme le chien. Une fois qu'il aura mangé 10 kilos de poisson, il se fichera pas mal de ce que vous voudrez lui faire faire. Il s'enfuira. Il désobéira. Je ne voudrais vraiment pas que ce soient des dauphins qui protègent notre arsenal nucléaire!»

À l'encontre de la nature du dauphin

Même certains gradés de la Marine doutent fort de la moralité d'un programme défensif ou offensif faisant appel aux dauphins. Le vice-amiral Eugene Carroll, sous-directeur du Center for Defense Information, déclare: «Dresser un animal instinctivement doux et non agressif pour qu'il attaque des êtres humains serait très difficile.» Même si les prétendus renseignements sur les activités de la Marine dans ce domaine ne sont que conjectures, Carroll croit que l'on a raison de s'alarmer: «Le fait que la Marine capture des dauphins grâce à une exonération spéciale de la loi sur la protection des mammifères marins, et qu'elle les dresse et les utilise sans la surveillance prescrite par la loi, voilà un autre indice des graves conséquences potentielles du recrutement des dauphins pour la guerre. Si nous sommes assez sages pour protéger les dauphins contre cette folie, nous aurons peut-être un jour la sagesse de protéger aussi les êtres humains.»

Dans *Behind the Dolphin Smile*, Ric O'Barry fait remarquer ceci: «Il est immoral de dresser des dauphins à tuer des hommes-grenouilles avec de l'air comprimé. Il est immoral de les enfermer dans des enclos minuscules. Il est immoral de les arracher aux eaux tièdes de leur habitat naturel pour les plonger dans les eaux glaciales du nord, où il est certain qu'ils périront. Il est immoral de kidnapper ces animaux magnifiques, intelligents et évolués et de les utiliser à notre profit.» Quand mettrons-nous fin à ces pratiques inhumaines et sadiques? Quand cesserons-nous d'exploiter l'intelligence de ces animaux bienveillants, de restreindre leur liberté et de porter atteinte à leur dignité?

CHAPITRE 11

CONSERVATION

INTRODUCTION

La présence de dauphins a toujours été considérée comme de bon augure, et les pêcheurs les ont toujours traités avec respect. Dans les siècles passés, pêcheurs et dauphins ont parfois travaillé ensemble, s'aidant mutuellement pour que la prise soit meilleure. De nos jours, même si cette coopération est rare, elle fait encore partie de la culture de certains indigènes.

Malheureusement, ces dernières années, la rapacité et la vive concurrence pour l'exploitation de nos précieuses ressources naturelles ont incité beaucoup de pêcheurs à se tourner contre les dauphins. Durant la pêche au thon, ils jettent délibérément leurs filets sur les bandes de dauphins sauvages et, pour que la prise soit toujours plus importante, ils utilisent de vastes filets dérivants qui ramassent tout ce qui vit dans l'eau, y compris les dauphins. Dans le monde, chaque année, un million ou plus de dauphins meurent ainsi. Par ailleurs, les produits chimiques et les déchets toxiques déversés dans les océans polluent et empoisonnent l'habitat des mammifères marins. À cause de cette destruction aveugle de leur milieu naturel, certaines espèces rares de dauphins sont en voie de disparition.

UNE ASSOCIATION ANCIENNE

Admirez comment les bons dauphins font profiter les hommes
de leur chasse aux poissons, près de l'île d'Eubée, en mer Égée.

Oppien, *Halieutica*, V

Dans une confiance et un respect mutuels, hommes et dauphins ont souvent pêché ensemble dans le passé. Les récits faisant mention d'une telle coopération sur la Méditerranée sont consignés dans les œuvres classiques. Le poète grec Oppien et l'auteur romain Élien racontent comment les dauphins se joignaient aux expéditions de pêche aux flambeaux sur les rives d'Eubée. Les pêcheurs partaient en mer la nuit, quand le temps était calme. À l'endroit choisi, ils rentraient leurs voiles et allumaient des lanternes qui étaient censées aveugler les bancs de poissons. Apercevant les feux, les dauphins accouraient. En fuyant les bateaux qui s'approchaient d'eux, les poissons se trouvaient entourés par les dauphins. Quand les poissons effrayés resserraient leurs rangs, les pêcheurs les prenaient.

Selon Élien, les complices aquatiques des pêcheurs recevaient une juste récompense pour leur aide: «Les dauphins s'approchaient, comme s'ils demandaient leur part des fruits du labeur commun. Et les pêcheurs reconnaissants payaient leur dû à leurs compagnons.»

En Grèce, cette méthode de pêche semble s'être poursuivie jusqu'au début de ce siècle. Dans un livre publié en 1907, *La Pêche en Grèce*, Nicholas Apostolides décrit comment, pendant les nuits obscures d'octobre, les pêcheurs des Sporades attrapaient de grandes quantités d'orphies en utilisant une méthode de pêche semblable à celle que décrivent les textes classiques. Cependant, il dit que les pêcheurs rentraient leurs voiles et commençaient à ramer, pour pouvoir entendre les dauphins chassant leurs proies. Dès qu'ils entendaient des floc, les pêcheurs allumaient des feux de bois résineux dans des bacs de fer fixés à l'étrave. La lumière attirait le plancton — donc le poisson qui s'en nourrit — près des bateaux. Si des orphies tentaient de s'éloigner, les dauphins bloquaient leur route.

De plus, si l'on en croit Pline, les pêcheurs pouvaient appeler les dauphins pour se faire aider dans leur travail. Il fait mention d'un cas qui se serait produit dans une région marécageuse située près de Nîmes, dans la province de Narbonne. À une certaine saison, d'énormes bancs de petits poissons s'élançaient dans le canal étroit conduisant à la mer. La population entière se rassemblait sur le rivage et commençait à crier à pleins poumons «Simo!», le sobriquet signifiant «nez camus» que les Romains avaient donné aux dauphins.

Pline laisse entendre que les dauphins entendaient l'appel des villageois et accouraient pour les aider. Les dauphins formaient alors une barrière qui empêchait les poissons de se jeter dans la mer, et ils les repoussaient vers des eaux moins profondes, où les pêcheurs jetaient leurs filets. Les poissons qui arrivaient à surmonter les obstacles se faisaient avaler par les dauphins. Apparemment, les dauphins confiants étaient ravis de se faire prendre eux aussi dans les filets quand ils nageaient entre les pêcheurs pour rassembler le poisson. Une fois leur tâche accomplie, les dauphins demandaient leur juste part de la prise, que les pêcheurs étaient heureux de leur donner, car, selon Pline, «si les hommes par arrogance manquent à leurs engagements, jamais plus les dauphins ne les aideront à pêcher».

L'idée de pouvoir appeler les dauphins de cette façon semble peut-être irréaliste; pourtant, à l'autre bout du monde, certains aborigènes d'Australie, depuis la nuit des temps, appellent ces animaux pour qu'ils viennent les aider à pêcher. Jusqu'au siècle dernier, une relation singulière existait entre les aborigènes d'Amity Point (Moreton Bay, sur la rive du Pacifique, dans le Queensland) et leurs amis aquatiques. Les hommes, assis sur de petites buttes de sable, observaient la mer, leurs filets prêts. Quand ils voyaient un banc de poissons s'approcher, ils couraient vers la mer et frappaient l'eau de leurs lances. Les dauphins apparaissaient alors et empêchaient les poissons de fuir. Dans ce qui semblait être une mêlée, hommes et dauphins nageaient ensemble, et chacun recevait sa part de poissons. On dit que les aborigènes avaient une façon particulière d'appeler les dauphins et qu'ils avaient même donné un nom à certains d'entre eux. Un vieux dauphin bien connu était appelé «le gros de la tribu des marsouins». On l'a souvent vu prendre le poisson qu'on lui offrait sur la pointe d'une lance. Les aborigènes interdisaient à quiconque de tuer un dauphin, persuadés que les conséquences d'un tel acte seraient terribles.

Même aujourd'hui, certains aborigènes dépendent encore pour leur pêche de la coopération des dauphins. Gaboo Ted Thomas, ancien d'une tribu aborigène, raconte la première leçon de pêche qu'il a reçue durant son enfance: «On m'a dit de prendre un bâton et d'entrer dans l'eau. Les grands-pères ont ensuite donné des coups de bâton dans l'eau, et une petite bande de dauphins est apparue dans la baie. Les dauphins ont poussé les poissons vers les eaux peu profondes, d'où nous pouvions les projeter sur le rivage au moyen de nos bâtons.» Selon lui, son peuple pêche de cette manière depuis des temps immémoriaux.

Des récits analogues nous proviennent d'autres régions du monde. En Amérique du Sud, les tribus qui vivent le long de l'Amazone disent que le dauphin rose de l'Amazone, qu'ils appellent *boto*, s'approche des pêcheurs, la gueule ouverte, s'il a un poisson-chat ou quelque chose d'autre de pris dans la gorge. En retour, il récompense les pêcheurs en leur permettant de faire une grosse prise de poissons. En 1954, l'Américain F. B. Lamb, expert en foresterie travaillant au Brésil, a observé un pêcheur amazonien qui sifflait pour appeler son *boto*. Le dauphin a ensuite poussé les poissons en eaux peu profondes, où le pêcheur pouvait les attraper à la lance. L'homme a partagé sa prise avec le dauphin.

En Asie centrale, patrie du dauphin de l'Irraouaddy, on dit que les villages de pêcheurs avaient leur propre dauphin «gardien» auquel ils donnaient un nom. Les pêcheurs croyaient que ce dauphin poussait délibérément le poisson dans leurs filets. Il arrivait que des villageois intentent des poursuites devant les tribunaux indigènes pour recouvrer la prise que «leur» dauphin avait accidentellement donnée à des villageois rivaux.

Bien entendu, tous les pêcheurs du passé ne considéraient pas les dauphins comme des êtres spéciaux. Dans certaines parties du monde, on chasse ces animaux depuis des siècles. Il est triste de constater que des milliers de dauphins sont sacrifiés à la cupidité et au mercantilisme de l'homme.

CRUELLE CONSPIRATION

*C'est offenser les dieux que chasser les dauphins, et celui-là ne
peut plus s'approcher des dieux pour leur offrir un sacrifice, ou toucher leurs outils,
avec des mains pures qui, de son plein gré, aura été la cause de la destruction des dauphins.
Mais il rend impurs même ceux qui vivent sous son toit, car les dieux tiennent le massacre
du Monarque des profondeurs pour aussi exécrable que le meurtre d'un humain.*

Oppien, *Halieutica*

À la lumière des histoires illustrant la nature confiante et serviable des dauphins, certaines méthodes modernes de pêche semblent encore plus déshonorantes. La plus répugnante d'entre elles est sans doute celle des pêcheurs qui jettent délibérément leurs filets sur des bandes de dauphins pour attraper du thon. Chaque année, cette pratique provoque inutilement la mort de 100 000 dauphins. Ce massacre se poursuit depuis les années 1960, mais ce n'est que récemment que nous avons découvert cette horreur.

C'est au biologiste Sam LaBudde que revient l'honneur d'avoir révélé ce scandale au grand public. En tant qu'observateur du National Marine Fisheries Service des États-Unis, il se doutait que l'on sacrifiait peut-être des dauphins pour augmenter les prises de thon dans la partie tropicale du Pacifique, mais il n'avait pas de preuve. Quand il a quitté le NMFS pour se joindre au Earth Island Institute, groupe de conservation de l'environnement établi à San Francisco, il a élaboré un plan.

Se faisant passer pour un cuisinier, il s'est trouvé un emploi à bord d'un thonier panaméen, le *Maria Luisa*. Parmi ses effets personnels, il avait caché un caméscope, cadeau de son père. L'équipage ne se doutait pas que LaBudde était un espion; il a donc pu filmer à sa guise tout ce qui s'est passé durant les quatre mois d'expédition dans le Pacifique, en hiver 1987. Les images qu'il a tournées ont suscité un tollé général: on y voyait des centaines de dauphins terrifiés qui se noyaient dans la panique et le chaos. Voici pourquoi.

Manifestation d'une étrange symbiose, les thons nagent sous les bandes de dauphins, dans la partie tropicale du Pacifique, qui s'étend de la Californie du Sud au Chili. Cette association n'est pas rare dans d'autres mers du monde. Dans le passé, les thons étaient pris un par un par des pêcheurs qui se servaient d'une canne et d'un moulinet. Les dauphins ne couraient aucun danger, trop intelligents pour se laisser attirer par l'appât. Toutefois, au début des années 1960, sont apparues des sennes coulissantes avec lesquelles on pouvait prendre beaucoup plus de poissons qu'à la canne à pêche. Une fois que ces filets de nylon mesurant près de deux kilomètres encerclent un banc de thons, on en referme l'ouverture par des treuils qui tirent sur des câbles, comme si l'on serrait les cordons d'une bourse.

Il n'a pas fallu beaucoup de temps pour que les pêcheurs peu scrupuleux jettent leurs filets sur des bandes de dauphins, dans l'espoir d'attraper un thon à nageoires jaunes qui nagerait en dessous d'eux. Motivées par l'appât du gain, les entreprises de pêche ont de plus en plus raffiné leurs méthodes. Elles repèrent d'abord une bande de dauphins avec des hélicoptères. Les pêcheurs lancent ensuite des explosifs sous-marins autour des dauphins. L'explosion de 190 décibels — beaucoup plus sonore qu'un avion à réaction qui décolle — met les dauphins en état de choc et les rend sourds. Pris de panique, ils cessent de nager et se rassemblent. Tous les thons qui pourraient se trouver sous la bande de dauphins font de même. Des hors-bords s'approchent alors des dauphins, les encerclent avec le filet et empêchent toute fuite. Cette opération fait penser à une attaque navale.

«Les dauphins pris dans les filets à thon ont peu de chances de survivre. Pris de panique, ils s'élancent dans les airs, soulevant le filet avec leur bec, hurlant de terreur, à moitié étouffés. Ceux qui se trouvent dans la partie ouverte du filet sont également en détresse; ils bondissent et tournoient dans l'eau dans la plus grande confusion. À la levée du filet, la situation empire. Les dauphins se trouvent pendus à ce filet, un peu comme des boules de Noël à un sapin; ils s'agitent et battent de la queue, quand ils ne sont pas déjà morts ou désespérément empêtrés. Je m'empressais de libérer du filet les corps inertes couchés sur le pont, mais il était généralement trop tard. On les rejetait par-dessus bord. Ceux qui avaient eu la chance de ne pas être remontés sur le pont étaient eux aussi rejetés à la mer. Peu ont survécu», raconte LaBudde, encore sous le choc de la scène dont il a été témoin. Si les pêcheurs obéissent à la loi sur la protection des mammifères marins, ils abaisseront l'un des côtés du filet pour que les dauphins puissent bondir vers leur liberté. Mais, comme le fait remarquer LaBudde, peu de dauphins s'enfuient, parce que la course de quatre-vingt-dix minutes les a épuisés et qu'ils sont encore abasourdis par le choc de l'explosion. Parfois, les pêcheurs jettent leurs filets autour d'une bande entière de dauphins; quand ils les remontent, ils se rendent compte qu'ils n'ont pris aucun thon. Des centaines de dauphins sont alors rejetés à la mer, comme des déchets.

Les scènes tournées par LaBudde sont au cœur d'un film troublant, intitulé *Where Have All the Dolphins Gone?*, réalisé dans l'intention de faire connaître ces événements tragiques au public du monde entier. Grâce à ces preuves cinématographiques, le Earth Island Institute de San Francisco a lancé en 1988 une campagne contre l'industrie américaine du thon, pressant le public de boycotter toutes les compagnies qui vendent du thon pêché de cette manière. Le message a été efficace. Au printemps 1990, Heinz, grand fournisseur américain, a été le premier à annoncer qu'il n'achèterait plus de thon aux pêcheurs qui jettent leurs filets sur les dauphins. Le Earth Island Institute a aussi établi une liste de critères servant à déterminer si le thon a été pêché sans que les dauphins subissent de dommages. Ces principes directeurs ont été adoptés de par le monde, par diverses sociétés vouées à la protection de l'environnement:

a) Le thon ne doit pas être pris au moyen de sennes coulissantes jetées sur les dauphins, ni au moyen de filets dérivants ou maillants susceptibles d'entraîner la mort accidentelle de dauphins. Seul le poisson pêché par la méthode traditionnelle de la canne est acceptable.

b) Toute entreprise qui prétend vendre du thon pêché sans dommages pour les dauphins doit être en mesure de prouver qu'elle achète son poisson de pêcheries qui se conforment aux normes. Il faut donc effectuer des inspections périodiques des conserveries. Le thon pêché au moyen de filets dérivants présente des contusions. Le thon à nageoires jaunes est surtout pêché dans la partie tropicale du Pacifique.

c) Puisque toutes les entreprises américaines bannissent le thon pêché au moyen de méthodes dommageables pour les dauphins, le thon qui n'est pas conforme à la réglementation sur la pêche se vend le plus dans les pays de l'Union européenne, surtout en Italie. Si vous vivez en Europe, insistez pour que les grands producteurs de thon adoptent une politique de protection des dauphins.

d) En cas de doute, n'achetez pas de thon. Quand il n'y aura plus de demande pour leur prise, les pêcheurs cesseront de jeter leurs filets sur les bandes de dauphins.

Le Congrès américain fait maintenant appliquer la loi empêchant les bateaux de pêche américains de jeter leurs sennes coulissantes sur des dauphins. En ce moment, cette loi ne s'applique pas aux autres pays et, dans la partie tropicale du Pacifique, les dauphins sont encore à la merci des pêcheurs, surtout mexicains et vénézuéliens, qui semblent poursuivre leurs activités de la même façon qu'ils le faisaient avant que le scandale éclate.

Des filets qui vident les océans

Les dauphins se réjouissent dans les échos des rivages et habitent les profondeurs de la mer; et il n'existe pas de mer sans dauphins.

Oppien, *Halieutica, I*

Dans tous les océans de la planète, les dauphins courent maintenant le risque de périr dans les vastes filets dérivants qui avalent tout sur leur passage. Selon le cétologiste Roger Payne, ces «murs de la mort» font encore plus de victimes que les sennes coulissantes délibérément jetées sur les dauphins.

Les filets dérivants, mis au point par les Japonais, sont utilisés depuis 1905. Au début ils étaient fabriqués de fibres naturelles, coton ou chanvre; mais, avec l'avènement des plastiques moins coûteux, un nouveau type de filet est apparu après la Seconde Guerre mondiale. Les filets modernes sont faits de fines mailles carrées d'environ 150 millimètres de côté. À l'origine, ces filets bon marché étaient commandités par l'Organisation des Nations Unies pour l'alimentation et l'agriculture, afin d'aider les pays en voie de développement à satisfaire leurs besoins en protéines. Malheureusement, depuis les années 1960, beaucoup de pays hautement industrialisés désireux d'augmenter leurs prises privilégient la pêche au filet dérivant, lequel mesure parfois jusqu'à 100 kilomètres de longueur et 40 mètres de hauteur.

Le Japon, Taiwan et la Corée du Sud sont les principaux utilisateurs de filets dérivants. Durant la saison de pêche, plus de 1500 bateaux en provenance de ces pays étendent jusqu'à 50 000 kilomètres de filets dans le Pacifique, assez pour couvrir douze fois la distance séparant Seattle de Tokyo. D'autres pays se servent de filets moins vastes, notamment les États-Unis, le Royaume-Uni, l'Italie, la France, l'Espagne et le Danemark.

Leurs énormes dimensions mises à part, le principal inconvénient de ces filets, c'est qu'ils ramassent tout sur leur passage, c'est-à-dire la prise souhaitée et toutes les autres formes de vie marine. Il se peut que les filets soient destinés à prendre du thon blanc ou du calmar, mais ils détruisent de nombreuses autres créatures marines: oiseaux, dauphins, marsouins, phoques, tortues et même baleines. Ces animaux se prennent dans les mailles du filet et se noient. Généralement, on jette les filets au crépuscule et on les laisse dériver toute la nuit avec les courants. Le lendemain matin, on les retire de la mer. Il arrive parfois que les filets se détachent ou que des pêcheurs irresponsables les abandonnent dans la mer. Ces filets se font alors charrier par les marées, ce qui met en danger la faune aquatique sur de vastes étendues océaniques.

Les dauphins, dotés d'un système d'écholocation raffiné, devraient être en mesure de détecter ces filets. Malgré sa sensibilité, le sonar du dauphin ne perçoit pas le mince filament de nylon qui forme les mailles du filet; dans l'obscurité, le filet est invisible pour le dauphin. Une fois pris dans les mailles, le dauphin qui se débat aggrave sa situation. Incapable de remonter à la surface pour respirer, il suffoque et meurt.

Les cétologistes trouvent difficile d'estimer le nombre exact de dauphins qui périssent dans les filets dérivants, car ils doivent se fier aux chiffres fournis par les pêcheurs. Selon un rapport émanant du US National Marine Fisheries Service, durant une période de six semaines en été 1986, 53 dauphins et marsouins, ainsi que 14 phoques à fourrure sont morts dans les filets d'un seul bateau japonais de pêche au calmar. Un exemple qui montre à quel point il est difficile d'obtenir une estimation précise des ravages causés par la pêche au filet dérivant, c'est le fait que des pêcheurs du sud de l'Italie, tentant de détruire les preuves de leurs méfaits, ont coupé l'aileron et la queue de dauphins vivants attrapés dans leurs filets, et les ont laissés couler au fond de la mer. Au moins 4000 dauphins pris près de la Riviera française en été 1989 sont morts de cette façon. Dans le Pacifique Nord, le marsouin de Dall est particulièrement frappé. Au cours des vingt dernières années, des centaines de milliers de ces animaux ont péri dans les filets destinés au saumon, au calmar et au thon. Du fait que la population de marsouins de Dall diminue de façon dramatique, ils sont inscrits sur la liste des espèces en voie de disparition.

L'Australie a été le premier pays à prendre des mesures énergiques contre l'utilisation du filet dérivant, après que des flottes de bateaux de pêche taiwanais eurent tué 10 000 dauphins — surtout des tursiops, des dauphins fileurs et des sténelles tachetées — dans les eaux du littoral australien, entre 1981 et 1985. Quand les autorités néo-zélandaises ont accidentellement découvert que 180 bateaux de pêche taiwanais jetaient quelque 8000 kilomètres de filet chaque nuit dans la zone de convergence subtropicale, les pays du Pacifique Sud ont décidé de prendre des mesures défensives supplémentaires. Ils se sont réunis en novembre 1989 et ont décidé d'interdire l'utilisation des filets dérivants dans toute la région. Plus tard, la même année, le caractère planétaire du problème de la pêche au filet dérivant a fait l'objet d'une discussion de l'Assemblée générale des Nations Unies. Se demandant pendant combien de temps les océans pourront supporter le pillage des ressources avant que s'effondre le fragile écosystème marin, beaucoup de pays croient maintenant qu'il faut restreindre l'utilisation du filet dérivant. Toutefois, l'interdiction planétaire de ces «murs de la mort» n'est pas pour demain. Il ne faut pas désespérer, puisque le Japon a interdit le filet dérivant, décision qui devrait avoir des répercussions importantes sur la vie marine dans le Pacifique.

Inquiétudes locales

Tandis que les vastes filets dérivants font des ravages en haute mer, plus près des côtes, des filets maillants beaucoup plus petits menacent les dauphins et les marsouins vivant en eaux peu profondes. Fabriqué avec le même filament de nylon que le filet dérivant, le filet maillant est lui aussi invisible pour le dauphin. Le Dr Stephen Leatherwood, du programme environnemental des Nations Unies, estime que de 500 000 à un million de ces petits cétacés sont pris chaque année dans les filets maillants, et que beaucoup de populations locales de dauphins sont en péril. Du fait que les pêcheurs ne sont pas tenus de déclarer les prises «accidentelles», les experts doivent se contenter d'estimer l'ampleur des répercussions que l'utilisation de ces filets a sur les dauphins vivant près des côtes.

L'histoire du petit dauphin d'Hector nous donne des indices révélateurs à ce sujet. Exclusif à la côte néo-zélandaise, ce mammifère exubérant aux marques noires et blanches distinctives possède maintenant son propre sanctuaire marin autour de la péninsule Banks de l'île du Sud. Le ministère de l'Environnement néo-zélandais l'a institué, parce que 230 des 740 dauphins d'un groupe d'élevage ont péri dans des filets maillants entre 1984 et 1988. Du fait que les femelles atteignent tard leur maturité et qu'elles n'ont qu'un seul petit tous les ans ou tous les deux ans, les autorités étaient inquiètes: la population totale qui ne compte que 3000 à 4000 dauphins survivrait-elle à de telles pertes? Au plus fort de la saison de pêche, les filets maillants sont maintenant interdits dans la région privilégiée par les dauphins.

Dans le golfe de Californie, le marsouin des ports ou *vaquita*, qui vit près de la côte du Mexique, a été gravement menacé par la pêche au filet maillant durant les années 1970. Nul ne sait combien d'individus de cette espèce ont survécu; l'estimation d'une centaine pourrait être trop optimiste. Si le Mexique ne prend pas immédiatement des mesures pour sauver la *vaquita*, l'espèce sera bientôt éteinte.

Signal pour les dauphins

Pour prévenir la mort inutile des dauphins, certains cétologistes examinent maintenant des moyens de prévenir les animaux de la présence des filets de pêche. Le Dr Margaret Klinowska, du Marine Mammal Unit de l'Université Cambridge, en Angleterre, et David Goodson, de l'Université Longhborough font des recherches dans ce sens. On pourrait modifier les filets de façon que les dauphins puissent détecter leur présence au moyen de leur sonar. Il faudrait attacher au filet des réflecteurs fonctionnant sur le même principe que les yeux des chats. Quand le train de clics émis par le dauphin frapperait ces objets, le dauphin aurait l'impression de se diriger vers un mur. Un essai exécuté à Moray Firth, en Écosse, avec une bande de tursiops a donné des résultats prometteurs. «Durant les cinq jours qu'a duré l'essai, déclare le Dr Klinowska, les dauphins ne sont pas entrés en collision avec le filet modifié et n'ont pas tenté de le traverser.»

Ce travail en est encore à ses premiers stades, et il comporte des inconvénients évidents. Les réflecteurs ne sont efficaces que si le dauphin se sert de son sonar pour chasser. Quand il ne fait que nager, il n'utilise pas ce système d'écholocation. En outre, le dauphin risque de prendre le réflecteur pour un poisson. On pourrait s'attaquer au problème en étudiant les habitudes de déplacement des dauphins. «Si les filets étaient tendus parallèlement et non perpendiculairement au sens du déplacement des dauphins, dit Klinowska, ces animaux risqueraient moins de se prendre dans les mailles. Les pêcheurs en savent long sur les habitudes du poisson. Il nous faut maintenant mieux comprendre le comportement du dauphin et savoir pourquoi il se prend dans les filets. Cette connaissance est essentielle, car elle permettra aux pêcheurs du monde entier de poursuivre leurs activités sans faire de tort aux dauphins.»

MASSACRES DE SANG-FROID

Tandis que certaines sociétés indigènes ont toujours traité avec bonté et chaleur l'animal enjoué, amical et intelligent qu'est le dauphin, d'autres ne lui ont jamais témoigné le moindre respect. Les Grecs anciens considéraient les populations qui vivaient autour de la mer Noire et les Thraciens habitant l'est de la Grèce comme des barbares parce qu'ils chassaient le dauphin pour son huile et pour sa viande. Les Grecs croyaient que tuer le «divin» dauphin était un acte criminel et sacrilège, qui aurait été punissable de mort.

Il se peut que, dans leur naïveté, les peuples anciens aient cru que les dauphins étaient de «gros poissons». Aujourd'hui, même si nous savons que ce n'est pas le cas, certains pays permettent encore le massacre de ces mammifères. Selon Dave Currey et Allan Thornton, dirigeants de l'Environmental Investigation Agency d'Angleterre, au moins 500 000 dauphins sont massacrés chaque année. Après une enquête qui les a menés un peu partout dans le monde, ils racontent que d'innombrables dauphins sont massacrés au couteau, au fusil, à la lance, au gaz, au crochet, à l'électricité, au harpon, à l'explosif... Ils rapportent que cinq fois plus de dauphins et de petits cétacés sont tués chaque année que l'ont été des baleines au plus fort des activités de l'industrie baleinière. En ce moment, les petits cétacés ne sont pas protégés par la Commission baleinière internationale; par conséquent, dans le monde entier, on les pourchasse pour en faire de l'engrais, des appâts à requin ou des aliments.

Le Japon est coupable du massacre flagrant de plus de dauphins que n'importe quel autre pays. Entre 1976 et 1987, les pêcheurs japonais ont tué plus de 200 000 petits cétacés près des côtes du Japon. Un jour, sur la plage de Shiragahama, dans l'île de Fukejima, les habitants ont massacré quelque 600 dauphins à coups de bâton et de hache. On ne sait pas si les dauphins avaient été délibérément dirigés vers le rivage ou s'ils s'y étaient échoués; chose certaine, leur mort a été horrible. Dans certaines régions du Japon, la viande de dauphin est un mets délicat très prisé.

Certains pêcheurs tentent de justifier leur geste en prétendant que les dauphins épuisent les stocks de poissons et menacent ainsi leur gagne-pain. Cependant, il est beaucoup plus plausible que cet épuisement des stocks soit dû aux énormes bateaux de pêche des grandes nations industrialisées qui jettent souvent leurs filets près des côtes des pays du tiers-monde.

L'effondrement de l'industrie péruvienne de l'anchois dans les années 1970 a forcé les pêcheurs locaux à se trouver une autre source de revenus. Ils se sont mis à chasser le dauphin pour sa viande. Chaque année, 10 000 dauphins obscurs, dauphins communs et marsouins de Burmeister se font prendre au harpon ou au filet maillant. Koen Van Waerebeek est le fondateur de Grupo Cetaceos, un organisme voué à la protection de l'environnement établi à Lima. En 1988, durant sa visite au petit port de pêche de Pucusana, il a vu que le sol du marché était couvert de corps de dauphins ensanglantés. La majeure partie de cette viande est vendue fraîche pour la consommation humaine à Lima. Le reste, séché et salé, devient du *muchame*, autrefois un mets délicat italien et aujourd'hui un amuse-gueule populaire auprès de ceux qui peuvent se le payer. Du fait qu'on appelle cet aliment «cochon de mer», nombreux sont ceux qui ignorent qu'ils mangent de la viande de dauphin.

Dans d'autres parties du monde, les dauphins ne sont même pas tués pour leur viande. Dans les îles Féroé, appartenant au Danemark, les dauphins périssent souvent avec les globicéphales au cours d'un massacre traditionnel vieux de plusieurs siècles. Après avoir été conduits dans la baie, les mammifères sont hissés sur le rivage, où les insulaires leur tranchent la gorge et les laissent mourir. À une certaine époque, les Féroïens étaient pauvres et avaient besoin de la viande et des sous-produits des globicéphales pour survivre. Depuis la constitution d'une vaste flotte de bateaux de pêche, leurs revenus sont élevés. Pourtant, le massacre se poursuit, prenant la forme d'un «sport» qui entraîne souvent la mort de plus de 500 dauphins en un seul jour.

LA LUTTE POUR SURVIVRE

À cause de la destruction de leur habitat naturel, la survie de nombreuses espèces de dauphins est menacée. Les dauphins de fleuve de la famille des platanistidés sont en voie d'extinction. Il s'agit de dauphins à l'allure préhistorique, dont le bec est curieusement pointu et les nageoires en forme de pagaies.

Par exemple, il y a quelques années à peine, le dauphin rose de l'Amazone (*Inia geoffrensis*) semblait hors de danger. Aujourd'hui, c'est l'une des espèces les plus menacées, à cause du «viol» commercialisé et accéléré du bassin de l'Amazone, combiné à la destruction de la forêt tropicale humide de l'Amérique du Sud.

Depuis que le dauphin rose est entré dans l'Amazone, il y a au moins cinq millions d'années, il a vécu en paix dans les estuaires et les lacs protégés de ce fleuve long de plus de 6000 kilomètres. Au fil des siècles, il s'est adapté à la vie en eaux boueuses; il peut faire pivoter sa tête sur 90 degrés et son extraordinaire sonar améliore sa capacité de navigation.

Ce mammifère fait l'objet de plus de légendes que n'importe quel autre animal de la forêt. Les pêcheurs et les bateliers racontent comment un *boto*, nom local du dauphin rose de l'Amazone, les a sauvés de la noyade en les conduisant vers la berge, au moment où leur bateau s'est renversé dans les eaux infestées de piranhas. Ces dauphins sont généralement considérés comme le «peuple sacré de l'eau», et en tuer un porterait malheur. Selon la légende, à la pleine lune, ces dauphins se transforment en beaux jeunes hommes ou en jeunes filles ravissantes, qui attirent leurs victimes dans l'eau. Et si un mari qui avait dû s'absenter retrouvait sa «fidèle» femme enceinte, il arrivait souvent que l'on accuse le «vilain dauphin rose». Les noms de «Carlos Bufeo» et de «Maria Boto» apparaissent souvent sur les certificats de naissance de ces enfants.

La relation harmonieuse entre les indigènes et les dauphins roses se désintègre. À cause de l'exploitation de la forêt, les pluies sont moins abondantes et le niveau de la rivière baisse. Le pompage des affluents destiné à l'irrigation d'immenses exploitations agricoles aggrave le problème. Il arrive souvent que les dauphins se trouvent prisonniers dans une mare peu profonde, où ils meurent de faim ou des brûlures causées par le soleil. De plus, la faible profondeur de l'eau attire les pêcheurs commerciaux, dont les filets maillants mesurent parfois jusqu'à trois kilomètres de longueur, ce qui oblige les dauphins et les riverains à se faire concurrence pour le poisson. Les «étrangers» incitent les riverains à tirer sur leurs compagnons aquatiques, à les faire sauter à la dynamite ou à les empoisonner. Même si la loi l'interdit au Brésil, les braconniers peu scrupuleux chassent le dauphin et vendent clandestinement certaines parties de son corps, surtout les yeux et les organes génitaux, sur le marché de plus en plus important de la *maccumba* (magie noire), à des acheteurs des deux Amériques, d'Europe et du Japon.

Quand on essaie de garder ces dauphins en captivité, ils tentent toujours de se suicider; il faut donc les protéger dans leur milieu naturel. La naturaliste Roxanne Kramer a fondé la société PARD (Preservation of the Amazonian River Dolphin) qui s'efforce surtout de sauver de l'extinction le dauphin rose. Son travail consiste principalement à faire prendre aux habitants du Pérou et du Brésil conscience de leur environnement et à réveiller en eux l'amour des dauphins roses.

Sauver les mers

On dit que quand la mer meurt, nous mourons aussi. Pourtant, depuis une cinquantaine d'années, nous traitons les mers du monde comme si elles étaient de vastes dépotoirs. C'est comme si ces étendues d'eau pouvaient absorber sans conséquences une quantité illimitée d'ordures. Le temps a prouvé que nous avions tort. Les vagues qui se brisent sur les côtes de nombreux pays sont maintenant si sales qu'elles représentent un danger pour la santé des hommes. Combien de temps faudra-t-il avant que les dauphins qui habitent ces mers souffrent eux aussi des effets délétères de notre pollution?

En fait, notre négligence cause déjà la mort de nombreux dauphins. Il existe un problème, chaque jour plus grave: les déchets, comme les sacs de plastique qui flottent, recouvrent l'évent des dauphins et les font suffoquer. Les embarcations à moteur et les scooters des mers qui fendent l'eau près des stations balnéaires produisent des sons aigus susceptibles d'affecter l'ouïe sensible des dauphins, ce qui peut les faire souffrir et les désorienter. Les épreuves sismiques leur font encore plus de mal.

Beaucoup des produits chimiques dangereux que nous rejetons à la mer minent peut-être la santé et le bien-être général des cétacés. Il y a un siècle, quelque 5000 bélougas vivaient dans le fleuve Saint-Laurent. Aujourd'hui, il n'en reste plus que 400, et il est presque sûr qu'ils disparaîtront. La cause de leur déclin, c'est la pollution. Depuis des décennies, les industries canadiennes et américaines déversent leurs déchets toxiques dans les eaux des Grands Lacs, qui s'écoulent dans ce fleuve. Les bélougas qui meurent sont si contaminés que leurs corps sont considérés comme des déchets toxiques et doivent être éliminés de façon que les produits chimiques qu'ils contiennent ne retournent pas dans l'environnement. On a trouvé deux douzaines de produits chimiques différents dans les tissus de ces animaux, les plus abondants étant les PCB (polychlorobiphényles).

Depuis cinquante ans, l'industrie se sert des PCB pour le refroidissement et l'isolation, dans la fabrication des plastiques, adhésifs et lubrifiants. Durant cette période, on a produit plus d'un milliard de kilogrammes de ces substances extrêmement toxiques. Même si officiellement on n'en fabrique plus depuis 1967, une bonne quantité s'est répandue dans l'environnement et demeure dans les mers et les lacs un peu partout au monde. Les PCB sont absorbés par le plancton dans la mer. Les poissons le mangent; puis les dauphins et les autres mammifères marins mangent à leur tour ces poissons. Du fait que les PCB sont particulièrement stables et solubles dans les matières grasses, ils s'accumulent dans la graisse des dauphins. Selon le Dr Paul

Johnson, chercheur de Greenpeace attaché à la faculté des sciences biologiques du Queen Mary College de Londres, tout laisse croire que les PCB ont des effets néfastes sur les mammifères marins: la recherche indique que ces produits chimiques nuisent au bon fonctionnement du foie, endommagent les organes endocriniens, réduisent la fertilité et affaiblissent le système immunitaire.

En été 1987, des centaines de tursiops morts ou mourants ont été rejetés sur les plages de la côte américaine, du New Jersey à la Floride. Ils présentaient les signes de nombreuses affections: hémorragie interne, œdème pulmonaire, dilatation de la rate, broncho-pneumonie, desquamation. Il semblerait que leur système immunitaire ait fait défaut. Même si les rapports officiels ont attribué leur mort aux algues toxiques consommées par les poissons qu'ils avaient mangés, les biologistes de Greenpeace ont découvert dans leurs tissus de fortes concentrations de PCB, ainsi que la présence d'autres polluants industriels, dont les métaux lourds comme le cuivre, le cadmium et le mercure. Un incident semblable s'est produit trois ans plus tard: une peste mysté-rieuse a causé la mort de 10 000 dauphins bleu et blanc dans la Méditerranée, sans contredit la mer la plus polluée du monde. Leur mort a été attribuée au *morbillivirus*.

Le cétologiste Bob Morris est persuadé que les PCB affaiblissent le système immunitaire des dauphins, ce qui les rend plus vulnérables à de tels virus: «Du fait que les dauphins se nourrissent de poissons comme le maquereau, le hareng et le bar, ils risquent d'accumuler de grandes quantités de PCB dans leur organisme. Au cours des vingt dernières années, la concentration des polluants dans les tissus s'est multi-pliée par cent, ce qui se révèle beaucoup plus élevé que prévu. On trouve même des résidus de DDT, alors que cette substance a été interdite au début des années 1970. Les affections sont plus probables durant l'hiver, quand les dauphins doivent puiser dans leurs réserves de graisse ou quand les petits naissent. La femelle peut transmettre jusqu'au tiers de ses PCB à son petit en gestation. En outre, le lait maternel, riche en matières grasses, contient de fortes concentrations de polluants chimiques. Un bébé dauphin né en captivité à Cardigan Bay, au Pays de Galles, a été emporté par une hépatite à l'âge de six mois seulement. L'autopsie a révélé la concentration de PCB la plus forte jamais trouvée dans l'organisme d'un dauphin.» Il est triste et troublant de constater que, à cause de la pollution que nous engendrons, la vie des générations futures de dauphins est menacée.

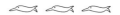

American Cetacean Society, PO Box 2639, San Pedro, California 90731, USA.
Animal Protection Institute, 2631 Fruit Ridge Road, PO Box 22505, Sacramento, California 96822, USA.
Appel pour les baleines, 114 rue de Grenelle, 75007 Paris, France.

Cardigan Bay Marine Wildlife, 44 Riverdale Road, Monkmoor, Shrewsbury SY2 STB, England.
Center for Coastal Studies, 59 Commercial Street, Provincetown, Massachusetts 02659, USA.
Cetacean Group, Department of Zoology, South Parks Road, Oxford OX1 3PS, England.
The Cousteau Society, 930 West 21st Street, Norfolk, Virginia 23517, USA.

Dolphin Circle, 8 Dolby Road, London Sw6, England.
Dolphin Database, PO Box 5657, Playa del Rey, California 90296, USA.
Dolphin Network, 3220 Sacramento, California 94115, USA.
Dolphin Project, PO Box 224, Coconut Grove, Florida 33233, USA.

Earth Island Institute, 300 Broadway, Suite 28, San Francisco, California 94123, USA.
Environmental Investigation Agency, 208-209 Upper Street, London N1 1RL, England.

Fondation Bellerive, Bureau de poste 6, 1211, Genève 3, Suisse.

Greenpeace, 30-31 Islington Green, London N1 8XE, England.

Japan Environment Monitor, 400 Yamanashi-Ken, Kofu-Shi, 18-11 Kofu, Japan.

International Cetacean Education Research Centre, PO Box 110, Nambucca, New South Wales, Australia 2448.
International Dolphin Watch, Parklands, North Ferriby, Humberside HU14 3ET, England.
International Fund for Animal Welfare, Tubwell House, New Road, Crowborough, East Sussex TN6 2QH, England.
International Whaling Commission, The Red House, Station Road, Histon, Cambridge CB4 4NP, England.

Long Term Research Institute, 191 Weston Road, Lincoln, Massachusetts 01773, USA.

Marine Education and Research Ltd., 17 Harrington Park, Bristol BS6 7ES, England.

Oceanic Society, Fort Mason Center, Building E, San Francisco, California 94123, USA.
Orrca, PO Box E293, St. James, NSWW 2000, Australia.

PARD (Preservation of the Amazonian River Dolphin), 3302 N. Burton Avenue, Rosemead, California 91770, USA.
Project Interlock, Box 20, Whangarei, New Zealand.
Project Jonah, 672B Glenferrie Road, Hawthorn, Victoria 3122, Australia.

Robyn des Bois, 15 rue Ferdinand-Duval, 75004, Paris, France.

Sea Shepherd (UK), PO Box 5, Ashford, Middlesex W15 2PY, England. (USA) PO Box 70005, Redondo Beach, California 90277. (Canada) PO Box 48446, Vancouver, B.C., V7X 1AZ.
Society for the Protection of Marine Mammals, PO Box 348, D-200, NW Hamburg 55, Germany.

Whale and Dolphin Conservation Society, 20 West Lea Road, Bath BA1 3RL, England.
World Society for the Protection of Animals, Park Place, 10 Lawn Lane, London SW8, England.

Zoocheck, Cherry Tree Cottage, Coldharbour Lane, Dorking, Surrey, England.

Alpers, Anthony, *Dolphins*, John Murray, London, 1960.

Anderson, E. T., éd., *The Biology of Marine Mammals*, New York, Academic Press, 1969.

Aristote, *Histoire des animaux*, vol. I, livres I-III.

Athénée, *Banquet des sophistes*, vol. VI, livre XIII.

Balaskas, Janet et Yehudi Gordon, *Water Birth*, Londres, Unwin Hyman Ltd., 1990.

Barton, Charles, «The Navy's Natural Divers», *Oceans*, juillet 1977.

Bastian, J., «The Transmission of Arbitrary Environmental Information Between Bottlenose Dolphins», R. G. Busnel (éd.), *Animal Sonar Systems*, vol. II, Jouy-en-Josas, Laboratoire de physiologie acoustique, p. 803-873.

Booth, William, «Unravelling the Dolphin Soap Opera», *Oceanus*, vol. 32, novembre 1989.

Brower, Kenneth, «The Destruction of Dolphins», *The Atlantic Monthly*, juillet 1989, p. 35-58.

Bryden, M. M. et R. Harrison (éd.), *Research on Dolphins*, Oxford, Clarendon Press, 1986.

Bunnel, S., «The Evolution of Cetacean Intelligence», *Mind in the Waters*, New York, Charles Scribner and Sons, 1974.

Burnett, Douglas R., «Dolphins, Naval Warfare and International Law», *US Naval Institute Proceedings*, 1981.

Caldwell, M. C. et D. K. Caldwell, «Individualised Whistle Contours in Bottlenosed Dolphins, *Tursiops Truncatus*», *Nature*, 207, 1965, p. 434-435.

—, «Vocal Mimicry in the Whistle Mode in the Atlantic Bottlenosed Dolphin», *Cetology*, 9, 1972, p. 1-8.

Cobet, E. et Harris, *The Handbook of British Mammals*, Londres, Blacknell.

Cousteau, Jacques, *Le Monde des océans*, Paris, R. Laffont, 1974-1975.

Cox, Vic, *Whales and Dolphins*, Londres, W.H. Smith Books, 1989.

Davidson, John, *Subtle Energy*, Londres, C.W. Daniel.

Doak, Wade, *Dolphin, Dolphin*, Auckland, Hodder & Stoughton, 1981.

—, *Encounters with Whales and Dolphins*, Auckland, Hodder & Stoughton, 1988.

Dobbs, Horace, *Dance to a Dolphin's Song*, Londres, Jonathan Cape, 1990.

—, *Follow a Wild Dolphin*, Londres, Souvenir Press, 1977.

—, *Tale of Two Dolphins*, Londres, Jonathan Cape, 1987.

—, *The Magic of Dolphins*, Guildford, Lutterworth Press, 1984.

Donohue, Michael et Annie Wheeler, *Dolphins: Their Life and Survival*, Blandford.

Downer, John, *Supersense*, Londres, BBC Publications.

Élien, *De la nature des animaux*, livres II, IV, V, X, XVI.

Ellis, Richard, *Dophins and Porpoises*, New York, Alfred Knopf, 1982.

Ésope, *Fables*, Le Singe et le Dauphin.

Evans, Dr Peter G.H., *The Natural History of Whales and Dolphins*, Londres, Helm, 1988.

Evans, W. E., «Vocalisation Among Marine Mammals», dans W. N. Tavolga (éd.), *Marine Bioacoustics*. Oxford, Pergamon Press, vol. II, p. 159-186.

—, «Echolocation by Marine Delphinids and One Species of Fresh Water Dolphin», *Journal of the Acoustics Society of America*, 54, 1973, p. 191-199.

Fitzgibbon, Ronnie, *The Dingle Dolphin*, Athlone, Temple Printing, 1988.

Forcier-Beringer, Ann-G., «Talking with Dolphins», *Sea Frontiers/Sea Secrets*, 32, mars-avril 1986.

Funk and Wagnalls, Maria Leach éd., *Standard Dictionary of Folklore, Mythology and Legend*, New York, Harper and Row.

Gaskin, David, *The Ecology of Whales and Dolphins*, Londres, William Heinemann Ltd., 1982.

Gerber, Dr Richard, *Vibrational Medicine*, Santa Fe, Bear and Co., 1988.

Harrison, Sir Richard et Dr M. M. Bryden, *Whales, Dolphins and Porpoises*, Londres, Merehurst Press, 1988.

Hawkes, Jacquetta, *Dawn of the Gods*, Londres, Random House.

Herman, Louis, *Cetacean Behaviour: Mechanism and Function*, New York, Willey Interscience, 1980.

Herman, Louis et R. K. R. Thompson, «Symbolic, Identity and Probe Delayed Matching of Sounds by the Bottlenosed Dolphin», *Animal Learning and Behaviour*, 10, 1982, p. 22-34.

Hérodote, *Histoires*, vol. 1, livres 1, 23 et 24.

Hésiode, *Hymnes homériques*, Hymne III.

Holing, Dwight, «Dolphin Defense», *Discover*, Octobre 1988.
Holmes, Brian, *Dorad an Daingin, The Dingle Dolphin*, Sonar 3, 1990.
Hutchison, Michael, *Les Bains Flottants*, Montréal, Le Jour, 1985.

Jeffrey, Francis et Dr John C. Lilly, *John Lilly, So Far...*, Los Angeles, Tarcher, 1990.
Jerison, H., «The Evolution of the Mammalian Brain as an Information-Processing System» dans J. F. Eisenberg et D. G. Klieman, éd., *Advances in the Study of Mammalian Behaviour*, 7, American Society of Mammalogists, 1983.
Johnson, William, *The Rose-Tinted Menagerie*, Londres, Heretic Books, 1990.

Klinowska, Margaret, *Dolphins, Porpoises and Whales of the World*, dans *The IUCN Cetacean Red Data Book*, Suisse, Gland.
Klinowska, Margaret et Susan Brown, *A Review of Delphinaria*, Londres, Department of the Environment, 1985-1986.

LaBudde, Sam, «Net Death: Net Loss», *Earth Island Journal*, 3, 27-30, printemps 1988.
Leakey, Richard et Roger Lewin, *Origins*, Futura/Macdonald, 1982.
—, *Les Origines de l'homme*, Paris, Arthaud, 1979.
Leatherwood, Stephen et Randall Reeves, *The Bottlenose Dolphin*, Londres, Academic Press, 1990.
Lewin, Roger, *Bones of Contention*, New York, Simon and Shuster, 1987.
Lende, R.A. et S. Akdikman, «Motor Field Cortex of the Bottlenose Dolphin», *Journal of Neurosurgery*, 29, 1968, p. 495-499.
Lilly, John C., *Communication Between Man and Dolphin*, New York, Julian Press, 1978.
—, «Man and Dolphin», *Worlds of Science*, New York, Pyramid Publications, 1961.
—, *The Mind of a Dolphin*, New York, Doubleday, 1967.

McIntyre, J., éd., *Mind in the Waters*, New York, Charles Scribner and Sons, 1974.
McLuhan, T. C., *Touch the Earth*, New York, Simon and Shuster.
Mannion, Sean, *Ireland's Friendly Dolphin*, Brandon, Co. Kerry, 1991.
Martin, Anthony R., *Whales and Dolphins*, Londres, Salamander Books, 1990.
May, John, *The Greenpeace Book of Dolphins*, Londres, Century, 1990.
Morgan, Elaine, *The Aquatic Ape: A Theory of Evolution*, Londres, Souvenir Press, 1982.
—, *The Descent of Woman*, Londres, Souvenir Press, 1972.
—, *The Scars of Evolution*, Londres, Souvenir Press, 1990.
Mugford, Roger, «The Social Significance of Pet Ownership», *Ethology and Nonverbal Communication in Mental Health*, Pergamon Press, 1980.

Nayman, Jacqueline, *Whales, Dolphins and Man*, London, Hamlyn Books.
Nolman, Jim, *Dolphin Dreamtime. Talking to Animals*, Londres, Anthony Blond, 1985.
Norris, Kenneth S., *The Porpoise Watcher*, Londres, John Murray, 1974.
Northridge, S. et Giorgio Pilleri, «A Review of Human Impact on Small Cetaceans», *Investigations on Cetacea*, vol. XVIII, 1986, p. 222-261.

O'Barry, Richard, *Behind the Dolphin Smile*, Chapel Hill, Algonquin Books, 1988.
Ocean, Joan, *Dolphin Connection*, Hawaii, Dolphin Connection/Spiral Books, 1989.
Odent, Michel, *Naître et renaître dans l'eau.*
Oppien, *Halieutica*, livres I, V.
Overland, M., «Cetacean Behaviour, Learning and Communication», *Mammals in the Sea*, vol. III.

Pausanias, *Description de la Grèce*, Laconie vol. III, livre XXV, Attique, vol. 1, livre XLIV, Corinthe vol. II, livre I, Arcadie vol. VIII, livre XLII.
Pelletier, Kenneth R., *Mind as Healer, Mind as Slayer*, New York, Delacourt, 1977.
Platon, *Dialogues*, Timée, Critias, Clitophon, Ménexène, Lettres vol. II.
Pline l'Ancien, *Histoire naturelle*, vol. III, livres VIII et IX.
Plutarque, *Œuvres morales.*
Pryor, Karen, R. Haag et J. O'Reilly, «The Creative Porpoise — Training for Novel Behaviour», *Journal of the Experimental Analysis of Behaviour*, 12, 1969, p. 653-661.

Robson, Frank. D., *Pictures in the Dolphin Mind*, Dobbs Ferry, Sheridan House, 1988.
—, *Thinking Dolphins, Talking Whales*, Wellington, A. H. and A.W. Reed, 1976.
Rose, J. E. et C. N. Woolsey, «Organisation of the Mammalian Thalamus and Its Relationship to the Cerebral Cortex», *Electroencephalog. Clin. Neurophysiology*, I, 1949, p. 391-404.

Schusterman, Ronald J., «Behavioural Methodology in Echolocation by Marine Mammals», dans R. G. Busnel et J. F. Fish (éd.), *Animal Sonar Systems*, New York, Plenum, 1980.
Schusterman, Ronald J., Jeanette A. Thomas et Forrest G. Woods, *Dolphin Cognition and Behaviour, A Comparative Approach*, Lawrence Eribaum Associates.
Shane, Susan, *The Bottlenose Dolphin in the Wild*, United States, Hatcher Trade Press, 1983.
Sidenbladh, Erik, *Water Babies*, Londres, Adam and Charles Black, 1983.
Siegel, Bernie, *Love, Medicine and Miracles*, Londres, Arrow, 1986.

Smith, Betsy, «Project Inreach: A Programme to Explore the Ability of Atlantic Bottle-nose Dolphins to Elicit Communication Responses from Autistic Children», *New Perspectives on Our Lives with Companion Animals*, Philadelphia, University of Pennsylvania Press, 1983.

—, «Using Dolphins to Elicit Communication from an Autistic Child», *The Pet Connection*, Minneapolis Center for the Study of Human-Animal Relationships and Environments, 1984.

—, «Dolphin Plus and Autistic Children», *Psychological Perspectives*, vol. 18, n° 2, Los Angeles, 1987.

Stenuit, Robert, *The Dolphin: Cousin to Man*, Londres, J.M. Dent, 1969.

Steurer, Karen L., *A Comparative Institutional Survey of Factors Influencing Mortality of Cetaceans in US Zoos and Aquaria*, USA, Center of Coastal Studies.

Temple, Robert, *The Sirius Mystery*, Londres, Sidgwick & Jackson, 1976.

Thompson, R. K. R. et Louis Herman, «Memory for Lists of Sounds by the Bottlenosed Dolphin: Convergence of Memory Processes with Humans?», *Science*, vol. 195, 1977, p. 501-503.

Trout, Rick, «*Tursi Ops*, Exploiting a Gentle Intelligence», *Testimony*, décembre 1988.

Tyack, Peter, «Population Biology, Social Behaviour and Communication in Whales and Dolphins», *Tree*, vol. 1, n° 6, décembre 1986.

Vogel, Virgil, *American Indian Medicine*, University of Oklahoma Press, 1970.

Watson, Andrew et Nevill Drury, *Healing Music*, Bridport, Prism Press, 1987.

Wells, Randall et Michael Scott, «Estimating Bottlenose Dolphin Population Parameters from Individual Identification and Capture-Release Techniques».

Williams, Heathcote, *Falling for a Dolphin*, Londres, Jonathan Cape, 1988.

—, *Whale Nation*, Londres, Jonathan Cape, 1981.

Woods, Forrest G., *Marine Mammals and Man: The Navy's Porpoises and Sea Lions*, Robert B. Luce Inc., 1973.

Wursig, B., «Dolphins», *Scientific American*, mars 1979.

Wyllie, Timothy, *Dolphins, Extraterrestrial Angels — Adventures Among Spiritual Intelligence*, Farmingdale, Coleman Publishing, 1984.

INDEX

```
```

TABLE DES MATIÈRES